A Cosmos,
L'Amour de ma vie

A toi Maman, A toi Papa,
Merci de m'avoir donné des ailes pour voler
et des racines pour revenir

A Claudine,
Merci de supporter mes frasques depuis plus de 20 ans

A Marisa,
Merci de m'écouter, sans jamais me juger

A moi,
Parce que personne d'autre ne le fera à ma place

Édition : BoD – Books on Demand
12/14 rond-point des Champs-Élysées, 75008 Paris
Impression : BoD - Books on Demand, Norderstedt, Allemagne

ArtWork réalisé par le talentueux
Jeremy VIGNES : contact@jeremyvignes.art

Crédits couverture : Canva.com & Pixabay

ISBN 9782322378371
Dépôt légal : Juillet 2021

1

PROLOGUE

ET DIEU CRÉA CARO

Moi c'est Caro. Si tu ne me connais pas encore, je suis née à Genève, en 1985 (j'ai donc fêté mes 35 ans en 2020), et comme dit souvent mon Papa « *quand j'ai une idée en tête, je ne l'ai pas ailleurs* ». J'ai la chance de partager ma vie avec mon chien, un Jack Russell né en 2016, qui s'appelle Cosmos. Entre lui et moi, ça a été un coup de foudre immédiat. Indépendant, véritable aventurier en herbe, dès que j'ai rencontré ce chiot alors âgé de quelques semaines seulement, j'ai su que nous étions faits l'un pour l'autre. Et c'était réciproque puisqu'il ne voulait pas quitter mes bras non plus.

Il faut dire qu'avec la vie que je m'apprêtais à lui offrir, il me fallait un chien intrépide, avec du caractère et un goût prononcé pour l'exploration et les grands espaces. Parce que nous parcourons régulièrement l'Europe en *roadtrip*, dans notre voiture que j'ai aménagée pour pouvoir y dormir, comme un mini van.

Depuis que Cosmos est entré dans ma vie, nombre de personnes ont critiqué mes choix, me reprochant d'en faire trop, d'organiser ma vie en fonction de lui, ou de me priver de sorties et de moments à moi, car je refuse bien souvent une activité si mon chien ne peut pas m'accompagner. Il est vrai que je préfèrerai toujours partir en randonnée à 6h00 du matin plutôt que de participer à une fête en soirée avec 30 autres personnes, surtout si je n'en connais même pas la moitié. Mais ce que toutes ces personnes n'ont pas compris, c'est que mon chien n'a pas apporté de contraintes dans ma vie. Au contraire, j'ai toujours aimé vivre de cette manière.

Je n'ai jamais apprécié la foule, ni le bruit excessif. Je déteste être le centre d'attention en société et les conversations de « politesse » m'ennuient au plus haut point. Je n'ai jamais non plus été attirée par ce qui est « matériel », ni par les apparences et je ne suis pas carriériste. Avoir un poste influent, du pouvoir, un salaire élevé, mais que je n'aurais pas le temps de dépenser ? Non merci ! Moi je veux avoir du plaisir à me lever le matin et profiter de mon temps libre pour voyager et m'isoler en pleine nature, là où je me sens comprise, à ma place. Et aujourd'hui, j'ai trouvé en Cosmos un véritable complice pour partager mes passions, mon *partner in crime* comme j'aime à l'appeler.

Aussi loin que je me souvienne, j'ai toujours eu envie de partir faire le tour du monde. Il faut dire que le goût de l'aventure, je le tiens de mes parents, car j'ai passé mon enfance dans la nature. Certes, nous habitions en ville, mais il ne se passait pas un seul jour de congé sans que mes parents ne nous emmènent, mon frère et moi, construire des cabanes dans la forêt, tailler une branche de bois, chercher des fossiles dans les roches ou construire un barrage avec des cailloux dans une rivière. Le week-end, nous partions en montagne dès que la météo s'y prêtait. Parfois pour une randonnée à la journée, et parfois pour dormir en refuge. En général, nous avions tous un sac à dos pour répartir le poids des affaires et du repas « équitablement » (nous portions notre gourde et le goûter). Je crois d'ailleurs que j'ai su allumer un feu de camp avant même de savoir faire du vélo. Nous avions des livres sur les plantes et les traces d'animaux que nous connaissions, à force, par cœur. Pour nous, la nature était une carte aux trésors géante.

Un jour, alors que je devais avoir une dizaine d'année, j'avais ramassé des crottes de lièvre durant une randonnée et les avais placées dans une petite boîte, bien cachée dans ma chambre. Quelques semaines plus tard, ma meilleure amie de l'époque était venue jouer à la maison et je lui avais montré ma précieuse découverte. Je me demande encore aujourd'hui ce qui m'a le plus vexée : sa réaction dégoutée ou le fait que ma Maman m'a confisqué la boîte et en a jeté le contenu à la poubelle. Elles étaient tellement cools, ces crottes de lièvre !

Pour les vacances d'été, mes parents nous offraient le plus grand des terrains de jeux : nous partions camper ! Alors que la plupart de mes camarades de classe passaient deux semaines dans un hôtel en Italie ou en Espagne avec femme de chambre et repas au restaurant, nous, on dormait sous tente, on creusait des rigoles au milieu de la nuit quand il pleuvait, on se prenait des gamelles à deux sur le même vélo, on préparait le repas sur un réchaud à gaz, on se faisait des dizaines de copains qui ne parlaient même pas notre langue, on construisait des *Tomahawk* d'indiens avec des bâtons et des os de la boucherie. Mes parents nous consacraient du temps, partageaient des activités avec nous... on était heureux ! On était libres et heureux !

Pour les autres vacances durant le reste de l'année, nous allions dans notre résidence secondaire en Valais, dans les Alpes suisses. Nous avions la chance d'avoir une Maman qui avait choisi, à l'époque, le métier le plus difficile (et le moins valorisé) au monde : elle était mère au foyer. J'ai volontairement utilisé le terme « choisi », car il s'agissait bien d'un choix. Elle avait volontairement abandonné sa carrière pour s'occuper de nous. Elle nous consacrait tout son temps et à chaque fois que l'occasion se présentait, elle nous emmenait loin de la ville, même si mon Papa travaillait. Qu'importe le fait qu'elle soit seule pour s'occuper de nous deux. Elle embarquait tout le matériel dans la voiture et nous emmenait découvrir la Suisse, découvrir le monde, découvrir la vie. Le mercredi, nous n'avions école que le matin, alors souvent, elle venait nous chercher à la sortie des classes avec la voiture déjà chargée, nous avalions un sandwich sur la route et nous passions l'après-midi en montagne, à courir dans les pâturages au printemps et à faire de la luge en hiver.

L'automne dernier, j'ai voulu retourner faire une balade que nous effectuions régulièrement. Mais lorsque j'ai été confrontée à l'étroitesse de la route d'accès et à sa dangerosité (il était impossible de croiser deux véhicules et seul un petit muret de moins de 60 centimètres protégeait d'une chute accidentelle dans le ravin haut de plusieurs centaines de mètres), j'ai fait demi-tour.

Quelques semaines plus tard, j'ai raconté cet épisode à mes parents et leur ai demandé quel itinéraire ils empruntaient à l'époque puisque je ne l'avais pas trouvé moi-même. Ma Maman a éclaté de rire et m'a expliqué qu'il n'y avait qu'une seule route et qu'un jour, alors que mon frère n'était même pas encore né (nous avons moins de deux ans d'écart), elle avait dû s'y arrêter en plein milieu pour changer une roue à la suite d'une crevaison. Elle avait déposé mon couffin plus haut dans le talus pour me mettre en sécurité et s'était débrouillée toute seule avec son cric. Voilà, ma Maman c'est cette femme incroyable qui ne s'est jamais demandé *si* elle allait y arriver mais plutôt *comment* elle allait y arriver. Juste pour que tu comprennes l'exemple que j'ai eu durant toute mon enfance.

De temps en temps, nous partions aussi une semaine chez ma grand-mère en Italie. Là, c'était encore une tout autre histoire, parce que sa maison se trouvait tout en haut de la montagne, dans un hameau où seules trois ou quatre habitants vivaient encore à l'année (je crois qu'aujourd'hui, il n'y a plus personne). Lorsque l'on voulait téléphoner, il fallait demander à la voisine. Ma grand-mère habitait si haut que l'on devait descendre à pied au village pour trouver des commerces et aller faire des courses. Du coup, chez elle, il y avait un grand potager et un poulailler, pour les œufs. Je me souviens que l'on devait souvent aller cueillir des orties la journée, puis les hacher à la main avec un hachoir, avant de les donner à manger aux poules. Il y avait aussi une grande fontaine à l'entrée du village, qui servait aussi bien pour faire la lessive que pour puiser l'eau de la douche, que l'on faisait ensuite chauffer au soleil. L'avantage de ce village isolé de tout, c'est que l'on pouvait y faire ce que l'on voulait, sans crainte d'être renversés par une voiture ou importunés par un inconnu.

Parfois, on était forcés de rester chez nous parce que l'on était malades ou que le temps était vraiment trop mauvais. S'il tombait juste une petite pluie, on allait dans un musée, à la piscine, ou bien on sortait et on sautait dans toutes les flaques d'eau que l'on croisait. Mais quand la météo virait au déluge, que l'on avait épuisé toutes les activités manuelles disponibles (menuiserie, pyrogravure, peinture, poterie, dessin, fabrication de bougies, pâtisserie, jeux de société, herbier… oui, j'ai la chance d'avoir eu des parents avec vraiment beaucoup d'imagination pour nous occuper), et toutes les bandes dessinées de la maison (mes préférées restent les *Schtroumpfs*, les aventures de *Lucky Luke* et celles de *Tintin*), on avait le droit de regarder la télévision une heure par jour. Mais attention, pas de dessins animés violents (même pas le *Club Dorothée*, parce qu'il y avait *Dragon Ball Z*). Non, ma Maman sélectionnait et enregistrait les émissions à l'avance sur des cassettes VHS.

Nous avons donc grandi avec un stock impressionnant d'épisodes des *Babibouchettes* (des marionnettes suisses faites avec des chaussettes… il y avait Albert le Vert, le facteur Hyacinthe et Mademoiselle Cassis, tu dois pouvoir les trouver sur *Youtube*), de dessins animés *Walt Disney* (mais j'ai découvert très tard ce qui arrivait réellement à la Maman de Bambi car la scène était coupée sur ma version) et de reportages animaliers en tous genres, à travers lesquels j'ai développé un profond respect pour le règne animal et une fascination grandissante pour les paysages majestueux que j'y découvrais.

Ce désire d'aventures fait partie de moi depuis toujours. C'est d'ailleurs ce que j'ai fini par expliquer à ma Maman il n'y a pas si longtemps, elle qui ne comprenait pas d'où me venait ce besoin de parcourir le monde, d'être toujours en vadrouille, de m'isoler dans la nature et de camper dans les plus beaux parcs nationaux de la planète. Ce sont pourtant mes parents qui m'ont montré la voie.

Surtout que j'ai la chance d'avoir un Papa qui avait souvent congé en semaine, qui s'est énormément occupé de nous et qui n'a jamais fait de différence entre mon frère et moi. Il m'a toujours considérée aussi capable qu'un garçon pour les activités sportives et manuelles. Enfants, nous avons passé des jours entiers dans son atelier à fabriquer toutes sortes d'objets en bois.

Mon Papa a toujours eu à cœur de m'apprendre à réaliser moi-même ce dont j'avais besoin, plutôt que de le faire à ma place. Son objectif était de me rendre totalement autonome quelle que soit la situation, de manière à ce que je puisse me débrouiller seule une fois devenue adulte, quoi qu'il m'arrive dans la vie. A grand renfort de patience, il a pris le temps de me transmettre son savoir, dans tous les domaines qui m'intéressaient.

Grâce à lui, je sais utiliser une scie sauteuse, une scie circulaire et je connais les différents types de rabots à bois et quand utiliser un tournevis plat, un cruciforme et un Torx. Je sais également fixer une étagère, repeindre un appartement complet (y compris le plafond), changer les roues de ma voiture, y installer des chaînes à neige et vérifier les niveaux des liquides, lire une carte de randonnée, choisir un bon emplacement pour monter une tente de camping seule, même de nuit et sous la pluie, allumer un feu dans la neige, faire un pansement compressif, prodiguer les gestes de premiers secours à une personne inconsciente, épeler un mot en alphabet phonétique (A-Alpha, B-Bravo, C-Charlie, ...), envoyer un SOS en morse avec une lampe de poche et je connais la gestuelle pour communiquer avec un hélicoptère en cas d'urgence et l'aider à se poser. Pas très courant lorsque l'on grandit à Genève.

Évidemment, mon Papa m'a aussi appris à conduire. Et lorsque j'ai obtenu mon permis, il m'a accompagnée suivre un cours de conduite sur un circuit de glace (c'était mon cadeau de Noël), parce qu'il voulait être sûr que j'aurais les bons réflexes si un jour j'étais confrontée à cette situation (et cela m'a déjà été utile plus d'une fois). Voilà, mon Papa, c'est cet homme incroyable qui jouait à la dinette avec moi le samedi et qui m'apprenait à utiliser une hache le dimanche. Juste pour que tu comprennes l'exemple que j'ai eu durant toute mon enfance.

En grandissant, j'avais prévu de réaliser mon rêve en partant faire le tour du monde à la fin de mes études. Après un parcours scolaire des plus brillants (*j'ai toujours été cette fille que tout le monde déteste, tu sais... la première de classe, celle qui termine ses devoirs en 30 minutes et qui ne stresse pas avant un examen car elle a passé la semaine à réviser méthodiquement tous les soirs, d'ailleurs, tu devrais faire pareil, tu verras, c'est quand même plus agréable et... bref, cette nana que tout le monde déteste*), j'avais décidé de m'offrir une année de répit et de sillonner la planète avec mon sac à dos. Alterner camping et auberges de jeunesse, goûter le monde, le dévorer même, le sentir, le vivre, devenir riche de cette multitude de cultures. J'avais même décroché un job d'étudiant de serveuse dans une boulangerie tearoom, job qui devait me servir de première expérience pour mon CV et à terme, financer ce projet.

Et puis, quelques mois avant l'obtention de mon diplôme, au détour d'un arrêt de bus, j'ai revu cet ami d'enfance, perdu de vue depuis plusieurs années, et une chose en entrainant une autre, nous avons emménagé ensemble. Tout s'est fait très vite, c'était d'une telle évidence. On était jeunes, on était insouciants… A quoi bon attendre et se poser mille questions.

J'ai dit adieu à mon projet de tour du monde parce que sa carrière était en pleine ascension et que je ne me voyais pas partir plus d'une année sans lui. Au fond de moi, j'avais la certitude que si je partais, je ne rentrerais pas. A la place, j'ai décroché mon premier contrat fixe, découvert la vie de couple, la routine et les voyages en hôtel 4 étoiles à Majorque, Marbella ou aux Seychelles. Voyager à deux, c'est faire des compromis… ! Et puis bon, je voyageais quand même. Différemment, mais je voyageais. Au bout de 4 ans de vie commune, nous nous sommes mariés.

Comment aurais-je pu me plaindre, moi qui me retrouvais à 25 ans, mariée, vivant dans un appartement dont il était propriétaire, avec deux bons salaires de fonctionnaires et des vacances trois fois par année ?

Bon, les choses ne se sont pas tout à fait déroulées comme je les avais souhaitées et pour faire court, disons que le prince n'était pas aussi charmant qu'espéré et que la jolie princesse à rapidement décidé qu'elle vivrait heureuse, mais sans lui et qu'à la place des enfants, elle ferait de nombreux et magnifiques voyages un peu partout dans le monde.

Maintenant que tu en sais un peu plus sur moi, je vais pouvoir aborder le véritable sujet de ce livre. J'y explique comment le voyage a transformé ma vie, comment le voyage physique m'a fait voyager intérieurement. Le voyage m'a permis de prendre du recul, réfléchir, grandir, avancer. Il a également bouleversé mes certitudes, cassé mes à priori, dévoilé des facettes de ma personnalité que je ne soupçonnais pas et m'a appris que je suis bien plus forte que ce que je pensais et que mes seules limites sont celles que je m'impose. Il m'a permis de me reconstruire, de me créer aussi d'une certaine manière. En résumé : je vais t'expliquer comment le voyage m'a servi de thérapie.

On associe souvent les *backpackers* (les jeunes gens qui voyagent avec un sac à dos, qui dorment en auberge de jeunesse ou en camping sauvage et n'ont pas de plan défini) au terme *wanderlust*. Ce mot anglais désigne un fort désire de voyager, de découvrir le monde. Voyager ce n'est pas « être en vacances ». C'est suivre le *flow*, se laisser guider par la vie, vivre les événements qui s'offrent à nous et en tirer les enseignements nécessaires à notre évolution. C'est accepter que les réponses viennent à nous au moment où nous sommes prêts à les recevoir, au lieu de se borner à les chercher. C'est lâcher prise, et tendre les bras à la vie.

Un voyage se vit, se ressent. Il ouvre les yeux sur d'autres cultures, d'autre réalités, on y apprend la tolérance, et on prend conscience du monde et de la place infime que l'on y occupe. Quant au voyage en solitaire, c'est aussi l'occasion de se retrouver face à soi-même, d'apprendre à se connaître, de repousser ses limites, d'explorer les confins de son esprit.

Le voyage, et en particulier le voyage en solaire, est souvent perçu comme une activité marginale, incomprise de la majorité des gens pour qui voyager se résume à faire une croisière dans les Caraïbes ou prendre en photo la muraille de Chine. Mais voyager, pour certaines personnes dont je fais partie, c'est prendre le temps de l'introspection, de soigner ses blessures, et d'accéder à un autre niveau de conscience.

Un retour à l'essentiel nécessaire. Voyager en solitaire, c'est faire la paix avec son passé et apprendre à apprécier sa propre compagnie.

Il y aura des anecdotes marrantes, et d'autres parfois plus douloureuses d'un point de vue personnel, dont, pour certaines, je n'avais encore jamais parlé à personne. Et, dans ce livre, tu découvriras aussi pourquoi mon chien s'appelle Cosmos.

L'idée n'est pas de tirer une gloire quelconque de ce que j'ai pu vivre, mais simplement de partager mon vécu, mes expériences, et montrer que, quoi que l'on soit amené(e) à vivre, il est toujours possible de s'en sortir. On parle souvent de force de caractère, moi je préfère parler d'état d'esprit, car cette force, nous l'avons toutes et tous en nous, il suffit de la laisser s'exprimer. Et si cet ouvrage permet, ne serait-ce qu'à une seule personne, de trouver le courage de suivre mes pas, alors j'aurai gagné mon pari.

2

NGARRI MUDLANHA

Printemps 2019. Je suis assise au bord de ce lac suédois, entourée de forêts. La nature semble calme, paisible, tout comme moi. Mon chien Cosmos est allongé dans l'herbe à mes côtés, profitant des rayons du soleil pour se réchauffer, après sa baignade dans les eaux fraiches de ces latitudes.

Je viens de terminer ma séance de méditation matinale et, comme à mon habitude lorsque je suis en voyage, j'attrape mon téléphone pour envoyer un message à mes parents, manière de les rassurer sur le fait que tout va bien pour nous.

Par *nous*, je veux dire Cosmos et moi. Parce que cela fait bien longtemps que mon entourage a compris que nous sommes un véritable binôme, que l'un ne va pas sans l'autre.

Je prends une photo de ce décor de rêve, j'appuie sur *envoyer* et au moment où j'allais reposer mon appareil, je reçois une notification du célèbre réseau social dont le logo est un *F* sur fond bleu ; j'ai un souvenir à revoir. J'ai presque un choc en découvrant la photo dont il est question. Il s'agit d'un vieux cliché de moi, datant d'il y a sept ans, pris lors de mon deuxième voyage en Australie en 2012, qui s'est ensuite poursuivi en Indonésie. Six semaines de voyage, six semaines d'introspection et d'intenses réflexions.

Sur cette photo, je suis accroupie à côté d'un rocher, dont la gravure indique le nom du sommet sur lequel je me trouve, ainsi que son altitude. Une randonnée de 21 kilomètres dans les Flinders Ranges, parc national d'Australie-Méridionale. Je me souviendrai toute ma vie de cette journée, de l'instant précis où cette photo a été prise.

Elle a été le point de départ d'une remise en question qui durera sept mois, avec à la clé, une véritable prise de conscience. Comme une petite graine qui éclot, comme une étincelle dans la nuit, qui ne cessera de grandir pour m'éclairer, comme le premier pas ... dans la bonne direction !

Et puis, en regardant le cliché ce matin-là, un détail a attiré mon attention. Le nom gravé sur la roche : Ngarri Mudlanha, le nom aborigène de ce sommet.

Je ne m'y étais jamais intéressée, mais ce matin, j'ai le sentiment de devoir en rechercher la signification. Les aborigènes appellent cet amphithéâtre naturel *Ikara* : l'espace du milieu, lieu de rencontre, l'endroit où vous êtes assis. Quant au sommet, *Ngarri* signifie l'esprit et *Mudlanha* l'attente.

Pour le peuple aborigène, des créatures géantes semi-humaines ont créé, au temps des origines, les criques, les montagnes, les gorges et les collines en Australie. Selon la légende, ce lieu a été créé par deux serpents (mâle et femelle) en se laissant mourir sur place et le Pic Ngarri Mudlanha représente la tête du serpent femelle. Les anciens avertissent qu'en y accédant, le visiteur sera étourdi, désorienté et perdu.

J'ai alors cherché la symbolique du serpent : Symbole d'immortalité et de renaissance, comme d'autres animaux, qui entrent sous terre comme on enterre les morts, et en ressortent. Opportunité de guérison, transformation, changement de vie.

Je pensais explorer les contrées australiennes, alors qu'en réalité, c'est l'Univers lui-même qui m'avait menée en ce lieu, qui n'avait rien d'anodin. Il était chargé en énergies, précisément celles dont j'avais besoin pour avancer, à ce stade de ma vie.

J'étais au sommet du Ngarri Mudlanha, connu et respecté de ses propriétaires ancestraux comme un lieu de rencontre avec soi-même, pour ses vertus de guérison de l'esprit et de l'âme, de transformation et de changement de vie.

Durant les jours, les semaines et les mois qui ont suivi, j'ai été étourdie, oui j'ai été désorientée et perdue au plus profond de mon âme. Mais les choses ne sont jamais ce qu'elles semblent être. Car en me perdant, je me suis retrouvée. Ma vie entière a été chamboulée, éparpillée en mille morceaux, puis reconstruite, pièce par pièce.

Chacun en pensera ce qu'il voudra. Pour ma part, à cet instant et plus que jamais, j'ai confiance en la vie. Tout a un sens, même si nous ne le comprenons pas sur le moment. L'Univers prend soin de nous et nous guide. Nous sommes exactement là où nous sommes censés être. Il nous faut apprendre à lire les signes.

Comme disait Albert Einstein ; *Le hasard, c'est Dieu qui se promène incognito*. Ce matin-là, au bord de ce lac suédois, en me rappelant cette photo, l'Univers m'a fait un clin d'œil. Comme une grande tape dans le dos... *Well done Caro, le chemin a été long, mais tu as réussi. Maintenant profite* !

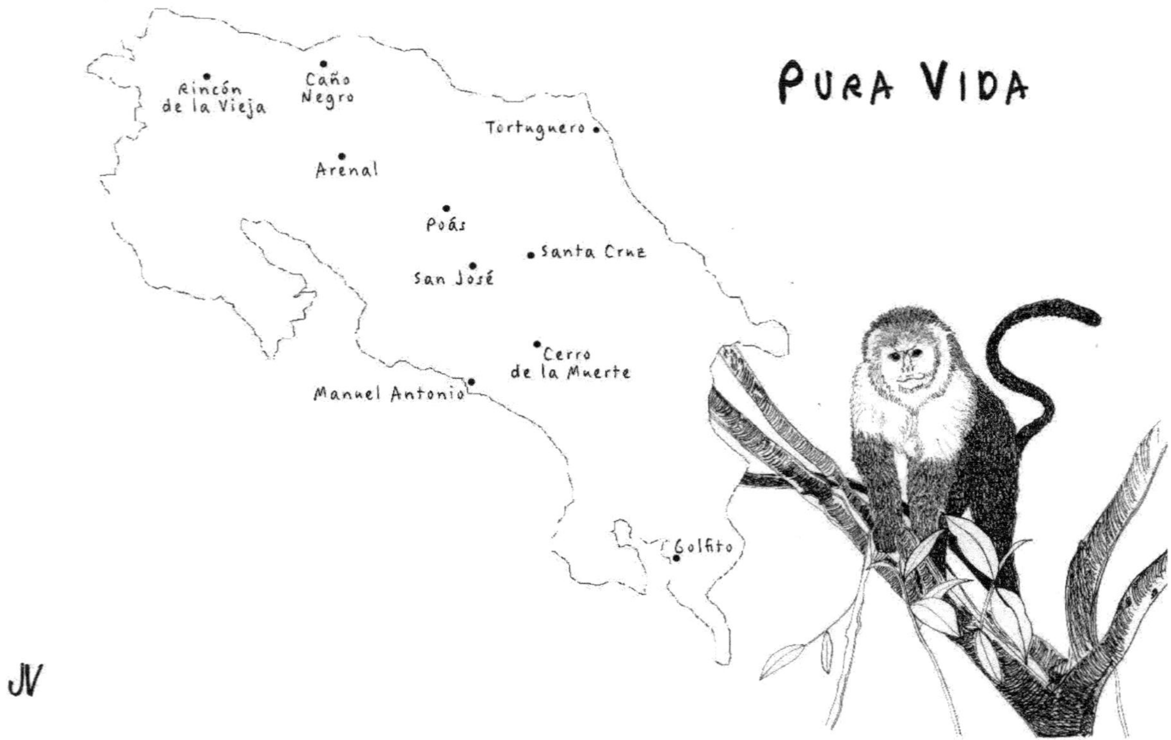
PURA VIDA
Rincón de la Vieja
Caño Negro
Tortuguero
Arenal
Poás
Santa Cruz
San José
Cerro de la Muerte
Manuel Antonio
Golfito
JV

3

PURA VIDA

Février 2013. Il neige depuis deux jours. A tel point que je me demande si mon avion pourra décoller. Je boucle ma ceinture de sécurité, roule mon pull en boule et le glisse entre ma tête et le hublot. Si tout va bien, je serai à Dakar, au Sénégal, dans quelques heures.

Les hôtesses ferment les derniers compartiments à bagages, le décollage est imminent. Quelle aventure pour arriver jusque-là. Un billet d'avion réservé sur un coup de tête une semaine auparavant, un visa obtenu en catastrophe, des vaccins faits en urgence, un trajet de nuit jusqu'à Lyon pour m'assurer d'être à temps à l'aéroport au vu des conditions météorologiques… Toute cette agitation me donne le sourire. C'est l'aventure, la vraie.

Je pense à tout ce qui m'attend à l'atterrissage. L'Afrique, c'est une première pour moi. Tout comme le voyage en solitaire, par la force des choses. Le Sénégal, je le vois comme une bouffée d'oxygène, comme un exutoire. Parce que depuis bientôt un an et demi, ma vie me semble être une chrysalide, dans laquelle je me transforme. A présent, il faut que j'en sorte et vite. Je m'y sens à l'étroit, comme si je n'y étais plus à ma place.

Voilà deux mois que je suis retournée vivre chez mes parents. J'ai 27 ans, je viens d'annoncer à mon mari que je veux divorcer. Sans rentrer dans les détails de notre vie de couple, car cela n'a pas grand intérêt en soit et surtout car cela ne regarde que lui et moi, je dirai simplement qu'après sept ans de relation j'avais fini par prendre conscience que j'étais seule responsable de mon bonheur et que, clairement, je ne me voyais pas vieillir à côté de la personne qu'il était en train de devenir.

Pour t'expliquer mon parcours, je vais parfois devoir te raconter des passages de mon ancienne vie (celle avec lui). Non pas qu'il tienne une place particulièrement chère dans mon cœur, ni que j'aie une envie folle de parler de lui, mais parce que je n'ai pas vraiment le choix, si je veux que tu comprennes qui je suis et pourquoi j'ai été amenée à faire les choix que j'ai faits.

Par respect pour sa vie privée, je l'appellerai simplement « Monsieur ». Et si je mentionne des fragments de cette relation, c'est uniquement pour que tu puisses comprendre mon état d'esprit du moment. Les décisions qui m'ont poussée à le quitter ont été basées sur des faits beaucoup plus profonds que ceux que j'évoque ici. Si je le précise, c'est pour que tu n'imagines pas que je l'ai quitté par égoïsme pour partir faire le tour du monde ou parce que, tout compte fait, j'avais changé d'avis.

Je n'ai plus de rancune envers lui aujourd'hui et j'admets très volontiers que c'est un homme qui possède de nombreuses qualités (sinon je n'en serais pas tombée amoureuse), mais, malheureusement, pas celles dont j'avais besoin pour m'épanouir sur le long terme. Et puis, aucune histoire n'est toute blanche ou toute noire. J'ai aussi ma part de responsabilité. Comme je l'ai dit, notre histoire ne regarde que nous.

Tout a commencé durant ce fameux second voyage avec lui en Australie en 2012. Ou bien non… Je crois que tout a réellement commencé à *Golfito*, au Costa Rica. Après des années à prendre sur moi et accepter de loger en hôtel demi-pension, en novembre 2011 j'ai décrété que, cette fois, j'allais m'occuper moi-même d'organiser notre prochaine expédition. *Adios* le camping de luxe (ou plutôt *glamping*) avec un lit *king size* (un vrai lit) dans notre tente montée sur une estrade en bois avec douche, WC et petit déjeuner servi en chambre en plein milieu de l'*Outback* australien. Cette fois, on part à l'aventure !

Une fois que nous nous sommes mis d'accord sur la destination, j'ai réservé deux billets aller-retour pour San José, la capitale du Costa Rica, loué un 4x4 suffisamment robuste pour pouvoir rouler sur les pistes et chemins forestiers et effectué les réservations d'hôtels et d'autres logements plus atypiques.

Après un premier vol jusqu'au Panama, changement d'appareil pour finaliser notre transport aérien. Burritos au menu, toilettes rapidement hors service, avion qui traverse un orage impressionnant… Et voilà que les premières sensations fortes arrivent. Nous prenons possession de notre chambre dans une petite auberge assez tard dans la nuit. Malgré le manque de luminosité dans les rues, nous pouvons tous les deux constater que les jardins des maisons sont tous délimités par de hauts grillages, surmontés de fils de fer barbelé, et que les fenêtres sont sécurisées par d'imposants barreaux. Pour l'anecdote, nous n'avons pas dormi en plein bidonville. En réalité, les assurances coûtent cher au Costa Rica, alors les gens se protègent comme ils peuvent pour éviter les cambriolages.

Le lendemain matin, réveil aux aurores, car un bus doit venir nous chercher. Nous laissons nos bagages à l'auberge (nous promettons de venir les récupérer dans quelques jours) et montons dans la navette avec nos passeports et un bagage à main chacun, contenant le strict nécessaire pour les 3 jours à venir. Après quelques heures de route, dont près de 45 minutes sur un chemin de terre en pleine campagne, le véhicule s'arrête. Nous voici arrivés au bord d'une rivière à l'eau brune et totalement opaque. Nous prenons place à bord d'un bateau à moteur, pour plus d'une heure de navigation à travers la jungle. Moi qui, en temps normal, ai le mal de mer même sur un matelas gonflable dans une piscine, curieusement, je n'ai pas été malade.

Lorsque nous arrivons enfin à destination, l'après-midi est déjà bien entamée. Nous déposons nos affaires dans le bungalow que j'ai réservé. Nous sommes en plein cœur d'une réserve naturelle, celle de Tortuguero, au bord de la mer des Caraïbes. L'île est réputée pour être un sanctuaire de nidification des tortues marines. Mais il semblerait que nous soyons arrivés un peu tard, la saison des éclosions est déjà terminée. Qu'à cela ne tienne : nous filons faire une balade à pied pour visiter les alentours.

Et quelle merveilleuse idée : à peine avons-nous marché 10 minutes que j'aperçois sur la plage… une dizaine de bébés tortues lutter sur le sable pour rejoindre les vagues. Sans les toucher, je remonte la file en sens inverse et découvre ainsi le nid, ou du moins ce qu'il en reste. Il est infesté de fourmis rouges et plusieurs cadavres de jeunes tortues gisent déjà au fond du trou.

Après dix minutes de débat sur le « *Faut-il vraiment laisser faire la nature alors que l'on peut les sauver ?* », suivi de « *Mais si on les touche, elles seront incapables de retrouver leur chemin… C'est bien connu que les tortues doivent gagner elles-mêmes la mer, car c'est ainsi qu'elles retrouveront la plage qui les a vu naitre pour pondre leurs propres œufs…* » et enfin « *Mais si elles meurent, elles ne viendront pas pondre non plus…* »… nous élaborons un plan d'action.

Aider les tortues à sortir du nid (et des fourmis) en construisant une rampe avec un bâton (pour ne pas les manipuler). Une fois sur le sable, les protéger des oiseaux prêts à les ramasser au vol et les engloutir, en faisant de grands mouvements de bras et en poussant des cris. Creuser un sillon dans le sable pour faciliter leur trajet et enlever les obstacles éventuels, telles que les branches et les grosses pierres. S'émerveiller de les voir atteindre la mer. Verser une larme en les regardant s'éloigner

Tout ceci nous prend plus d'une heure. Au sentiment incroyable de faire partie d'un tout, se mêle la prise de conscience des dangers que la nature subit à cause des activités humaines. Pour information, une tortue pond une centaine d'œufs dans son nid et seuls 5% de ses petits arriveront à rejoindre l'océan. Sur ces 5%, combien finiront au fond d'un filet de pêche, blessés par un hameçon, ou étouffés par un sac plastique voguant à la surface de l'océan ?

Toutefois, c'est le cœur plein d'espoir que nous continuons notre promenade le long de la plage. Après quelques kilomètres, nous rentrons un peu à l'intérieur des terres et quelle n'est pas notre surprise de découvrir, derrière les branchages... Une piste d'aéroport. Vraisemblablement désaffectée. Pile au moment où un orage éclate (il y en a tous les jours, plusieurs fois par jour, au Costa Rica). L'ancien bâtiment servant de porte d'embarquement fera office d'abri, avant de retourner à notre bungalow, trempés jusqu'aux os.

Frigorifiés, c'est à ce moment-là que nous découvrons que l'eau de la douche est chauffée à l'énergie solaire. Et comme le temps était couvert depuis plusieurs jours, et bien ce sera douche froide pour tous les deux. Moi, ça me va. Je préfère me doucher à l'eau glacée si cela permet de préserver la nature.

Le repas du soir est servi sous forme de buffet, sur lequel j'aperçois une grande soupière. Parfait pour me réchauffer. Je soulève le couvercle et ... encore aujourd'hui, je me demande comment j'ai fait, mais toujours est-il que j'ai réussi à verser le contenu de la louche sur ma main et non dans mon bol. Bonne nouvelle : je n'ai plus froid. Mauvaise nouvelle : la soupe est composée en grande partie d'huile, et la douleur est intense. Ma peau commence déjà à cloquer. Je fonce sous la douche remettre ma main sous l'eau froide. Autre mauvaise nouvelle : j'ai bien emporté une pommade antibiotique (car une blessure peut rapidement se gangréner dans cette région du globe), mais elle est restée dans la valise, qui se trouve à San José.

Pour ne rien arranger, au lieu de chercher une solution pour m'aider, Monsieur me reproche de m'être blessée. Ajoute à cela le fait qu'il a également choisi de finir son repas avant de venir voir comment j'allais et tu auras une idée de mon humeur du moment. Mais je me reprends rapidement, m'énerver ne changera rien à la situation. Je fais le vide dans ma tête. Nous sommes dans un pays relativement pauvre. *Ok*. Les gens qui vivent dans ce village doivent faire une heure de bateau et la même chose en voiture pour voir un médecin. Ils doivent donc avoir une autre solution pour se soigner.

J'envoie Monsieur à la réception du lodge afin qu'il explique la situation à la jeune femme de l'accueil, laquelle se révèle être charmante et lui offre un tube de pommade aux plantes locales, à appliquer pendant trois jours sur ma plaie. Crois-le ou non, mais ce traitement entièrement naturel a été le plus efficace que j'aie eu à tester sur une brûlure. En moins de cinq jours, je n'avais plus une seule marque. Il faut encore que je précise qu'il s'agissait de son tube personnel et qu'elle n'a jamais accepté que je le lui rembourse.

Le reste du séjour à Tortuguero se passe bien. Nous profitons de nombreux tours en pirogue sur le canal entre deux averses. J'y apprends notamment que les eaux sont infestées de requins *bulldog*, l'une des rares espèces à pouvoir remonter les eaux claires des rivières depuis l'océan et tenir ainsi compagnie aux crocodiles et autres caïmans locaux.

Le Costa Rica a été le premier pays au monde à avoir supprimé son armée. A la place, le gouvernement a décidé d'utiliser l'argent qui lui était consacré à des fins plus nobles : la conservation de la faune et de la flore. En voilà une belle évolution des mentalités. Plutôt que de protéger des frontières tracées par l'homme, protégeons la planète qui nous permet de vivre.

Le jour du départ, après une rapide vérification de nos documents de voyage, nous découvrons que le 4x4 réservé nous attendra près de la zone où nous débarquerons du bateau, soit à plusieurs heures de route de l'auberge où nous avions laissé nos valises. Quelques téléphones plus tard, le chauffeur qui nous amène notre véhicule accepte de faire le détour depuis la capitale pour récupérer nos bagages au passage et tout est bien qui finit bien.

De là, notre véritable voyage peut commencer. Nous voici libres comme l'air, à arpenter les routes costariciennes. Après quelques heures de conduite en direction de la côté ouest, au milieu d'une végétation dense, nous arrivons à Santa Cruz, petite village perché à 1'500 mètres d'altitude. L'auberge qui nous accueille est simple et relativement isolée. Ce n'est pas vraiment une auberge, mais plutôt une maison surélevée par les propriétaires pour construire des chambres d'hôte. Une fois n'est pas coutume, je profite du service *pressing* pour faire laver et sécher nos vêtements qui, à cause de l'humidité ambiante, commencent à sentir la moisissure. J'aurais pu le faire moi-même dans la douche, mais pour 5 dollars américains, la somme n'est pas excessive pour nous, et je sais que cet argent aidera toute une famille (le salaire mensuel moyen au Costa Rica est de 900 dollars, soit environ 40 dollars par jour travaillé).

De la même manière et pour « aider » un maximum de gens, le soir, au lieu de prendre notre repas sur place, nous nous rendons à pied dans le village voisin pour manger dans un *soda* (sorte de bistrot local), qui ne doit pas accueillir des touristes bien souvent. La décoration est sommaire, les tables et les chaises sont composées de mobilier de jardin, mais il y a des nappes en tissu et visiblement le patron est fier de ce détail. Nous sommes et resterons ses seuls clients de la soirée. Comme nous n'avons pas à conduire pour rentrer, nous profitons de déguster différentes bières, ainsi que les portions généreuses des spécialités chaudement recommandées par le patron.

A la fin de la soirée, l'addition se monte à 19 dollars pour nous deux. Nous nous rendons bien compte que c'est beaucoup trop cher et que nous nous faisons rouler, mais franchement, nous n'avons pas eu le cœur à marchander.

Le lendemain matin, nous partons en direction du volcan Irazù. Gravir un volcan figurait dans le top 10 des choses que je voulais faire une fois dans ma vie. Ce jour-là, dans le brouillard et à 3'432 mètres d'altitude, nous sommes au pied du cratère et nous contemplons les entrailles de la terre. Le paysage se veut lunaire, fait de cendres et de terre. Toutefois, nous ne pouvons pas y rester trop longtemps, car l'acidité des eaux du lac formé dans le cratère est présente dans l'air et le brouillard, ce qui pourrait devenir dangereux pour notre santé. Il suffit de regarder les trous dans le maigre feuillage autour de nous pour comprendre que les panneaux de sécurité disent vrai. De retour au parking, nous croisons un coati (petit mammifère qui ressemble vaguement à un raton laveur) peu farouche et habitué aux touristes.

En descendant sur Cartago (première capitale du Costa Rica jusqu'en 1823), nous traversons des paysages colorés et verdoyants. Arrivés dans la périphérie de la ville, nous sommes confrontés à la réalité de la pauvreté et de la misère de ses habitants. Il existe une grande différence entre le fait de savoir que cela existe et celui le voir de ses propres yeux. Cette différence représente un cap que tout voyageur franchit un jour, sans vraiment s'en remettre, mais surtout, sans jamais l'oublier. On dit que les voyages forment la jeunesse. Pour moi, les voyages enseignent avant tout l'humilité, la solidarité, la compassion et le respect, aussi bien envers la nature qu'envers les autres populations et cultures.

Après un arrêt rapide dans un supermarché pour acheter des bouteilles d'eau (oui... en 2011, j'achetais encore de l'eau en bouteille), nous prenons la direction de Cerro de la Muerte (Montagne de la mort, en français). Pour nous y rendre, nous roulons sur la célèbre route Panaméricaine (autoroute qui relie les deux continents américains, de l'Alaska aux USA jusqu'à la Terre de feu en Argentine).

Si certains rêvent de rouler des heures durant sur la Route 66 à moto, moi, j'ai toujours été fascinée par la Panaméricaine. N'est-ce pas incroyable de pouvoir parcourir plus de 20'000 kilomètres sans jamais devoir changer de direction ? Se lever un matin et se dire : *Tiens, et si je décide d'aller tout droit, jusqu'où me mènera cette route ?* Bon... J'ai appris depuis qu'il existe un tronçon de 87 kilomètres actuellement infranchissable entre le Panama et la Colombie et qu'il faut prendre le ferry pour contourner la zone, mais quand même !

Cerro de la Muerte se trouve à 3'450 mètres d'altitude, dans les montagnes de Talamanca. Il s'agit du point culminant de la Panaméricaine. Le lieu doit son nom au fait qu'à l'époque où les gens se déplaçaient à pied, il fallait près de 4 jours pour effectuer ce trajet, et beaucoup mourraient en cours de route à cause de la météo et de l'altitude. Aujourd'hui, je pense que ce nom est toujours approprié, mais pour une autre raison. Le tracé de la route est étroit et sinueux, ce qui implique que les dépassements sont interdits. En ajoutant une épaisse brume due au climat humide de la région, tu comprendras pourquoi j'ai retenu mon souffle sur la quasi-totalité des 30 derniers kilomètres, car les camionnettes se livraient une guerre sans pitié en se dépassant n'importe où, avec une nette préférence pour les virages sans visibilité, ce qui nous a obligés à effectuer des freinages d'urgence à plusieurs reprises.

Puis soudain, j'aperçois enfin un écriteau sur le bord de la route, indiquant le chemin d'accès à notre logement pour la nuit. Nous voici embarqués, sous un orage certain, sur un chemin de terre à travers la forêt dont la pente est pour le moins impressionnante. Impossible de croiser un autre véhicule tellement le sentier est étroit. Heureusement, pas de précipice en vue. Mais il ne faudrait pas avoir besoin de freiner davantage, car les roues patinent déjà dans la boue. Sept kilomètres de descente plus tard, nous voici enfin arrivés dans la vallée de Dota.

Nous profitons d'une accalmie pour partir en randonnée dans la vallée. Si j'ai voulu venir ici, c'est pour avoir une chance d'observer un oiseau rare : le quetzal. Chez les Mayas, le quetzal était un oiseau sacré. De couleur verte et rouge, pour le mâle, les plumes de sa queue peuvent atteindre un mètre. Après deux heures de marche et de recherches infructueuses, la luminosité diminue, et comme nous n'avons ni carte ni lampe de poche, c'est au pas de course que nous regagnons le lodge. Durant la nuit, heureusement que nos hôtes avaient prévu d'épais duvets, car la température a dangereusement flirté avec le point de gel.

Réveil à 5h00 le lendemain matin. Nous avons 4h30 de route à faire (si tout va bien) et un bateau à prendre (avant midi). Il fait déjà jour, le ciel est dégagé, les oiseaux chantent : direction Golfito !

Golfito se situe de l'autre côté du Costa Rica, sur la côte pacifique. Il s'agit d'une destination prisée des *Ticos* (les Costaricains) et des surfeurs. Mais c'est également une immense réserve nationale pour la faune. Pour nous, ce sera l'occasion de rejoindre un écolodge en pleine forêt, accessible uniquement par bateau. Le trajet jusqu'à Golfito se déroule paisiblement. Le seul ralentissement est survenu dans la vallée, lorsque nous avons dû attendre une bonne demi-heure que la route soit réouverte. La raison ? Les pluies de la veille avaient drainé tellement de boue, de roches et de troncs d'arbres qu'une partie de la chaussée avait été emportée par le torrent et qu'il a fallu attendre que la voirie fasse son travail de déblaiement.

Cette attente s'est déroulée dans la bonne humeur générale, avec des vendeurs ambulants qui nous ont permis de prendre un petit déjeuner composé de crêpes frites fourrées à ce qui semblait être de la confiture, d'empanadas au fromage et de barres de céréales artisanales. Tout le monde prenait son mal en patience. Belle leçon de vie pour ceux qui klaxonnent dans les bouchons chez nous. S'énerver ne débloquera pas la situation, alors autant le prendre avec philosophie et profiter de ce temps disponible pour faire autre chose.

Arrivés à Golfito, nous laissons notre voiture de location à l'embarcadère, n'emportant avec nous, encore une fois, que le strict nécessaire pour les jours à venir (et la trousse de pharmacie !) et prenons soins de dissimuler le reste comme nous pouvons, dans le but d'éviter de se faire vandaliser la voiture. Puis, nous allons nous annoncer, comme convenu, au patron de la buvette. Ce dernier appelle son collègue, puis nous indique qu'il devrait être là d'ici 30 minutes. Parfait : juste le temps de commander deux bières. En réalité, son collègue a dû « envisager » de se mettre en route 30 minutes plus tard, car nous avons eu le temps de boire un certain nombre de bières avant qu'il n'arrive. Mais l'endroit disposait du wifi (une première depuis le début de ce voyage), ce qui nous a permis de rassurer nos familles respectives en leur donnant quelques nouvelles.

Lorsque notre commandant de bord personnel se présente à nous, c'est avec joie que je découvre le « navire » qui nous conduira à destination. Une simple barque à moteur, sur laquelle le pilote chargera encore plusieurs caisses de boissons et de nourriture. A peine avons-nous parcouru quelques centaines de mètres le long de la côte que déjà, je lui demande de ralentir. Juste en face de nous se dresse un arbre rempli de pélicans, dont certains sont en train de nicher.

L'écolodge appartient à une biologiste allemande retraitée, qui a acheté quelques hectares de forêt pour créer une réserve naturelle privée. Elle accueille chaque année un étudiant allemand afin qu'il puisse effectuer des recherches pour sa thèse et en échange, ce dernier lui donne un coup de main à la pension.

Le site possède trois (ou peut être quatre) cabanons en bois, chacun installé à bonne distance des autres pour ne pas entendre les éventuels « voisins ». Il n'y a pas d'électricité hormis les panneaux solaires qui alimentent également l'eau chaude de la douche.

Autant dire la vérité tout de suite : la douche se résumait à un mince filet d'eau glacée, car il n'y a jamais eu d'eau chaude durant tout notre séjour et l'électricité a dû fonctionner deux heures en tout et pour tout. Quant au lit, le matelas de cinq centimètres d'épaisseur était posé sur un sommier composé d'une planche de bois. Les fenêtres n'étaient fermées que grâce à de robustes moustiquaires, agrémentées de quelques lamelles de *plexiglas*. Quant au repas, ici on ne choisit pas son menu. Cela dépend de la pêche du jour (le pilote du bateau fait aussi office de pêcheur). S'il revient bredouille, c'est riz aux légumes pour tout le monde. Et s'il a des prises, c'est riz, légumes et poisson pour tout le monde. Qu'est-ce que j'ai pu aimer cet endroit !

Ce « confort » peut paraitre spartiate pour beaucoup de gens. A commencer par Monsieur qui ne s'est jamais vraiment remis, je crois, des insectes qui ont pondu sous notre peau pendant la nuit : c'était assez étrange de constater que les « piqures » se déplaçaient le long de nos jambes durant la journée.

Moi, au contraire, je pense que le véritable luxe, c'est justement ça. Un retour à l'essentiel, une communion avec la nature. Si loin de notre quotidien et si proche à la fois de la vraie vie. Quelle chance incroyable j'ai eue de pouvoir dormir en pleine jungle au Costa Rica, sans aucune pollution, ni invasion technologique, dans un logement respectueux de l'environnement.

Certes, il a fallu secouer trois fois chaque vêtement avant de s'habiller, retourner les draps du lit avant de s'y coucher et vérifier l'intérieur des chaussures avec un bâton avant de les enfiler, dans le but de s'assurer qu'il n'y avait ni serpent ni araignée (le Costa Rica compte, avec l'Australie, les espèces les plus dangereuses au monde). Mais en échange de ces maigres concessions, la nature nous a tendu les bras et nous a enveloppés de son Amour.

La propriétaire des lieux met gentiment à notre disposition des bottes en caoutchouc, plus épaisses que la normale, afin que les crochets des éventuels serpents qui croiseraient notre route ne puissent pas nous atteindre, puisqu'ici, la plupart sont mortels, à l'instar du Fer de lance. Elle nous explique également avoir fait installer une plateforme d'observation, à environ un kilomètre, qui nous permettra de nous familiariser avec l'environnement tout en étant en sécurité. Appareil photo et caméra en poche, nous avançons prudemment sur le sentier, bâton à la main, pour vérifier qu'aucun reptile ne se trouve dans les branchages adjacents.

La plateforme, haute d'une dizaine de mètres, se trouve dans une clairière. Durant notre séjour ici, nous y retournerons tous les jours, à des horaires différents, et chaque fois pour de longues heures à observer la nature environnante. C'est ainsi que j'ai pu admirer mes premières orchidées sauvages, et que j'ai eu la chance d'apercevoir le vol de plusieurs aras (espèce de la famille des perroquets).

Notre route croisera également celle de plusieurs agoutis (petit rongeur de la taille d'un lapin, typique de l'Amérique Centrale), de dizaines de champignons, de papillons, de milles pattes, d'araignées et autres lézards aux formes et couleurs toutes plus improbables les unes que les autres.

Un matin, au petit déjeuner, la vieille femme nous explique que son jeune stagiaire a aperçu des *ocelots* (félin apparenté au chat sauvage, qui ressemble à un léopard en miniature) sur la plage au lever du soleil. Nous finissons rapidement nos assiettes de fruits frais et nos tasses de café, sous l'œil attentif des colibris qui nous tiennent compagnie, puis prenons la direction indiquée, dans l'espoir d'observer, nous aussi, les fameux mammifères.

Arrivée à quelques mètres du sable, mon regard est attiré par une masse jaune dans l'arbre devant moi. Je n'en crois pas mes yeux. Après avoir passé des jours à en chercher, en vain, me voici face à un magnifique toucan. Il se tient fièrement sur sa branche et ne semble pas le moins du monde perturbé ou apeuré par ma présence. Je prends le temps de l'admirer, immobile et silencieuse, savourant chaque seconde de cette chance qui m'est offerte. Puis, comme s'il estimait avoir rempli sa mission, le voilà qui s'envole.

A peine remise de mes émotions, c'est au tour de l'océan de prendre part au spectacle. A une cinquantaine de mètres du bord du rivage, j'assiste à la partie de chasse d'un banc de thons. Ces derniers sautent hors de l'eau avec frénésie. Encore une fois, je reste sans voix devant tant de beauté. Ce soir-là, je refuserai catégoriquement de manger le poisson prévu au menu. Finalement, nous ne verrons pas d'ocelots. Mais qu'importe, nous avons fait d'autres belles rencontres.

Le cabanon où nous dormons dispose d'une terrasse protégée par un avant toit, sur laquelle est installé un hamac. J'y ai passé plus d'une heure chaque soir, à me balancer dans la pénombre, bercée par les bruits de la jungle. Quelle quiétude, quel sentiment de renaissance. Le bruit de la pluie sur les feuilles, le chant des oiseaux, les cris des singes hurleurs par moments. Ces instants n'ont pas de prix. J'y repense encore aujourd'hui, lorsque j'ai besoin de me sentir apaisée.

Pour le dernier matin, nous programmons le réveil avant le lever du soleil. Monsieur espère enfin apercevoir les ocelots. Moi, je veux juste sentir la forêt s'éveiller et prendre part à cet événement majestueux. Cette matinée restera gravée dans ma mémoire pour toujours ! Nous avançons discrètement jusqu'à la plage et longeons la crique avant de nous enfoncer dans la forêt aux premières lueurs du jour.

Soudain, nous entendons de l'agitation dans les buissons devant nous et nous arrêtons net. En sortent trois pécaris paniqués (sorte de petits sangliers de 50 cm de haut). Ils ne s'attendaient pas à tomber sur nous, et inversement. Nous patientons quelques minutes sur place, afin de leur laisser une longueur d'avance et ne pas ajouter un stress inutile à leur journée, avant de continuer notre balade.

Le long du chemin, nous croisons des bananiers aux fruits bien mûrs. La nature a même prévu le petit déjeuner sur place ! Après une heure de marche, je m'arrête pour manger. Et là, alors que je me penche pour cueillir une banane (et je te promets que c'est vraiment ainsi que cela s'est passé), un fruit à moitié rongé ressemblant à une petite pomme tombe à côté de moi. Puis un deuxième, et un troisième. Intriguée, je lève la tête. Pas un bruit, pas un mouvement. Etrange. Je me retourne et voilà que deux nouveaux fruits tombent du ciel. Je regarde à nouveau autour de moi, scrute les branches des arbres.

Soudain, mon cœur fait un bon énorme dans ma poitrine ! Je manque partir à la renverse. Je suis surexcitée, comme une petite fille le matin de Noël. Celui qui me jetait ses déchets dessus n'était autre qu'un magnifique singe capucin (le même que *Marcel,* le singe de *Ross* dans la série *Friends*) !

Avant d'aller plus loin, il faut que je t'explique une chose à mon sujet. Lorsque j'étais enfant, j'ai regardé un jour à la télévision un reportage sur *Jane Goodall*, la célèbre anthropologue britannique qui a dédié sa vie à l'étude des chimpanzés. Elle a vécu parmi eux en Tanzanie et a été la première à découvrir que chaque primate avait sa propre personnalité, qu'ils avaient réussi à développer un langage commun. Elle a également ouvert une fondation pour les protéger.

Cette femme m'a tellement inspirée qu'elle a été mon sujet de prédilection pour une grande partie des exposés et des rédactions que j'ai été amenée à faire durant ma scolarité. Et surtout, durant toute mon enfance, j'ai rêvé de suivre ses traces. Je connaissais par cœur toutes les espèces de primates et leurs caractéristiques. Je te rappelle qu'à l'époque, *Google* n'existait pas. C'est à la bibliothèque municipale que je glanais mes informations. J'y passais tellement de temps que je n'avais même plus besoin de présenter ma carte de membre pour emprunter un livre, tout le monde me connaissait. Mes parents doivent encore se souvenir de ces innombrables fois où je leur disais que, plus tard, lorsque je serais grande, je vivrais moi aussi au milieu des chimpanzés.

Maintenant que tu connais ce détail de ma vie, tu comprends certainement mieux ma réaction face à ce capucin. Je savais qu'il y avait des singes proches du lodge puisque j'en avais entendu crier pendant les nuits précédentes, mais je ne m'étais pas autorisée à espérer en croiser un, ne serait-ce que de loin. Alors de le voir lui, me narguer du haut de sa branche, c'est... un rêve éveillé ! Un cadeau de l'Univers ! Un instant que j'aimerais pouvoir faire durer des heures. Et il faut croire que ce bout de jungle était à l'écoute de mon cœur, car en quelques minutes, deux de ses cousins l'on rejoint.

J'assiste à un balai de capucins, sautant de branche en branche, prenant la pause le temps de quelques photos, jouant du regard avec moi. Encore aujourd'hui, en écrivant ces lignes, je peine à trouver des mots assez forts pour t'expliquer ce que j'ai vécu et ressenti.

Ce jour-là, la vie a réalisé l'un de mes plus grands rêves, sans même que je cherche à rendre cela possible. Peut-être que ce lieu était un peu magique. Peut-être que cette jungle exhausse les souhaits de ceux qui s'y aventurent avec un cœur pur et un amour sincère pour la Nature ? Ceux qui n'attendent rien de particulier et qui sont prêts à recevoir, en toute simplicité, ce qui voudra bien leur être donné ? Peut-être était-ce l'Univers qui m'envoyait son premier signe ?

Et Monsieur dans tout ça ? Eh bien, les singes, ce n'était pas sa passion. Mais je crois que cette fois-là, il a compris l'intensité du moment que j'étais en train de vivre, car il a attendu patiemment, une bonne heure je pense, un peu plus loin. De toute façon même s'il était parti, je ne m'en serais certainement pas rendue compte, tellement j'étais absorbée par cette rencontre inattendue et inespérée.

J'avais choisi un hébergement dans la jungle « sauvage », et pourtant je ne m'étais encore jamais sentie aussi proche de la nature, la vraie Nature, celle qui vit bien mieux loin des Humains et de leurs règles absurdes. J'en suis arrivée à penser que le monde « sauvage » n'est pas celui que l'on imagine. A ce sujet, j'ai lu quelque part : *Le véritable sauvage n'est pas celui qui vit dans la forêt, mais celui qui la détruit !*

Vers midi, nous reprenons le bateau pour Golfito et récupérons notre voiture. Quoi qu'il advienne maintenant durant ce voyage, j'ai la certitude d'avoir déjà vécu ce que j'avais à vivre dans ce pays. Rien ne pourra être plus beau ou plus fort que la matinée que je viens de passer. Ce souvenir est gravé en moi. Le premier d'une longue série, mais ça, je ne le sais pas encore.

Après une demi-journée de route sans encombre en remontant le long de la côte, nous rejoignons le Parc National Manuel Antonio. Là-bas, une chambre climatisée nous attend dans un hôtel au bord de l'eau. Le lieu, particulièrement prisé des touristes américains, a de faux airs de station balnéaire.

La Playa Manuel Antonio est d'ailleurs réputée pour être l'une des plus belles au monde (personnellement, les plus belles plages que j'ai été amenée à voir se trouvent aux Seychelles et en Australie, dans les îles Whitsunday). Quel choc pour moi de retrouver la « civilisation » et l'effervescence touristique. Monsieur, lui, se sent nettement plus à l'aise et retrouve doucement ses marques. Comme nous avons prévu de rester deux nuits sur place, nous décidons de profiter de la plage cette après-midi.

Pourtant, après quelques timides tentatives de sa part pour me rejoindre dans les vagues, il décrète que l'eau est trop froide, qu'il y a trop de gens bruyants et trop de sable sur la plage. Bref, il cherche tous les prétextes pour partir de là. Devant tant de mauvaise foi, c'est à contre cœur que j'accepte de retourner au bord de la piscine de l'hôtel. Certes, la vue est jolie, mais bon... Des piscines, on en a aussi chez nous.

Moi, j'avais envie de boire la tasse dans l'eau salée à force de me faire charrier par les courants, de me rouler dans le sable avec lui, de manger une glace artisanale assise par terre à l'ombre d'un palmier, de danser au son de la salsa jouée par les transistors de nos voisins de serviette. J'avais envie, l'espace d'une après-midi, de me laisser porter par l'ambiance de ce lieu.

Je me suis sentie blessée par son comportement. Je pouvais parfaitement comprendre et accepter qu'il ait un besoin de confort différent du mien et qu'il était important que nous prenions tous les deux du plaisir dans ce périple. En revanche, ce qui m'a blessée, profondément même, c'est la vraie raison qui l'a poussé à revenir à l'hôtel : le wifi gratuit, pour surfer sur les réseaux sociaux et les jeux en ligne des heures durant.

Je réalisais amèrement que, si moi j'étais capable de prendre en compte ses envies et son bien-être, la réciprocité ne semblait être qu'une douce utopie de ma part. Pire encore, au lieu de me dire la vérité et de trouver un compris qui puisse nous satisfaire tous les deux, il avait pris la décision seul et me mettait devant le fait accompli. Quel décalage entre ma matinée féérique de communion avec L*a Nature* et son attitude. Ce soir-là, je me souviens m'être couchée triste, les larmes au bord des yeux.

Le lendemain, nous partons faire de l'accrobranche dans la jungle. Ici, on appelle ça *canopy*. La décision a été prise hier soir après qu'une dispute ait éclaté entre nous. J'ai fini par céder pour cette activité, même si ce n'est vraiment pas mon truc. Il m'a promis qu'en échange, nous irions, ensuite, visiter le parc naturel durant l'après-midi. J'ai toujours eu le vertige et il le sait, mais je prends sur moi et je me lance pour le suivre, suspendue au bout du câble de la tyrolienne. De toute façon, une fois au sommet de l'arbre, je n'ai plus vraiment le choix si je veux redescendre sur la terre ferme. Le groupe de touristes auquel nous nous joignons est composé d'une dizaine de personnes, et l'ambiance est plutôt sympathique. Je passe un bon moment en rigolant avec les autres et ne suit pas peu fière d'être sortie de ma zone de confort en dépassant mes peurs.

De retour à l'hôtel ; nouvelle dispute. Monsieur m'annonce que nous ne visiterons finalement pas le parc national de Manuel Antonio, car il est fatigué et qu'après le séjour éprouvant à Golfito (apparemment il n'a pas apprécié les conditions d'hébergement), il a la ferme intention de se prélasser au bord de la piscine pour le reste de la journée, cocktail à la main, car c'est ainsi qu'il envisage ses vacances. D'après lui, dans ce parc, il n'y a pas plus d'animaux que ceux que nous avons déjà vus deux jours auparavant. J'ai beau lui expliquer que c'est une occasion unique et que moi, j'ai vraiment envie d'y aller, je finis par abdiquer puisque de toute façon, y aller seule n'était pas une option envisageable pour moi à cette époque. J'ai le cœur lourd, mais je me résigne. Je sens une distance s'installer entre nous. Moi, je rêve d'authenticité et de découverte, Monsieur, lui, a d'autres aspirations.

Le lendemain, nous prenons la direction du volcan Poas et faisons une halte sur la route pour visiter un zoo. Je tiens à souligner que c'était l'idée de Monsieur, celui-là même qui avait refusé de visiter le parc national la vieille… (incohérence, quand tu nous tiens). Je n'ai jamais trop aimé les zoos. Je comprends qu'ils puissent avoir une certaine utilité lorsqu'il s'agit de préserver des animaux en voie d'extinction, afin que ces derniers puissent se reproduire avant d'être réintroduits dans la nature, mais je ne prends pas de plaisir à voir ces pauvres bêtes enfermées dans des enclos, bien trop petits par rapport à leurs territoires naturels, tourner en rond à en devenir fous à cause de la captivité. Je crois d'ailleurs que le confinement de 2020 a réveillé les consciences de beaucoup de gens à ce sujet.

Je suis une grande sensible, et je l'assume. La cause animale m'a toujours tenu à cœur, je te l'ai déjà dit. Mais soit, je me console en me disant que le prix de notre entrée servira à entretenir les installations et nourrir les bêtes correctement. Cette visite nous permettra, au moins, de voir les fameux ocelots que nous avons ratés à Golfito. Néanmoins, ce contact n'a pas le goût que j'aurais voulu. Il est facile. Moi, j'apprécie lorsque l'animal est libre, sauvage et que c'est lui qui vient à moi, de son plein gré. La rencontre a alors une tout autre saveur.

Une énième dispute éclatera durant la visite. La raison ? Alors que nous sommes devant l'enclos des pumas, Monsieur décide soudain, de manière « *mindless* », de taper, à plusieurs reprises (!) sur la vitre de l'enclos, parce que le félin en question dort et que lui, il veut faire une photo du puma qui le regarde dans les yeux ! Cette scène me paraît surréaliste ! C'est pourtant la première chose que l'on enseigne aux enfants : Ne pas taper sur les vitres et les grillages des enclos pour ne pas stresser et perturber les animaux ! Il y a même des écriteaux... Je ne vais pas m'attarder sur ce passage car je sens encore l'énervement monter en moi, malgré toutes ces années, face à tant de stupidité.

Le soir venu, nous logeons dans un hôtel de montagne. Pour le repas, je réussis à négocier avec Monsieur une sortie dans le village en contrebas. Après quelques kilomètres de voiture, nous tombons sur un des fameux *sodas* dont j'ai déjà parlé et choisissons de nous y arrêter. Il est alors près de 20h00. Une fois à l'intérieur, nous réalisons que l'établissement était en réalité déjà fermé. Mais la patronne, une adorable grand-mère d'environ 70 ans, insiste, en espagnol, pour que nous restions et rallume toute sa cuisine rien que pour nous. Nous commandons des *empanadas de queso* (au fromage).

Pour nous déterminer sur le nombre, nous lui demandons quelle taille approximative fait une pièce, mais ne comprenons pas sa réponse et entamons une discussion amusante. Notre espagnol est limité et son anglais inexistant. Finalement, je lui montre sur la nappe en mimant, « *aqui y aqui ?* ». Elle modifie la position de mes mains. Le tour est joué et elle repart en chantonnant.

Lorsqu'elle revient, les assiettes qu'elle tient dans ses mains débordent littéralement de nourriture. Nous nous forcerons à terminer nos plats pour ne pas la vexer. Pour ce festin, elle nous demande moins de 7 dollars, pour les deux. Des barres chocolatées et des chewing-gums trônent sur son comptoir et lui demandons de les ajouter à la note, espérant ainsi dépasser les 10 dollars et ne pas lui laisser plus de pourboire que de consommation, afin de ne pas la mettre mal à l'aise. Mais nous arrivons tout juste à 9 dollars. Nous lui tendons alors le billet de 20 dollars que nous avions prévu de lui laisser pour sa gentillesse et son accueil.

Après avoir refusé plusieurs fois, la voilà qui prend son téléphone pour appeler sa fille, qui, elle, parle anglais. Monsieur explique alors notre intention à cette dernière, qui traduit la conversation à sa mère. Lorsque qu'elle comprend enfin la situation, elle fond en larmes et nous sert tous les deux dans ses bras. Je crois que de toutes les rencontres de voyage que j'ai faites depuis, cette petite grand-mère reste la personne qui m'a le plus touchée.

Durant la nuit, je suis réveillée à deux reprises par des secousses sismiques. Normal, nous sommes au pied d'un volcan. C'était mon premier tremblement de terre et la sensation est vraiment particulière. Je n'en ai plus jamais ressenti d'aussi forts depuis.

Le volcan Poas culmine à 2'574 mètres. Toutefois, malgré une marche fort sympathique pour nous rendre jusqu'au cratère le lendemain matin, nous n'en verrons jamais la couleur, à cause de l'épais brouillard présent ce jour-là.

Nous continuons plus vite que prévu notre trajet vers le volcan Arenal. Celui-ci ne se visite pas, ou seulement de loin, car il s'agit de l'un des volcans les plus actifs au monde, surplombant la ville de La Fortuna. Sur place, notre résidence est composée de cabanes individuelles en bois, mais cette fois avec eau chaude et électricité (et wifi) ; un bon compromis pour satisfaire tout le monde. Le site propose également plusieurs bassins naturels, où il est possible de se baigner dans une eau chauffée naturellement à environ 30 degrés grâce à l'activité volcanique.

Même s'il n'y a plus d'éruption à proprement parler, la zone proche du volcan est encore dangereuse et interdite d'accès. Aussi, nous nous renseignons sur les activités disponibles dans la région pour nous occuper les jours à venir. Cette fois, j'impose (je ne demande pas) mon choix : la réserve naturelle de Caño Negro.

Connu comme étant le plus grand marécage du pays, Caño Negro se situe à 15 kilomètres du Nicaragua. En soit, l'idée de faire un saut dans ce pays me parait plutôt plaisante. Mais voilà ; après une rapide vérification sur des forums de voyageurs, il semblerait qu'en 2011, le Nicaragua ne soit pas « the » destination touristique. Crainte confirmée par la réaction du réceptionniste à qui nous avons confié notre itinéraire pour la journée (pour qu'il puisse orienter les secours si nous ne rentrions pas le soir).

Ce dernier nous conseille très (très) fortement de laisser nos passeports suisses et nos cartes de crédit dans le coffre de la chambre et de n'emporter que des photocopies de nos documents d'identité, une carte de visite avec les coordonnées du lodge en cas de contrôle de police et juste assez d'argent pour la journée et, surtout, ne pas mettre les pieds au Nicaragua. Selon lui, il n'est pas rare que des groupes armés viennent kidnapper les touristes qui s'aventurent trop près de la frontière et exigent ensuite une rançon pour les libérer. Je suis un peu sceptique, mais après tout, il vit sur place et moi non. Autant lui faire confiance.

Depuis, j'applique ces précieux conseils à chaque voyage. J'emporte toujours plusieurs photocopies de mon passeport avec moi, et je m'envoie un fichier sécurisé avec une copie de mes documents importants et de ceux de mon chien par e-mail sur une adresse que je n'utilise qu'à cet effet (pour éviter les piratage), afin d'en disposer n'importe où dans le monde. Ainsi, si je me faisais voler tous mes effets personnels (sac à dos, porte-monnaie et téléphone compris), je pourrais facilement prouver mon identité auprès d'une ambassade ou d'un commissariat de police. Il suffit qu'ils aient une connexion internet. Et aujourd'hui, il est possible de se connecter à internet même au fin fond de la jungle ou dans le désert. Je le sais, je l'ai déjà fait.

Arrivés à Caño Negro, nous nous retrouvons dans un village totalement vide. Sans touristes, ni habitants. Etrange. Après 20 minutes de marche, nous en comprenons la raison. Un panneau indique que le bureau d'information du parc se trouve à un kilomètre de là. Les départs guidés en bateau aussi. C'est le moment que choisit un homme d'environ 40 ans, sorti de nulle part, pour s'approcher de nous et nous proposer un tour des marécages sur son bateau privé. Le prix qu'il demande n'est pas excessif et l'idée d'un circuit sur mesure nous plait bien, tout comme le fait qu'un habitant local bénéficie de notre argent, plutôt que le gouvernement.

J'entends d'ici ta réaction. Et tu as raison. Cet individu aurait pu nous tendre un piège, alerter des complices pour voler notre voiture pendant la visite, ou pire, nous abandonner sur une berge avec les crocodiles. Je ne serais pas là pour te raconter cette histoire et personne n'aurait plus jamais entendu parler de moi.

Mais il y a un paramètre important qui ne s'explique pas. Une faculté essentielle et commune à tous les voyageurs : l'instinct. Comment expliquer autrement cette capacité à savoir à qui se fier et de qui se méfier ? J'ai vu dans son regard que je pouvais avoir confiance en lui et l'histoire a prouvé que j'avais raison. C'est une règle que j'ai toujours appliquée dans ma vie, que j'applique encore aujourd'hui et jusque-là, je m'en sors plutôt bien.

Le regard est le reflet de l'âme. Si j'ai le moindre doute, le moindre sentiment « étrange » ou de malaise, je renonce, je fais demi-tour ou je cherche de l'aide. Je suis convaincue que le fameux « sixième sens » est un sens à part entière, dont nous avons simplement oublié le fonctionnement. Si tu penses que je devrais malgré tout me méfier davantage des gens, ne t'inquiète pas, ma Maman est du même avis que toi.

Ce tour en bateau reste mon troisième meilleur souvenir au Costa Rica. Le premier étant ma rencontre avec les capucins de Golfito. Et le deuxième surviendra juste après cet épisode. Nous avons pu observer des iguanes, des cigognes, des vautours, une multitude d'oiseaux locaux, des tortues, des vaches qui se baignaient dans la rivière et surtout, ce pour quoi nous étions là : des crocodiles. Des dizaines de crocodiles. Rien à voir avec ceux de Tortuguero. Ici, ils mesurent au minimum 5 à 6 mètres de long.

Et notre capitaine improvisé a à cœur de nous faire plaisir. Le voilà qui approche son embarcation si près du rivage que, si je le voulais, je pourrais toucher le museau de l'animal juste en tendant le bras. Mais comme je tiens à la vie, je me suis abstenue (*promis Maman*).

Nous nous enfonçons encore un peu plus dans les marécages. Je profite de nos instants privilégiés avec ces prédateurs hors du commun. Quelle autre occasion aurai-je dans ma vie de les observer dans ces conditions, dans leur milieu naturel et d'aussi près ? Sans personne d'autre à des kilomètres à la ronde ? L'année suivante, je me baignerai dans une rivière infestée de crocodiles dans le parc national de Kakadu en Australie, mais cette histoire, je te la raconterai plus tard.

Encore une fois, je remercie l'Univers pour ce cadeau. Après plus de deux heures d'excursion, le pilote nous demande si nous avons assez profité et s'il peut nous ramener au point de départ. Quelle gentillesse et quel dévouement ! Il était tellement heureux de voir que nous aimions et respections sincèrement la nature qu'il n'a pas compté son temps. Nous avons passé plus de trois heures sur son bateau.

Arrivés sur la terre ferme, nous lui tendons la somme convenue, avec un petit supplément que nous estimons bien mérité. Il a refusé tout net, insistant sur le fait que le montant était convenu d'avance et que cela le mettait mal à l'aise. Encore sous le charme de cette rencontre « humaine » et pleine de bienveillance, nous prenons le chemin du retour pour le lodge.

Après seulement quelques kilomètres, je demande à Monsieur d'arrêter la voiture pour satisfaire un besoin naturel. Nous sommes sur un chemin de terre, avec à notre droite, des champs à perte de vue et à notre gauche, la forêt. Je ne vais pas m'embêter à m'enfoncer trop en avant dans la végétation. Les premiers arbres feront très bien l'affaire.

Alors que je m'apprête à déboutonner mon short, j'entends les branches bouger au-dessus de moi. En relevant la tête, je réalise que toute une famille de *Spider Monkey* (singe araignée) est en train de m'observer, dont plusieurs jeunes et une femelle portante presque à terme. Ce qui est le plus fou, c'est qu'il s'agit d'une espèce extrêmement menacée et il est très difficile d'en voir dans la nature. Alors de là à tomber dessus au hasard d'une pause pipi le long de la route…

Décidément, j'ai des choses à comprendre durant ce voyage. Des choses bien plus grandes et bien plus profondes que ce que j'imaginais découvrir lorsque j'ai réservé les billets d'avion quelques mois plus tôt. Nous passerons plus d'une heure, assis par terre, à observer en silence, fascinés, le petit groupe sauter de branche en branche, utilisant leur queue comme un cinquième membre à part entière. Voici l'histoire de mon deuxième meilleur souvenir au Costa Rica.

Tu noteras que dans le top trois, ne figurent que des moments de rencontre et de communion avec la nature. Pas d'excursions touristiques tape-à-l'œil, pas de restaurant chic, ni d'hôtel hors de prix. Juste un retour *aux vraies valeurs*. Toutes ces choses qui ne peuvent pas s'acheter, mais uniquement se vivre avec le cœur.

Je me sens différente. Quelque chose en moi a changé ces deux dernières semaines. Je suis emplie de gratitude et de reconnaissance pour les expériences si riches que j'ai été amenée à vivre. Je repense aussi à ce sentiment de bien-être si particulier que j'ai ressenti dans la jungle de Golfito. Il n'y avait presque rien, et pourtant j'y ai trouvé une richesse bien plus grande que dans les luxueux palaces : j'y ai trouvé l'authenticité. Je m'y suis sentie à ma place, envahie d'une étrange impression de « retrouver un environnement familier ». Une réalité différente de ma vie en Suisse, mais une réalité beaucoup plus proche de la personne que je suis réellement au fond de moi et que j'avais enfouie tant bien que mal depuis des années.

J'ai besoin de prendre du recul, d'assimiler ces nouvelles informations, de les mettre à plat et de réfléchir à ce que la vie veut m'enseigner à travers ces expériences.

Aussi, lorsque nous arrivons à notre hôtel de Rincon de la Vieja le lendemain, j'accepte sans broncher de passer le reste de la journée au bord de la piscine, en compagnie... du wifi. De toute façon, je n'ai pas l'énergie à parlementer, ni à entamer une nouvelle confrontation. Tant pis, nous irons visiter le parc national le jour suivant puisque nous allons passer plusieurs jours ici. Pour l'instant, j'ai besoin de me retirer dans ma bulle.

La chambre, quant à elle, est magnifique. Spacieuse, joliment décorée, avec télévision et climatisation. Elle dispose même de deux lits *king size*. Je me souviens de ce détail car en arrivant, Monsieur m'avait lancé un « *cool, on va avoir chacun son lit* ». Sur le moment, j'ai pensé qu'il s'agissait d'un trait d'humour de mauvais goût. Mais non ! Il m'a même proposé plusieurs fois, avec insistance, d'en acheter un deuxième lorsque nous serions de retour chez nous. Encore une fois, il me blessait par son attitude de mépris, et semblait s'en amuser.

Durant le reste du séjour, nous ferons plusieurs excursions dans le parc national, partant à la découverte des fumerolles des sites volcaniques, des cascades et des mares de boue bouillonnante. Je suis émerveillée par les paysages, moi qui n'avais jamais imaginé que la boue pouvait entrer en ébullition. En fin de journée, nous prenons un bain dans l'une des sources d'eau chaude du parc, à plus de 40 degrés. Apparemment, ce sont les piscines thermales locales. Je me laisse guider, sans opposer de résistance, ma tête est ailleurs.

Le dernier soir, nous nous rendons dans le village voisin pour un repas typique et local. Nous serons gâtés, car c'est soir de fête. Tout le village se rassemble sur la place centrale et attend le début du feu d'artifice. Je ne me souviens plus de la raison de la fête en question, mais je me souviens du pyrotechnicien improvisé, chargé d'allumer les mèches des fusées, feux d'artifices et autres pétards, sa clope coincée entre les lèvres. Sans inquiétude. Et dire que chez nous il y a tout un protocole de sécurité à respecter (je reviendrai sur ce point lorsque j'aborderai le changement des bonbonnes de gaz à Bali).

Nous passerons encore une dernière nuit dans la capitale San José avant de prendre notre avion pour le vol retour. La capitale en elle-même n'a pas grand intérêt. C'est une grande ville, et je n'aime pas ça. D'autant que notre hôtel était situé dans un quartier peu recommandé et que l'on nous a fortement déconseillé de sortir une fois la nuit tombée. Sans grande surprise, nous avons passé la soirée dans le bar le plus proche, avant de rentrer… profiter du wifi.

Le seul regret que je garde du Costa Rica, en dehors du parc national de Manuel Antonio, c'est de n'avoir aperçu qu'un seul paresseux. Tu sais, ce petit mammifère qui se suspend aux arbres et se déplace très lentement. Mais qu'importe, j'ai pu observer tellement d'autres animaux magnifiques que je ne m'attendais pas à voir, et dans des conditions tout à fait exceptionnelles que je ne peux qu'être reconnaissante de tout ce que la Nature a eu la générosité de me faire vivre.

Au début de ce chapitre, je t'ai dit que tout a commencé au Costa Rica, parce que c'est le point de départ d'une transformation intérieure. Ce voyage qui m'a ôté le masque que j'avais devant les yeux. Le monde s'est révélé à moi pour me rappeler ma vraie nature.

Il était temps de me reconnecter avec la personne que je suis en mon for intérieur, de réaliser que mes envies et mes attentes sont tout aussi importantes que celles des autres et que je ne devrais pas avoir à choisir entre mes rêves et ma vie de couple.

J'ai choisi d'appeler ce chapitre *Pura Vida*, parce que c'est l'expression la plus emblématique du Costa Rica. Celle que l'on prononce aussi bien pour dire bonjour que pour remercier, qu'on lance joyeusement à chaque coin de rue et qui conclut pratiquement toutes les conversations dans ce pays. Elle signifie : *profiter pleinement des richesses que la vie nous offre*. Une autre formulation du célèbre : *Carpe Diem* en latin.

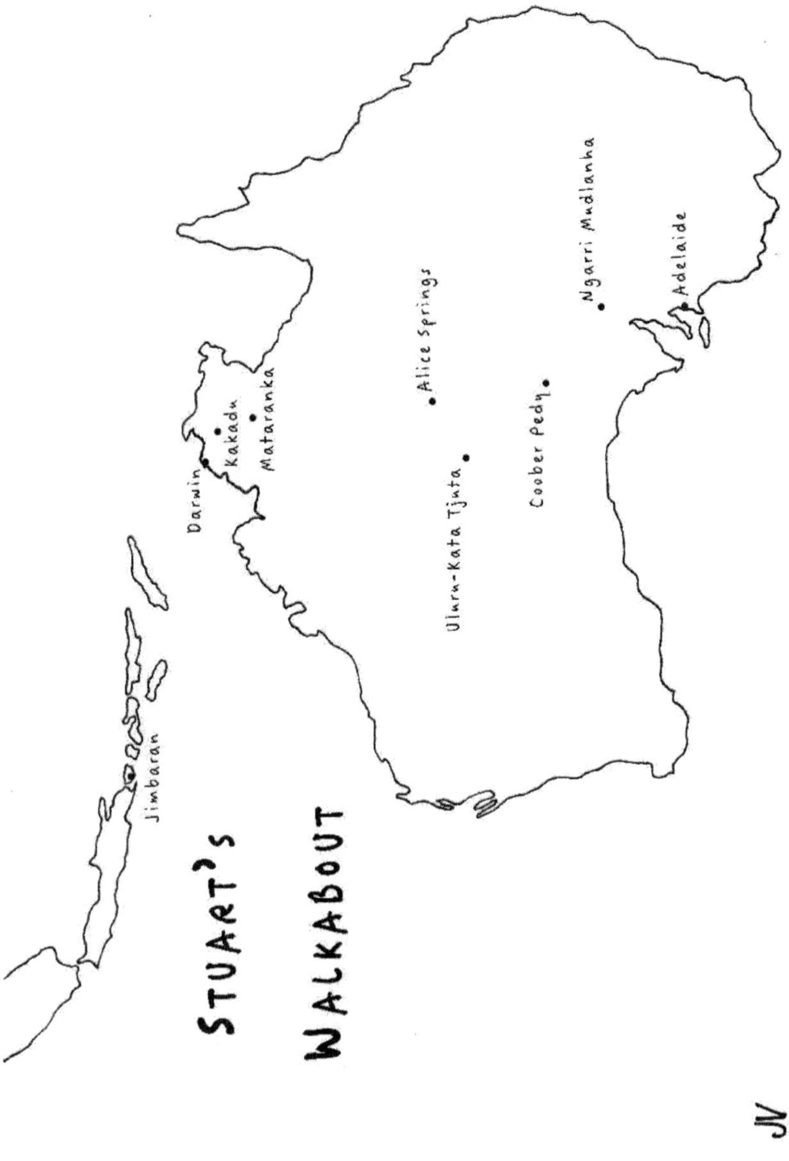
STUART'S
WALKABOUT
Jimbaran
Darwin
Kakadu
Mataranka
Alice Springs
Uluru-Kata Tjuta
Coober Pedy
Ngarri Mudlanha
Adelaide
JV

4

STUART'S WALKABOUT

A peine rentrés du Costa Rica, nous commençons à planifier notre prochain voyage pour le printemps 2012. Nous n'avons pas eu à débattre très longtemps de la destination, nous rêvons tous les deux de retourner en Australie. Nous y avions passé un mois lors de notre voyage de noce en décembre 2010 et janvier 2011.

Nous avions visité Melbourne, parcouru la Great Ocean Road jusqu'à Adélaïde, Kangaroo Island, emprunté la Larapinta Drive entre Alice Springs et Uluru (j'utilise volontairement le nom aborigène du fameux rocher d'Ayers Rock, car il s'agit d'un site sacré dans leur culture, et qu'ils en sont à nouveaux les propriétaires officiels depuis qu'il leur a été restitué). Nous avions terminé notre voyage dans les Whitsunday Island, en hôtel cinq étoiles, avec une plongée *snorkeling* sur la grande barrière de corail. C'était mon tout premier grand voyage, et j'en garde des souvenirs impérissables, tant j'ai été éblouie par tous les paysages qu'il m'a été permis de voir, aussi bien sur terre que dans l'océan.

Cette fois, ce sera un *roadtrip* de quatre semaines le long de la Stuart Highway, route de plus de 2'800 kilomètres, qui relie Adélaïde à Darwin. Autrement dit, elle traverse tout ce pays-continent, du Sud au Nord, ou du Nord au Sud, comme tu préfères. Nous, nous allons la remonter pour continuer notre périple pendant dix jours à Bali. Dans un effort commun de conciliation, nous alternons hôtels douillets et logements authentiques. C'est ainsi que nous passerons d'un hôtel quatre étoiles avec baignoire jacuzzi à Adélaïde, à un cabanon juste pourvu d'un matelas dans l'*Outback*. J'accepte également de réserver une suite dans un palace le long de la plage à Bali.

Mai 2012. Après avoir pris possession de notre véhicule, nous nous dirigeons vers notre première étape : les Flinders Ranges. C'est là-bas que nous effectuerons la randonnée dont je parle au début de ce livre. Maintenant que tu sais ce qui s'est passé en moi au Costa Rica, tu comprends certainement mieux pourquoi le site de Ngarri Mudlanha, réputé pour être un lieu de rencontre avec soi-même, pour ses vertus de guérison de l'esprit et de l'âme, de transformations et de changement de vie, m'a autant marquée. J'étais au début d'une importante remise en question intérieure, et la vie m'a amenée précisément en un lieu où les énergies sont censées m'aider à avancer. Tout comme je crois au sixième sens et à la bonté de l'âme humaine, je crois aux signes du destin.

Depuis toujours, mais de manière de plus en plus marquée en grandissant, je me suis laissée guider par ces signes, me disant que si quelque chose que je désirais était fait pour moi, l'Univers ferait en sorte que je l'obtienne. Dans le cas contraire, il était inutile que je gaspille mon énergie à me battre pour une chose qui ne m'était pas destinée. Je perdais mon temps et empêchais un événement qui me correspondait davantage de se produire. Suivre les signes, ce n'est pas jouer une décision à pile ou face. C'est avoir une réelle confiance en sa destinée. Lorsque j'ai des décisions importantes à prendre, je demande un signe à l'Univers, et j'attends. Tu peux essayer toi aussi, tu seras surpris(e) par le résultat.

Nous arrivons à la tombée de la nuit au parc national des Flinders Ranges après un arrêt dans le *bush*, près du village de Cradock, juste parce que le nom nous faisait rire. Durant cette pause, nous étions accompagnés par plusieurs kangourous, sautillants aux alentours. C'est, je crois, ce que j'apprécie le plus en Australie ; cette proximité avec la nature sauvage. Il suffit de rouler quelques kilomètres en dehors d'une ville pour se retrouver dans un paysage désertique, avec pour seule compagnie, des animaux en liberté.

Le lendemain matin, nous partons aux premières lueurs du jour, car les cartes indiquent plus de neuf heures de marche pour parcourir les 21 kilomètres de la randonnée que nous avons prévue. Autant dire que ça va monter sec. A mesure que nous avançons, la chaleur s'installe et rend notre progression difficile. Nous sommes au début de l'automne australien (les saisons sont inversées dans l'hémisphère sud), mais les températures dépassent encore aisément les 40 degrés à l'ombre. Le long du chemin, nous croisons de nombreux wallabys (des kangourous de petite taille) et des oiseaux aux couleurs chatoyantes. Arrivés au sommet, nous sommes récompensés de nos efforts par une vue spectaculaire sur toute la chaine montagneuse et ses environs, à 360 degrés. Le temps passe à une vitesse folle, si bien que nous devons courir durant la dernière demi-heure pour regagner la chambre avant la nuit. Ce fut une très belle randonnée, qui m'apportera bien plus que de jolis souvenirs.

Le matin suivant, nous reprenons la route pour nous rendre à Coober Pedy. Ce village de moins de 2'000 habitants, est réputé pour être la capitale mondiale de la production d'opale. Il a également la particularité d'être construit presque exclusivement avec des maisons troglodytes à cause de la chaleur étouffante qu'il y fait toute l'année.

Les maisons troglodytes, ce sont des habitations souterraines, aménagées dans les anciennes mines d'opale. Là-bas, même l'église est souterraine.

Nous avions découvert Coober Pedy il y a quelques mois, avant notre départ en Australie, en regardant un reportage sur la région. Eh bien, je dois dire que dormir sous terre, dans une chambre dépourvue de fenêtre et de lumière naturelle, c'est pour le moins étrange. J'ai ressenti une véritable oppression. La ville, quant à elle, n'a rien de touristique et ressemble à un village fantôme de Far West. Je te jure que c'est vrai, j'ai même vu des *tumbleweed*, ou virevoltants en français (ces boules de buisson et de branches qui roulent dans le désert et que l'on voit dans tous les *Lucky Luke*).

La rue centrale possède quelques boutiques, une pizzeria et des bijouteries où il est possible de venir vendre les pierres que l'on déterre. Car à Coober Pedy, les concessions des mines sont payantes, mais une fois qu'elles ont été abandonnées par les mineurs, tout le monde a le droit de creuser le sol et de tenter sa chance.

Dès que l'on sort du centre, le paysage se compose de mines à perte de vue, avec, çà et là, des machines de forage désuètes, abandonnées à leur sort, que personne, à en juger par leur niveau de rouille avancé, ne viendra jamais chercher pour les faire déconstruire de manière respectueuse de l'environnement. De nombreux panneaux avertissent également que la zone est infestée de trous dans le sol et que ces derniers ne sont bien souvent pas indiqués. Ainsi, il est rappelé au promeneur qu'il ne faut pas courir, ni sauter par-dessus une motte de terre et encore moins marcher à reculons. Comme souvent dans l'*Outback*, les gens s'ennuient et certains panneaux ont été « agrémentés » de conseils manuscrits décalés. Ainsi, nous avons parfois pu lire *No Diving, No fisching* (ne pas faire de plongée, ne pas pêcher), ou encore *Don't push your wife* (ne pousse pas ta femme). Ce dernier aura le mérite d'amuser Monsieur au plus haut point, puisqu'il prendra le panneau en photo afin de l'envoyer par message à tous ses copains dès notre retour à l'hôtel (qui dispose du wifi, tu l'auras compris).

Nous profitons également de visiter une ancienne mine, reconvertie en musée, pour comprendre ce qui s'est passé et se passe encore ici. Tom, le propriétaire, est très fier de nous expliquer, en anglais, qu'il peut nous proposer une visite guidée personnalisée en « suisse » pour quelques dollars de plus, car il le parle couramment. Amusés, nous expliquons que dans notre pays, nous parlons français, allemand, italien et romanche, mais que le « suisse » n'existait pas. Il n'a jamais voulu reconnaître qu'il avait tort, mais a néanmoins été incapable de prononcer une phrase dans sa langue imaginaire. Loin du mythe de la ruée vers l'or à coup de pioches que je m'étais imaginé, ici, c'est aux détonateurs et à la dynamite, voire au marteau-piqueur, que l'on cherche l'opale.

Je n'ai jamais été attirée par les bijoux, ce n'est pas pratique pour voyager et faire du sport. Je n'y porte pas grand intérêt de manière générale. J'en possède quelques-uns qui ont une importante valeur sentimentale et que je garde pour les grandes occasions. Cela me suffit. D'ailleurs, ma bague de fiançailles était élégante et sobre. Monsieur me l'avait fait choisir moi-même quelques mois avant sa demande, prétextant un cadeau futur, car il savait que je n'aurais pas accepté de porter un bijou tape-à-l'œil. Pour en revenir aux opales, étrangement, il tient absolument à m'en offrir une, montée en collier ou en boucles d'oreilles. Nous avons dû faire au moins cinq boutiques avant qu'il ne comprenne que, non, je n'en porterai pas et que je refuse de financer ce qui se passe ici. Même si ces pierres sont magnifiques, je ne cautionnerai jamais une activité humaine qui détruit la nature pour le seul appât du gain.

Le souvenir que je garde de cette étape, finalement, c'est le nom de la ville. Car « Coober Pedy » vient de la langue aborigène *Kupa piti,* ce qui veut dire : *l'Homme blanc dans un trou.* Je crois que tout est dit.

La prochaine étape nous amène à Uluru. Comme je te l'ai dit, nous avions déjà eu la chance de voir cet imposant rocher, situé en plein cœur de la région du Red Center (Territoire du Nord), lors de notre premier voyage en Australie en 2010. A cette époque, nous avions survolé le site en hélicoptère au lever du soleil, puis fait le tour du rocher à pied (environ 10 kilomètres).

Uluru, j'en ai découvert l'existence durant mon enfance. C'était dans une aventure de *Picsou*. Je ne me souviens plus de toute l'histoire, mais ce qui m'avait marquée, c'est qu'il devait réunir le grain de sable le plus fin, et le plus gros caillou du monde dans une même pièce. En découvrant la taille d'Uluru, il avait opté pour un hologramme. Les autres détails n'ont pas vraiment d'importance. J'avais 8, peut-être 10 ans, et tout ce que j'ai retenu de cette histoire, c'est que, moi aussi, j'irais un jour voir le plus gros caillou du monde. Tu noteras que, contrairement à l'écrasante majorité des gens, ce n'est pas le sable le plus fin du monde qui m'a attirée (je n'ai même pas retenu où se situait cette plage).

Le rocher se trouve dans un parc national, dans lequel il est également possible de visiter 36 autres formations rocheuses, appelées Kata Tjuta, un site sacré pour le peuple aborigène, créé au *Temps des rêves*. Ce mythe explique les origines du monde, avant la création de la Terre, lorsque toutes les âmes vivaient de manière spirituelle et non-matérialisée. Ce lieu est si important à leurs yeux qu'il est interdit de prendre en photos certaines parties de paroi, par respect pour les esprits qui y vivent et pour éviter toute malédiction.

L'ascension d'Uluru a très longtemps été autorisée (sous la pression du gouvernement), bien que les aborigènes demandaient avec insistance aux touristes de ne pas l'escalader. De nombreux panneaux d'information expliquaient qu'ils se sentaient responsables de la sécurité des visiteurs et qu'ils étaient profondément tristes à chaque fois que quelqu'un perdait la vie à la suite d'une crise cardiaque due à l'effort et la chaleur, ou d'une chute. Comme ils ne pouvaient en interdire l'ascension, ils imploraient les touristes de respecter leurs croyances et leurs coutumes.

Lors de notre visite en 2010, le Mala walk (c'est le nom du cheminement d'escalade) était fermé pour cause de vents violents. La question ne s'était pas posée. Mais en 2012, ce fut une autre histoire. Personnellement, le fait que la montée soit autorisée ne m'interpelle pas, car je compte bien me montrer respectueuse et refaire le tour de la base d'Uluru à pied.

Monsieur, lui, a décidé qu'il monterait dessus pour admirer la vue et « prendre des photos ». J'essaie tous les arguments qui me viennent à l'esprit : respect des volontés aborigènes, site sacré (on n'aurait pas l'idée d'escalader une église ou une mosquée), dangerosité du chemin, risque de chute sans aucun filet de sécurité, possible malédiction karmique, ... Je prétexte même un besoin urgent pour détourner son attention. Rien n'y a fait, il est borné et c'est non-négociable. Dans un premier temps, j'ai, pour ma part, décrété que je resterai en bas. S'il veut monter, c'est son choix, pas le mien.

Mais lorsque je le vois s'éloigner au pas de course dans la montée, je lui crie de m'attendre, à contre-cœur. Je suis triste et mal-à-l'aise à l'idée de faire cette ascension, je le ressens dans mon cœur. J'ai d'ailleurs demandé « pardon » intérieurement avant de poser le pied sur la roche. Si je vais à l'encontre de mes convictions, c'est que j'ai eu peur, sincèrement peur, pour Monsieur. Vu la manière dont il s'était élancé, j'étais paniquée à l'idée qu'il glisse, qu'il se blesse ou qu'il fasse une chute fatale. Car si tel avait été le cas, et que je l'attendais en bas, il se serait passé un temps bien trop long avant que je ne m'en aperçoive et que je puisse alerter les secours. Il se pouvait même, s'il faisait une chute dans une crevasse, qu'ils mettent des heures, voire des jours, à le retrouver. Alors j'ai demandé *pardon*, et je l'ai suivi. J'ai mis ma morale et mes valeurs de côté, pour sa propre sécurité. Encore une fois, seule son envie personnelle du moment était prise en compte.

Cette montée, je ne l'oublierai jamais. Outre le fait que j'avais le sentiment de profaner un site sacré, le tracé étaient vraiment raide. En cas de déséquilibre, la seule chose qui m'empêchait de faire une chute de plusieurs centaines de mètres, c'était une chaine en métal, à laquelle je m'agrippais de toutes mes forces, parce que, je te le rappelle, j'ai le vertige. Pour que tu comprennes que je n'exagère pas la situation, le chemin est si pentu que pour s'arrêter admirer le paysage ou reprendre son souffle, il faut poser un genou à terre.

Là, tu te dis que, quand même, j'en fais un peu trop, que ce n'est pas si terrible, que je ne suis pas toute seule et que, puisque j'ai le vertige, je suis encouragée et soutenue par Monsieur, qui marche derrière moi pour me sécuriser et me rattraper si je perds l'équilibre. Voilà, ça c'est la version que j'aimerais pouvoir te raconter. La vérité, c'est qu'il a continué son ascension au même rythme, s'arrêtant deux fois pour vérifier où j'en étais, et que du moment où je suis parvenue à la moitié de la montée, il a filé tout droit jusqu'au sommet, d'où il s'énerve maintenant et m'intime l'ordre de prendre sur moi et de me dépêcher.

Si je parviens à le rejoindre, ce n'est que grâce à l'extrême gentillesse de l'homme qui monte derrière moi et qui m'encourage et me rassure comme il peut. A peine ai-je rejoint Monsieur et bu une gorgée d'eau dans la gourde qu'il porte, que déjà il continue sa route afin de trouver un endroit propice pour les photos qu'il veut que je prenne de lui-même.

Pour être honnête, il est vrai que la vue depuis le sommet *d'Uluru* était somptueuse. Puisque j'y suis, autant en profiter pleinement. C'est aussi une manière de respecter ce site, en ressentir toutes les énergies.

Je mets ensuite les choses au clair avant d'entamer la descente et insiste bien sur le fait que Monsieur doit rester juste devant moi, de manière à pouvoir m'aider si j'ai de la difficulté en voyant le vide. Il s'exécute pendant le premier tiers, puis, lassé de devoir me répéter que tout ira bien et que je n'ai pas à m'en faire, accélérera le pas jusqu'à se retrouver sur la terre ferme alors qu'il me reste encore un gros tiers à effectuer. J'ai tellement peur que je dois m'asseoir afin de me calmer, les deux bras autour de la chaîne. Mes larmes m'empêchaient de voir ou je posais mes pieds. Depuis le 26 octobre 2019, l'ascension d'Uluru est enfin officiellement et définitivement interdite par les autorités australiennes.

Après tant d'émotions, j'ai besoin de calme pour reprendre mes esprits. Aussi, nous attendons patiemment, comme des dizaines d'autres touristes, le coucher du soleil sur Uluru. A cette occasion, le rocher passe par toute une gamme de couleurs, allant du gris à l'orange (ocre) flamboyant. Lorsque le soleil descend vers l'horizon, l'atmosphère se charge d'une quiétude très particulière, comme si le temps s'arrêtait, comme si plus rien d'autre n'avait d'importance ... juste l'instant présent.

Puis nous avons regagné Yulara, le village créé de toutes pièces pour accueillir les touristes à environ 20 kilomètres du site, car il est interdit de circuler de nuit et de dormir (même en camping) dans le parc national. Yulara, ce sont des hôtels, des terrains de camping, des bars, des restaurants, des *tour operator* qui vendent des excursions à dos de chameaux, en hélicoptère, en quad, ... On peut même faire un saut en chute libre (avec un parachute) au-dessus d'Uluru. Assez désolant de voir une telle effervescence sur un site sacré.

Il est loin, l'esprit ancestral des aborigènes qui vivaient sur ces terres depuis des milliers d'années, en parfaite harmonie avec la nature, avant l'arrivée des premiers colons et de leur besoin de tout *posséder*, tout uniformiser à leur image, tout détruire.

Lorsque James Cook est arrivé sur le continent en 1770, il a noté ses impressions dans son journal de bord. Voici ce qu'il aurait écrit sur les aborigènes : « *En réalité ils sont bien plus heureux que nous les Européens... Ils vivent dans la tranquillité qui n'est pas troublée par l'inégalité de la condition. La terre et la mer leur fournissent toutes les choses nécessaires pour vivre... Ils vivent dans un climat agréable et ont un air très sain... ils n'ont aucune abondance.* » (merci *Wikipedia*). Difficile d'imaginer ensuite les massacres de tribus qui ont eu lieu et la manière dont les gouvernements successifs ont dépouillé de leurs terres ces propriétaires légitimes.

En 2012, je suis choquée de voir ce qui se passe. J'ai l'impression de me trouver dans un club de vacances. J'aurais aimé trouver des tentes de camping, ou des petits bungalows, dans un esprit respectueux des croyances aborigènes, voire un lieu de retraite spirituelle. J'aurais aimé de l'authenticité, en somme (j'en reviens toujours au même point). Pas me retrouver dans une reconstitution de village de pionniers de l'Ouest au temps des cowboys. Mais pour dormir proche d'Uluru, c'est la seule possibilité, alors je me fais une raison.

Nous dormons dans l'un des hôtels trois étoiles du site (je précise car ils ont réussi à y construire des palaces cinq étoiles). Le même hôtel que durant notre voyage de noces. Et pour manger, ce sera, les deux soirs, le pub-burger-grill de l'établissement. On passe la commande au bar, et on revient la chercher lorsqu'elle est prête. Entre deux, on se réhydrate de la journée à coup de choppes de bière d'un demi-litre à la fois. Heureusement que nous n'avons que 300 mètres à marcher et que la chambre est située au rez-de-chaussée. Et puis il y a le wifi... Ce qui me permet d'échanger quelques messages avec mes parents, afin de les rassurer en leur donnant des « preuves de vie ». J'utilise ce terme en rigolant, mais crois-moi, parfois c'est un peu ça, même si je ne leur raconte presque jamais mes mésaventures avant d'être rentrée, histoire de ne pas les inquiéter !

A côté du bar, se trouvent quelques tables de billard, auxquelles sont affalés une poignée d'aborigènes, verre d'alcool dans une main, cigarette dans l'autre, le regard vide. Je sens un mélange de compassion, de tristesse monter en moi à la vue de cette scène.

Je ressens également de la révolte contre le gouvernement australien, qui « parque » les tribus dans des « villages » isolés dans les terres et leur fournit ensuite des cartes de paiement, régulièrement alimentées, pour leurs « achats ». Ces gens se retrouvent privés de leur culture, de leurs terres. Forcés de vivre en marge d'une société dans laquelle ils n'ont pas leur place et qui les méprise. Leur seule distraction ? Un pub, où l'alcool coule à flot. Qui est le vrai méchant de l'histoire, finalement ? Ce peuple profondément pacifiste, qui ne demande qu'à vivre en communion avec la nature ? Ou bien le colon australien qui a fait sien un continent qui se passait très bien de sa présence depuis des milliers d'années ?

Je ressens également de la tristesse, car je sais, au fond de moi, que le fait de me trouver là, de payer pour ma chambre et mon repas, c'est cautionner ce qui se passe. Le gouvernement prend les touristes en otage pour justifier ses actions. Et soudain, j'ai honte. Honte que mon plaisir personnel contribue à alimenter la misère de tout un peuple.

Mais ce débat est bien trop vaste pour moi dans ce modeste livre. Ici, je veux seulement dire que je trouve inadmissible la manière dont les aborigènes sont traités en Australie. J'y reviendrai lorsque je parlerai de mon troisième voyage, en 2014. Pour l'instant, je veux simplement que tu comprennes que je suis touchée par ce que je vois, que je prends conscience des conséquences de mes choix et de mes actes.

Les jours suivants, nous profitons de visiter le site des Kata Tjuta, que nous n'avions fait que survoler lors du premier voyage, et de refaire le tour de la base d'Uluru à pied, pour admirer ses peintures rupestres. Je ne sais pas si tu as connu le dessin animé *Le Petit Dinosaure et la Vallée des merveilles*, de Steven Spielberg et George Lucas, mais pour ma part, il était sur la liste de ceux que j'avais le droit de regarder étant enfant et j'ai dû visionner une bonne vingtaine de fois les aventures de *Petit-Pied*. Je t'en parle, car en cheminant entre les différents dômes de Kata Tjuta, c'est l'image qui m'est immédiatement venue en tête. Je m'imagine parcourir des vallées et des contrées à l'époque des dinosaures, d'avoir fait un voyage dans le temps, de me retrouver dans une autre dimension.

Alors que nous nous trouvons dans un parc national qui fait partie des immanquable à visiter en Australie, et que les parkings sont remplis, étrangement, lorsque nous parcourons les sentiers de ce second site sacré, nous sommes seuls au monde. Personne devant nous, ni derrière, aucun bruit autres que ceux de la nature. Je me sens en paix. Cela me fait du bien et contraste avec mon malaise grandissant de la veille au soir.

Après notre tour pédestre de la base d'Uluru, nous nous rendons au centre culturel aborigène. Cette visite me tient vraiment à cœur. Aussi, je ne propose pas ; j'informe Monsieur que je m'y rends et qu'il est le bienvenu pour se joindre à moi, si le cœur lui en dit. Dans le cas contraire, je lui ai dégoté un super banc à l'ombre pour m'attendre. Il est tellement surpris de cette soudaine affirmation de ma part qu'il me suit sans un mot.

Le centre culturel permet de découvrir *Tjukurpa,* les lois spirituelles qui régissent le peuple Anangu qui vit sur les terres du parc national. Une partie de ces lois est expliquée aux touristes. Une partie seulement puisque certains passages sont réservés aux initiés. Je suis heureuse de pouvoir découvrir des bribes de leur culture. J'ai enfin le sentiment de visiter Uluru de manière respectueuse.

S'imprégner des coutumes locales devrait être la règle d'or de tout voyageur. Il y a tellement de richesses à découvrir, d'autres façons de penser, d'autres valeurs. Un proverbe aborigène dit à peu près ceci : *« Nous sommes tous des visiteurs de ce temps, de ce lieu ; nous ne faisons que les traverser. Notre but ici est d'observer, d'apprendre, de grandir, d'aimer... Après quoi, nous rentrons à la maison. »*. Il parle de la vie en général, mais peut également s'appliquer aux voyages, et à toutes les expériences que nous sommes amenés à vivre.

A la sortie, comme toujours dans ce genre d'endroit, il y avait une boutique de souvenirs et une galerie d'art aborigène, qu'ils dirigent eux-mêmes. Etant donné que l'argent récolté servira une noble cause, nous prenons volontiers quelques souvenirs pour nos familles et nos amis.

Après cela, nous reprenons la route en direction d'Alice Springs, ville à mi-chemin entre Darwin et Adélaïde. 1'500 kilomètres au Nord, 1'500 kilomètres au Sud. On ne peut pas faire plus au milieu. C'est d'ailleurs le jour que j'ai choisi, sans trop réfléchir, pour réclamer mon tour derrière le volant. Parce qu'il faut que tu saches que Monsieur « aime conduire » et ne cède que difficilement sa place. Sauf que, moi aussi, j'aime conduire. Et j'aimerais beaucoup avoir des souvenirs de moi, parcourant la mythique Stuart Highway, ailleurs que sur les 100 premiers kilomètres en quittant Adélaïde. J'essuie bien évidement un refus, mais je ne m'en laisse pas compter. La route est bien assez longue pour nous deux. Ce sera un tournus, ou ce sera sans moi. Eh bien, visiblement, ce sera sans moi. Le voici qui s'arrête sur le bas-côté, et m'ordonne de descendre de la voiture. Un peu incrédule, je m'exécute, certaine qu'il n'est pas sérieux et qu'il veut juste tester ma détermination avant de descendre lui-aussi, pour échanger nos sièges. Mais le voici qui redémarre et s'éloigne.

Super. Je suis maintenant seule, sans eau, ni téléphone, en plein milieu du désert, probablement à une centaine de kilomètres de la première habitation... *Bien joué Caro !* Deux solutions s'offrent à moi : attendre que Monsieur fasse demi-tour et revienne me chercher ou faire du stop. Comme il s'agit de la seule route praticable pour les *road trains* qui relient le Sud au Nord (camions avec trois ou quatre remorques pour approvisionner les villages en vivres et carburant), j'ai déjà pu constater qu'il en passe une dizaine par jour. Il est encore tôt, je devrais en croiser quelques-uns, et aucun chauffeur australien ne laisserait une petite blonde seule au bord de la route. Je tente ma chance. Après tout, il fait plus de 45 degrés, je n'ai pas vraiment le choix, car je ne sais pas combien de temps Monsieur va mettre avant de revenir me chercher.

Deux minutes plus tard, je l'aperçois rouler à vive allure pour me récupérer, plié de rire. Apparemment, c'était une plaisanterie. Qui ne fait rire que lui. *Vraiment*, que lui. Je n'ai pas changé d'avis, je *veux* conduire aussi. Et je n'ai pas apprécié, mais alors pas du tout, son canular. Finalement, comme je n'ai aucun problème à continuer le trajet en compagnie d'un routier tatoué et que je ne cède pas à ses menaces, j'obtiens gain de cause et conduis jusqu'à destination, dans le silence.

A Alice Springs, nous logeons dans une maisonnette, ce qui nous permet d'aller faire des courses et de cuisiner notre repas du soir, ainsi que notre pique-nique pour la randonnée du lendemain. Un confort bien appréciable, car nous avons réservé une excursion à Palm Valley, dans le parc national des gorges de Finke. Il s'agit d'une oasis au milieu du désert, accessible uniquement en 4x4.

Nous connaissions déjà un peu la région pour l'avoir visitée la première fois et je me souviens m'être baignée dans des décors qui semblaient tout droit sortis d'un film (comme Simpson's Gap, Ellery Creek, et Glen Helen), mais ce que j'ai vu et ressenti à Palm Valley est encore bien différent. Dans ce canyon, fait de pierres rouges typiques du Red Center australien et de palmiers, coule une rivière, ou plutôt un filet d'eau, permettant la vie dans ce paysage désertique.

Il y règne calme et quiétude. Un sentiment de paix s'invite en moi, un peu plus fort à chacun de mes pas. Nous sommes un groupe d'une dizaine de touristes, personne d'autre que nous ne parle français. Parfait. En faisant mine de ne maitriser que quelques notions d'anglais (*ce qui, de toute façon, était mon cas à l'époque*), nous aurons la paix. Le guide, un homme intelligent, choisit de nous donner les explications nécessaires et les consignes de sécurité avant le début de la randonnée, puis demandera que chacun garde le silence pour préserver les énergies de ce lieu si particulier.

Nous avançons en file indienne, à bonne distance les uns des autres. J'ai à nouveau l'impression de marcher sur les traces des dinosaures et m'imagine la vie des aborigènes, durant des milliers d'années. Vivre simplement, de chasse, de pêche et de cueillette, au rythme des saisons et de la nature. S'endormir sous les étoiles, se baigner dans une crique ou une rivière et vénérer la Terre. Ne serait-ce pas là, la définition du bonheur à l'état pur ? Ne pas se laisser polluer l'esprit par l'envie, la jalousie, la compétitivité, les possessions matérielles ? Vivre, juste vivre !

Le guide me tire de mes pensées au moment de descendre dans le fond du canyon pour longer la rivière. Il nous prévient que les escaliers installés sont glissants et demande à chacun d'être particulièrement précautionneux car nous nous apprêtons à traverser une section connue sous le nom de Jardin d'Eden. Cela me fait d'abord sourire, mais j'en comprends la signification lorsque j'arrive à sa hauteur. Nul doute que les premiers explorateurs qui ont foulé ce sol ont dû s'imaginer être arrivés dans le lieu spirituel originel de l'humanité.

Les plantes, les fleurs, les couleurs, les odeurs... Tout semble parfait, presque irréel, d'une beauté incomparable. Et, bien que le sentiment de paix intérieure ne m'ait pas quitté depuis le début de la randonnée, je sens soudain monter en moi une vague d'énergie, de lumière, de chaleur peut-être. A ce moment-là, je ne sais pas encore le définir, mais les sensations sont bien là. Instantanément, je me sens différente. Reposée, détendue, apaisée de mes tensions. Comme si la vie venait de me prendre dans ses bras et de me débarrasser de tous mes maux. Ce fut la toute première fois que cela m'arrivait (mais de loin pas la dernière).

Monsieur est déjà loin devant, il n'a fait que traverser le Jardin d'Eden, sans y prêter attention. Et c'est très bien ainsi. Ce moment est mien, et je n'ai ni l'envie, ni le besoin de le partager. Je veux juste le vivre pour ce qu'il est et en savourer chaque facette.

Nous effectuons le prochain arrêt au belvédère Kalaranga. Il s'agit d'une grosse roche plate, surplombant le canyon. Pour te donner une idée, il ressemble au rocher dans le dessin animé *Le roi Lion* et offre une vue à 360 degrés. Le paysage environnant est composé de roches rouges, de terre et de buissons. De collines et de plaines. De ciel bleu aussi. Mais il n'y a ni habitation, ni construction humaine. Il n'y a rien, mais il y a tout, une fois encore. La photo que j'ai prise à ce moment-là reste, aujourd'hui encore, l'une de mes préférées parmi tous les paysages que j'ai eus la chance de capturer en voyage, tous continents confondus. Parce qu'au-delà du paysage, elle reflète ce que j'y ai ressenti. A travers cette photo, j'ai immortalisé un état d'esprit.

Avant de rentrer à Alice Springs, l'excursion prévoit encore un arrêt au village d'Hermannsburg, qui abrite actuellement une communauté aborigène. Initialement, elle fut construite pour accueillir deux missionnaires luthériens allemands, dans les années 1870, afin de traduire la bible pour la rendre compréhensible aux aborigènes.

Après avoir poliment accepté de regarder un film (bien trop long à mon goût) sur la vie d'*Albert Namatjira*, artiste-peintre aborigène natif de ce village, j'avoue avoir manqué de patience lorsque nos « hôtes » ont lourdement tenté de nous forcer la main pour acheter des reproductions de ses œuvres. Entre l'histoire de ce village et le comportement de ses habitants, je n'ai aucune envie de me prêter au jeu du « touriste distributeur d'argent ». Il est évident que cette communauté voit passer des centaines de visiteurs chaque semaine et que cette halte dans le parcours résulte d'un arrangement entre l'agence et le chef du village.

Chacun est libre d'avoir ses propres opinions. La mienne, c'est que je ne cautionnerai pas, une fois de plus, l'exploitation d'un peuple et de son histoire, à des fins pécuniaires.

Le lendemain, en reprenant la route en direction du Nord, nous faisons une halte aux Devils Marbles, un site composé d'énormes blocs plus ou moins circulaires (certains font 6 mètres de diamètre), en granit (même si leur nom indique que contraire), disposés çà et là dans le paysage. Dans la croyance aborigène, il s'agit des œufs fossilisés du *Serpent Arc-en-Ciel* (le protecteur de la vie, celui qui a façonné les montagnes, les rivières et créé les humains), au *Temps des Rêves*.

Nous arrivons à Mataranka en début d'après-midi, où nous avons réservé un bungalow. Enfin, quand je dis bungalow, il serait plus juste de parler de dortoir à l'australienne. Précisément, il s'agit en fait d'une cabane en bois, avec un lit posé dans un coin de la pièce et une minuscule salle de bain, dans laquelle il faut rentrer son ventre et contourner le lavabo pour réussir à accéder à la douche. Froide la douche, évidement. Pas de cuisine, pas de réfrigérateur. La porte d'entrée est si usée, qu'il y a un espace de deux centimètres tout autour. Celui-ci offre un accès illimité au logement à tous les insectes du coin, ainsi qu'aux rayons du soleil le matin. Moi, j'en garde un excellent souvenir. Parce que l'avantage d'être réveillé très tôt le matin dans un endroit pareil, c'est que tu peux profiter d'un moment en tête-à-tête avec les wallabies juste en ouvrant ta porte.

Mataranka, en plein *Never Never* (expression australienne familière pour parler de l'*Outback*, que l'on pourrait traduire par *Nulle part*), est un village réputé pour sa piscine thermale naturelle. Située dans le parc national d'Elsey, elle est chauffée à environ 34 degrés grâce à la source Rainbow Springs. Comme je n'ai pas l'intention de revivre l'épisode de Manuel Antonio au Costa Rica, j'avertis Monsieur que la piscine, on la visitera, mais plus tard. D'abord, je veux faire un tour dans le parc national. Nous emportons nos affaires dans un sac à dos et nous mettons en marche.

Lorsque nous arrivons au bord de la rivière, j'aperçois une échelle, comme dans les piscines, pour rejoindre l'eau et déclare que c'est l'endroit parfait pour me baigner. Monsieur refuse de me suivre, arguant que l'eau est trouble et qu'il pourrait y avoir des bêtes dangereuses. Je rigole tout en descendant les marches en métal. Au bout de cinq bonnes minutes, je vois Monsieur, debout sur la berge, blêmir d'un coup. Surprise, je lui demande ce qu'il se passe, pensant qu'il se sent mal. Il se contente de me demander de regagner très lentement l'échelle et de sortir de l'eau, sans poser de questions. Ce comportement n'étant pas dans ses habitudes, je m'exécute, un peu inquiète pour lui.

Lorsque je suis sur la terre ferme, il me tend une serviette pour me sécher et, tout en me prenant par les épaules, me demande de me tourner face à la rivière et de bien observer le paysage. Il tend son bras devant mon visage. Je suis du regard la direction qu'il m'indique et découvre un magnifique crocodile, se prélassant sur un tronc d'arbre, de l'autre côté du rivage. Puis j'en aperçois un deuxième, et un troisième.

En fait, je venais de me baigner dans une rivière potentiellement infestée de crocodiles, en plein Territoire du Nord, réputé pour ses eaux dangereuses, sans me poser la moindre question pour ma sécurité. Un peu inconscient, d'accord, mais tellement cool à la fois ! Quelle histoire géniale, et plutôt originale ! Je peux maintenant la raconter lorsque l'on me demande quels sont mes meilleurs souvenirs de voyage ! D'ailleurs, pour être tout à fait honnête, nous avons appris un peu plus tard dans la journée qu'il s'agissait de crocodiles d'eau douce et qu'ils sont totalement inoffensifs pour les humains, même si leur taille est imposante. (Bisous Maman). Comme quoi, quand je parle d'instinct, le mien ne m'avait pas trompé ce jour-là. Je pouvais effectivement me baigner en toute sécurité dans cette rivière (bon là, je fais la maline, mais sur le moment, je n'en menais pas large, je l'avoue).

Après cet épisode, j'ai fait profil bas, et nous avons profité de la piscine naturelle, qui, contrairement à l'image que je m'en étais faite, n'était pas une piscine d'hôtel, mais bien un bassin creusé dans le sol, avec de la vase et une délicieuse odeur de boue.

Le soir, nous mangeons des burgers dans le bar-grill du camping, arrosés de bières locales et nous profitons d'un magnifique spectacle grâce au vol de centaines (peut-être même de milliers) de *little red flying fox* (une espèce de chauve-souris géante qui vit en Australie et en Nouvelle-Zélande).

La nuit dans la cabane sera ... agitée ! La faute, semble-t-il, aux nombreux insectes qui ont décidé de nous tenir compagnie. « *Ça va aller, pas la peine de s'énerver. On n'a jamais vu une petite bête en manger une grosse... (rire intérieur) ... Qu'est-ce que je fais des*

Redback ? C'est quoi d'abord des Redback ? ... Une araignée veuve noire à dos rouge ? Ah bon ? T'es sûr ?... Attends je vérifie sur internet... Bonne nouvelle ! C'est bien une araignée venimeuse mortelle, mais il existe un antidote ! C'est bon ? On peut dormir maintenant ? ... Non ? Toujours pas ? Comment ça je prends toujours tout à la légère ? ... Eh bien figure-toi que non ! J'ai pensé à vérifier qu'il n'y avait pas de serpent caché sous le siège des toilettes ! J'ai retenu la leçon des crocodiles (fou rire incontrôlable) ... Non mais arrête ! Reviens, c'est bon je rigolais ! Je suis désolée, allez on va retourner les draps et vérifier aussi sous le lit si ça te rassure ! ». Bref, une nuit agitée.

Heureusement pour la paix des ménages, nous avons réservé un véritable mobilehome pour les deux prochaines nuits dans le parc national de Nitmiluk. Cette fois, la porte et les fenêtres ferment, il y a une vraie salle de bain, une cuisine et même la climatisation.

Le parc national de Nitmiluk est réputé pour la Katherine Gorge (les gorges de la rivière Katherine) et Edith Falls, la cascade. On peut y faire du canoë et se baigner. *Waouh*, se baigner sous une cascade en plein *bush* doit être une expérience unique à vivre ! Toutefois, vu l'épisode de Mataranka et ses crocodiles (d'eau douce et inoffensifs je le redis), la chose est inenvisageable. Tant pis. Je respecte le point de vue de Monsieur. Surtout, je n'ai plus envie de me disputer. J'accepte de prendre part à la croisière fluviale (en compagnie de 20 retraités) pour découvrir successivement les 13 gorges de la région. Et puis, nous ferons deux belles randonnées de plusieurs heures, lesquelles nous offrent des vues majestueuses sur la rivière. L'important, c'est de prendre du plaisir tous les deux et de nous « retrouver ».

Le prochain arrêt, c'est le parc national de Kakadu. Le fameux parc national de Kakadu, classé au patrimoine mondial de l'UNESCO. Il sert de refuge à de très nombreuses espèces d'animaux et abrite également des peintures aborigènes réalisées par les chasseurs du

Néolithique. Les terres du parc sont habitées par les aborigènes depuis plus de 40'000 ans.

Kakadu, c'est aussi le lieu de tournage du film *Crocodile Dundee*. Et ce film, je l'ai vu « au minimum » 20 fois. C'est comme *Le dîner de cons* ou *La cité de la peur*, je peux citer les répliques avant les acteurs. Petite, j'ai toujours adoré les scènes où Mick fait semblant de se battre avec le crocodile dans le bar et de se raser avec son énorme couteau de chasse, ainsi que celle où il ouvre une boîte de conserve au milieu de nulle part, parce que « le goanna, les vers et les fourmis à sucre, ça permet de survivre, mais ça a un gout de chiottes ».

Bref, j'adore ce film depuis toujours. Je crois même que c'est ce qui m'a donné envie de venir en Australie. Mick Crocodile Dundee, c'est mon super-héros ! Amoureux de la nature et des grands espaces, capable de survivre seul dans le désert durant des mois, mais totalement inadapté pour vivre en plein cœur de *Manhattan*.

C'est également dans Crocodile Dundee que j'ai découvert l'expression *walkabout*. Elle est expliquée au début du film, avant la scène où Mick soumet le buffle par le regard, sur la piste dans le *bush* :

- *Et il n'y a pas de Madame Crocodile Dundee ?*
- *J'ai été en quelque sorte marié une fois. Une gentille fille, bonne cuisinière, grosse…*
- *Mick !*
- *Quoi qu'il en soit, je suis parti en Walkabout. Quand je suis revenu, elle était partie.*
- *Walkabout ?*
- *C'est une habitude aborigène. Ça veut dire se promener et découvrir de nouveaux endroits.*
- *Combien de temps étais-tu parti ?*
- *Quelques mois… environ 18.*
- *Et elle n'a pas attendu ? Etrange fille.*

Dans la tradition aborigène, les garçons doivent se soumettre au rituel du *walkabout* et passent plusieurs mois dans le *bush*, pour prouver qu'ils sont capables de survivre seuls. Lorsqu'ils reviennent, ils sont alors considérés comme devenus adultes. Par extension, les australiens utilisent aujourd'hui ce terme pour désigner les voyages effectués par les jeunes, les *packpackers*, lorsqu'ils partent de longs mois découvrir d'autre continents, souvent à la rencontre d'autres cultures et principalement pour trouver leur propre voie.

Pour que tu comprennes bien le sens de ce mot, j'ai trouvé une chouette définition sur le site *urbandictionary.com*, que je trouve juste et bien tournée :
A spontaneous journey through the wilderness of one's choosing in an effort to satisfy one's itchy feet, a need to be elsewhere, the craving for the open road, that space over the horizon...yes... something like that... you can't quite touch it so you have to go find it because it's you just know it's there...Or maybe it just feels good to go walking around ... Yeah. It's Walkabout.

En français, ça donne : *Un voyage spontané à travers la nature sauvage de son choix, dans un effort de satisfaire ses pieds qui démangent, un besoin d'être ailleurs, l'envie de la route ouverte, cet espace à l'horizon ... oui ... quelque chose comme ça ... tu ne peux pas vraiment le toucher donc tu dois aller le chercher parce que c'est juste que tu sais qu'il est là ... Ou peut-être que ça fait du bien de se promener ... Ouais. C'est Walkabout.*

C'est la définition qui me parle le plus pour t'expliquer le terme *walkabout*. Il m'a interpellée depuis la toute première fois où je l'ai entendu alors que je n'étais encore qu'une enfant (je suis sûre que tu as déjà vu le film de nombreuses fois, toi aussi, mais que tu n'y avais jamais vraiment fait attention, et que là, tu es en train de vérifier sur *Youtube*). C'est d'ailleurs pour cette raison que j'ai choisi d'intituler ce chapitre *Stuart's Walkabout*, en référence à la Stuart Highway, et au fait que je sens monter en moi, durant ce voyage, un besoin de changement, d'évasion, d'ailleurs.

Pour en revenir à Kakadu, le parc national se trouve dans la partie appelée Top End du Territoire du Nord (la partie au sud, c'est le Red Center), à moins de 250 kilomètres de la ville de Darwin.

A l'entrée du parc, un immense panneau brun averti les visiteurs *Don't risk your life* (ne risque pas ta vie) et résume le tout à l'aide de deux pictogrammes : une tête de crocodile et un nageur barré d'un trait rouge. Message bien reçu !

J'ai un peu honte de l'admettre, mais je ne me rappelle que vaguement du lodge où nous avons dormi sur place. Les seuls souvenirs que j'en ai sont les quelques photos de moi que j'ai retrouvées, sur lesquelles on me voit soit avec une chope de bière à la main, soit en train de dévorer une énorme portion de frites. Ce devait être un établissement relativement chic si j'en juge par la tenue que je portais.

Ce dont je me souviens, en revanche, c'est du centre culturel aborigène de Warradjan, qui se trouve juste à côté. Nous avons découvert une nouvelle partie de la légende du *Temps des rêves*, les coutumes de vie aborigènes, les techniques de chasse, etc. C'est là-bas que j'ai appris, par exemple, que lorsqu'un membre de la tribu décède, il est interdit de prononcer son nom ou d'afficher son portait en photo pendant une année, voire plus, pour ne pas perturber son esprit.

Tout comme à Uluru, à la boutique de souvenirs, tout ce qui y est vendu, est fabriqué par la communauté aborigène et les bénéfices leur sont directement reversés. Nous en profitons pour finaliser nos achats de souvenirs pour nos proches et nous prenons également quelques articles pour nous, que j'ai toujours chez moi aujourd'hui.

A *Burrungkuy Rock*, nous découvrons les fameuses peintures murales magnifiquement conservées. Face à ces fresques millénaires, je réalise tout ce qu'elles représentent en termes d'échelle de temps et d'évolution de l'espèce humaine. Des hommes et des femmes se tenaient là avant moi à une époque si lointaine que je me sens soudain minuscule sur le plan de l'histoire de l'humanité. Ce rocher sous lequel je m'abrite du soleil a servi jadis de refuge contre l'orage à une tribu, cette grotte rafraichissante a accueilli une famille qui espérait y dormir à l'abri des animaux sauvages. Autant de témoins du temps qui passe et qui n'est qu'un éternel recommencement.

Je quitte ce lieu avec une sensation étrange. Je viens de comprendre la place que j'occupe dans ce monde. Je suis admirative des aborigènes qui ont su conserver cette culture millénaire jusqu'à aujourd'hui et qui continuent à la faire perdurer. Certaines tribus reculées en Terre d'Arnhem réussissent encore à vivre de la même manière qu'il y a 2'000 ans. Je trouve cela incroyable. Et puis, je suis reconnaissante d'avoir eu la chance d'admirer ces peintures, qui ont traversé les siècles. Pendant combien de temps seront-elles encore accessibles ?

Sur le chemin du retour, nous suivons une petite route qui nous mène, sans le vouloir, vers un site dont l'activité est beaucoup moins reluisante. Il faut savoir que Kakadu possède également un sol très riche en uranium (près de 10% des réserves mondiales). Ce qui fait qu'il existe, en plein cœur du parc, une usine minière parfaitement légale. Nous nous dépêcherons de faire demi-tour car, d'après le panneau d'avertissement à l'entrée, le prochain dynamitage est prévu dans l'heure qui suit.

Encore une fois, je suis marquée par l'ambivalence de ces terres et de ce pays. En une journée, j'ai vu le meilleur de l'Humain avec un héritage artistique et culturel hors du commun et j'ai aperçu le pire de ce que la « civilisation moderne » a créé. Comment peut-on, en toute conscience, autoriser l'implantation d'une usine d'uranium à l'intérieur d'un parc national, sur des terres sacrées aborigènes ? Le profit est-il si important qu'il justifie de sacrifier jusqu'aux valeurs qui ont bâti ce monde ? De détruire la terre que nous laisserons à nos enfants ?

La dernière étape de ce *roadtrip* australien de plus de 4'600 kilomètres nous amène à Darwin. Là, nous avons loué une maison qui donne sur le port. Darwin, c'est une grande ville (pour la région), avec des supermarchés, des bars pour faire la fête, des cafés, des commerces et des restaurants. Certaines boutiques de Darwin disposent de containers de « seconde main ». C'est une façon de collecter de vieux habits pour les populations aborigènes. Lorsque j'ai compris cela, j'ai fait du tri dans ma valise et j'y suis retournée pour offrir tout ce qui ne me servirait plus. Je tenais à contribuer aussi à ma façon.

Puis, nous avons profité d'une après-midi à la plage, mais sans pouvoir nous baigner à cause des requins et des crocodiles d'eau de mer qui sont très présents dans la région.

Depuis Darwin, nous prenons un avion pour rejoindre Denpasar, capitale de l'île de Bali, en Indonésie. Après un trajet folklorique en taxi, nous atteignons notre hôtel situé à Jimbaran en fin de journée. Jimbaran, c'est un lieu prisé des touristes pour ses plages paradisiaques et ses fruits de mer grillés, mais c'est également le lieu d'une série d'attentats meurtriers, qui ont eu lieu en 2002 et 2005. En 2012, difficile d'oublier que c'est ici que, sept ans auparavant, deux restaurants ont été dévastés par des explosions.

Lorsque le taxi arrive devant la barrière de l'hôtel, il doit d'abord se soumettre à un examen avec miroir télescopique afin de vérifier qu'aucune charge explosive n'a été placée sous le véhicule. Puis, les gardes inspectent le coffre, avant de nous laisser pénétrer dans l'enceinte de l'établissement. Ce rituel se répètera à chacune de nos entrées et sorties. Bienvenue en Indonésie.

Pour ce séjour balinais, j'avais laissé Monsieur choisir l'établissement qui lui faisait plaisir. Je me rappelle m'être dit qu'après plusieurs semaines à parcourir l'Australie du Sud au Nord à travers le désert, il apprécierait certainement un niveau de confort plus élevé. Et je n'ai pas été déçue puisque son choix s'est porté sur un hôtel 4 étoiles, avec une chambre qui mesure, à elle seule, plus de 40 mètres carrés. Il commence à faire nuit, nous partons longer la plage sur quelques kilomètres au clair de lune.

J'ai toujours été très enthousiaste lorsque j'arrive au bord de la mer ou de l'océan. Même en décembre lorsque l'eau est glacée, il faut que j'y trempe au moins mes pieds. Ce soir-là, je cours sur le sable en dansant dans les vagues qui viennent s'y échouer. Après le périple que nous venons d'effectuer, quelle agréable sensation de légèreté ! Nous terminons notre virée nocturne au bar de l'hôtel. *Mojito* pour Monsieur et *Cuba libre* pour moi. Puis, nous nous écroulons de fatigue dans notre chambre.

Le lendemain matin, je découvre la salle du buffet pour le petit-déjeuner. Il serait aisément possible de nourrir la moitié de la population du village avec les mets qui y sont proposés. Fruits, charcuteries, fromages français, viennoiseries, omelettes réalisées à la demande, pancakes, céréales, ... tout, absolument tout ce qu'un Européen ou un Américain pourrait souhaiter pour le repas le plus important de la journée. *Vraiment tout ?* Non, car c'est sans compter sur Caro qui, elle, aurait eu beaucoup de plaisir à goûter le petit-déjeuner traditionnel des Balinais. On m'explique alors qu'ici, les habitants ont l'habitude de manger de vrais plats, dès le matin C'est ainsi que je me retrouve avec une assiette remplie de *nasi goreng,* une tasse de thé et un verre de jus de fruit pour débuter ma journée. Si j'avais voulu engloutir des croissants et du fromage, je serais restée chez moi. D'un autre côté, j'aurais certainement eu plus de chance de trouver un repas traditionnel dans une auberge de jeunesse. Ici, la clientèle s'attend à avoir le même confort que chez elle, la chaleur en plus. Question de point de vue, je suppose.

Nous passons la matinée à la plage, avant de nous déplacer au bord de la piscine pour le reste de la journée. Pour le repas du soir, nous réservons une table pour déguster les fameux fruits de mer grillés qui font la réputation de la région.

Avant de continuer ce récit, il faut que je précise que j'ai longuement (très longuement même) hésité à parler de l'épisode qui a marqué la fin de cette soirée. Je l'ai écrit 30 fois et supprimé 31. J'ai finalement décidé qu'il relève de la sphère privée et ne regarde personne d'autre que Monsieur et moi.

La seule chose que tu as besoin de savoir de la dispute qui a marqué la fin de cette soirée, c'est qu'elle a été l'un des principaux éléments déclencheurs (*si ce n'est le plus important*) de la série de décisions que je prendrai dans les mois qui suivront.

Le lendemain matin, Monsieur s'est comporté comme si rien ne s'était passé la veille et sincèrement, je crois vraiment que pour lui « ce n'était rien ». Nous avons pris notre petit-déjeuner sans un mot et sommes allés nous installer au bord de la piscine. C'est ainsi qu'a débuté la plus longue et la plus douloureuse réflexion de ma vie.

L'hôtel dispose d'une sélection de livres laissés par d'autres voyageurs. Lorsque je cherche un peu de lecture pour passer le temps, le hasard (*encore lui*) a voulu que le seul livre disponible en français soit un roman racontant l'histoire d'une femme malheureuse et délaissée par son mari, qui, un jour, trouve le courage de quitter ce couple dans lequel elle étouffe.

Durant cette dernière semaine indonésienne, je comprends qu'une chose s'est brisée en moi. Ce n'est pas le genre de petite blessure qui s'efface avec le temps. Il s'agit d'une plaie profonde, à vif, qui laissera une trace à jamais dans mon cœur. Je ne ressens pas de colère à proprement parler, mais plutôt une déception si grande à l'égard de Monsieur que je suis devenue indifférente à tout ce qui émane de lui. Au point de me réjouir de le savoir sur son téléphone, car durant ce laps de temps, il ne me parle pas.

Le jour suivant, je décrète que moi, je ne suis pas venue jusqu'à Bali pour admirer le bar construit directement dans la piscine de l'hôtel. L'île regorge de richesses religieuses et je n'ai pas l'intention de rentrer sans les avoir vues.

Nous avons ainsi visité, durant le reste du séjour, plusieurs temples bouddhistes dont celui de Tanah Lot, construit sur un rocher et soumis aux aléas de la marée. Là-bas, je mange du rat. Je m'explique. Au lieu de dépenser de l'argent pour m'asseoir et me sustenter à la table d'un restaurant tenu par des Européens et, de ce fait, alimenter le vaste réseau touristique de Bali, j'estime qu'il serait bien plus pertinent d'aider le vendeur ambulant que j'aperçois un peu plus loin dans la rue, en lui achetant deux brochettes de viande (*à cette époque, j'en mangeais encore*).

Tout heureux, ce dernier tire deux baguettes munies de petits morceaux de viande de son sac en papier (chaîne du froid inexistante) et se met à les griller sur le feu de charbon de bois qu'il a allumé devant lui sur le trottoir. Au moment où je m'éloigne, Monsieur pose au vendeur la question qui lui brûle les lèvres depuis le début, à savoir : de quelle sorte de viande s'agit-il ? Lorsque j'entends la réponse, il est trop tard, j'avais déjà dévoré mon repas.

Un soir, nous assistons au retour des pêcheurs et de leurs bateaux colorés, au coucher du soleil. Pensant me faire plaisir, Monsieur prend même l'initiative de réserver deux places pour un spectacle de danse traditionnelle au temple d'Uluwatu, construit en bordure falaise. Le site est réputé pour ses singes à demi sauvages.

Le soir, nous sortons régulièrement manger dans un petit restaurant situé à 15 minutes de marche. Restaurant qui, d'ailleurs, n'en a que le nom. L'établissement n'est pas habitué à recevoir des touristes tous les jours, car la carte est écrite uniquement en indonésien et pour comprendre ce que nous commandons, nous devions utiliser les photos des plats, scotchées sur les murs. Quant à la cuisine, elle se trouve directement dans la salle du réfectoire, qui elle-même est constituée de cinq ou six tables en plastique. Le bâtiment, dont le toit est fait de tôles, ressemble à un ancien garage désaffecté. Cet endroit est tellement typique, tellement chaleureux, tellement authentique ! Je me souviendrai toujours du soir où le patron/chef-cuisinier/serveur a dû changer une énorme bonbonne de gaz : sans éteindre les fourneaux adjacents, cigarette à la bouche. J'ai retenu mon souffle tout du long, priant pour ne pas finir en fait divers dans le journal du lendemain.

Le dernier soir, Monsieur réserve une table dans un restaurant asiatique étoilé, pour une soirée romantique. Quelle banalité de manger des rouleaux de printemps aux crevettes et des raviolis au canard. Ne vas pas croire que je suis blasée, loin de là. Je suis seulement déçue de manger dans un cadre chic, les mêmes plats que chez moi. Pourtant, je ne laisse rien transparaître, parce que, malgré tout, j'essaie d'apprécier l'intention qu'il y a mise, à défaut de présenter des excuses pour son comportement.

Quelques temps plus tard, j'ai lu une citation que je n'arrive pas à retrouver, mais qui disait ceci : *L'amour s'en va lorsque l'on blesse l'autre, certes sans le vouloir, mais sans s'affoler.* Elle a résonné en moi d'une telle évidence. Cette citation résume à la perfection ce que j'ai pu ressentir durant ce séjour indonésien. L'homme que j'avais choisi, que j'aimais et que j'avais promis de chérir pour le reste de ma vie se tenait là, à quelques dizaines de centimètres de moi, allongé dans un transat, sur une île paradisiaque à l'autre bout du monde, et me traitait comme si j'étais « acquise ».

Mon avis et mes envies ne semblaient plus avoir d'importance à ses yeux, et il me le démontrait chaque jour d'avantage, jusqu'au point d'ignorer la souffrance qu'il me causait. Que nous était-il arrivé ? Où était passé ce garçon qui me faisait rire aux éclats. Qui m'avait convaincue d'emménager avec lui au bout de deux semaines dans son nouvel appartement ? Avec qui je mangeais des céréales à même la boîte, assis dans notre canapé bleu, pendant plusieurs semaines, car c'était l'unique meuble dont nous disposions ? Ce garçon qui insistait pour rendre visite à « mes » parents le week-end et qui me préparait le petit-déjeuner en rentrant lorsqu'il avait travaillé toute la nuit ?

Nous étions tellement heureux, avant, lorsque nous n'avions pas d'argent, que nous passions nos vacances dans le chalet de montagne de ses parents, que nous faisions des pique-niques dans les champs ou au bord du lac, parce que nous n'avions pas les moyens d'aller au restaurant. Nous n'avions rien, et pourtant, nous avions tout. Notre bonheur venait de la simplicité des moments que nous vivions ensemble. Nous partagions les mêmes valeurs, les mêmes rêves d'avenir.

Maintenant, j'ai le sentiment de voyager avec un individu que je reconnais à peine, presque un inconnu. Un homme qui se désintéresse de moi et qui se permet de me manquer de respect. Mes opinions, mes souhaits ne sont pris en considération que s'ils coïncident avec les siens. Dans le cas contraire, ils sont tous simplement ignorés.

Et puis, est arrivée la question fatidique : est-ce vraiment de cette manière que je souhaite vivre le reste de ma vie ? Suis-je encore capable de me projeter, de me voir vieillir à ses côtés ?

Il était trop tard, le doute s'était immiscé en moi et désormais, il ne cesserait de croître. Je passerai le reste du séjour, puis les semaines et enfin les mois à venir à revivre mentalement, en boucle, les années que nous avons vécues à deux, à tout analyser, pour essayer de comprendre ce que j'avais pu faire de faux pour en arriver là.

Par naïveté, ou par innocence du fait de mon inexpérience et de ma jeunesse, j'avais fait l'erreur, au fil des ans, de me mettre entre parenthèses, pour entrer dans un moule qui ne me correspondait pas, afin de me conformer aux attentes d'un mari qui ne me comprenait pas. Sans même m'en rendre compte, j'avais fini par me plier à chacune de ses exigences, pour lui faire plaisir, pour le rendre heureux, pour ne pas le contrarier, pour ... ne pas perdre son amour !

Ne pas perdre son amour. Cette phrase, si lourde de sens soit-elle, est pourtant appropriée. Lui qui répétait sans cesse, en parlant de moi « A de la peine, s'en donne et en fait ! ». Le pire, c'est que j'avais fini par croire qu'en effet, je n'étais « pas assez bien » pour lui et que je devais redoubler d'efforts.

C'est une chose terrible que vivent bien des femmes, parce que nous évoluons dans une société où, depuis notre enfance, on nous abreuve de contes de fée, dans lesquels le fond de l'histoire est toujours le même : une jeune fille en détresse est sauvée par un prince charmant.

La petite sirène renie ses origines et sa famille pour vivre son amour. Cendrillon se fait remarquer en se faisant passer pour une autre. Belle, de *La Belle et la Bête*, tombe amoureuse d'un monstre qui la séquestre chez lui et nous fait croire qu'une femme peut changer un homme par la force de son amour... Tu souris, mais penses-y deux minutes. C'est avec cette image-là que se construira ta fille, si tu n'y prêtes pas attention.

Et puis, comme une bête sauvage que l'on aurait retenue trop longtemps captive et qui, enfin, retrouve sa liberté, j'ai décidé d'être moi. D'innombrables et infructueuses discussions s'en suivront durant plus de six mois, pour que Monsieur réalise la gravité de la situation, pour tenter de lui ouvrir les yeux. Mais tout cela n'aura servi qu'à ouvrir les miens, sur le fait que nous avions évolué et pris deux chemins désormais différents, que nous nous étions éloignés jusqu'à devenir des étrangers et que j'étais seule à tenter de trouver des compromis qui nous satisfassent tous les deux.

Il s'est, évidemment, déroulé une multitude d'autres événements qui m'ont amenée à ce moment précis, mais d'une part, je n'ai pas envie d'en parler, et d'autre part, ce n'est pas le sujet de ce livre. Le but ici est de t'expliquer en quoi le voyage a été un accélérateur de prise de conscience pour moi.

Toutes ces attitudes, ces remarques, tous ces comportements dénigrants et irrespectueux, que j'acceptais au quotidien pour la simple raison que je ne m'en rendais même pas compte, ont pris une toute autre dimension lorsqu'ils se sont retrouvés concentrés sur une période de 6 semaines.

De la même manière, si je pouvais renoncer à mes rêves de manière générale pour le bien de mon couple, la chose m'était devenue insurmontable lorsqu'elle a touché à ma vraie nature, ma nature profonde, à mes rêves d'enfant qui se déroulaient là, juste sous mes yeux, sans même que je cherche à les réaliser.

Je crois à l'Univers, je crois aux signes, je crois aux énergies. Je crois également que chaque événement survient pour notre bien. Pas toujours comme on le souhaiterait, mais comme il est nécessaire qu'on le vive, pour rejoindre notre destinée. Je venais de franchir la première étape du chemin de l'éveil, et je ne pouvais plus faire marche arrière.

En y repensant, j'aurais sûrement dû avoir un déclic le jour où il m'a proposé de l'épouser. Il y avait eu une première demande, que j'avais « gâchée » selon ses propres mots, parce que j'avais eu la mauvaise idée de vouloir lui réserver un week-end surprise aux mêmes dates que lui avait, apparemment, déjà planifiées. Vexé, il avait insisté pour que nous partions tout de même et profitions de ses réservations. J'avais espéré tout le séjour qu'il me pose la fameuse question, mais il s'était contenté de me rappeler, plusieurs fois par jour, ce que j'avais raté.

Et ce petit jeu a duré plusieurs mois. Jusqu'à ce qu'un matin, il me demande de préparer une valise pour deux jours et m'emmène à l'aéroport. Il avait réservé une chambre tout au bout de la promenade des Anglais, à *Nice*, le lieu de nos premières vacances en amoureux. Au moment de faire sa demande, il m'a lu un poème, qu'il avait écrit pour l'occasion. Ça parlait beaucoup de lui, un peu de moi, et surtout, ça se terminait par cette phrase : « Un seul détail manque afin que je te comble. Caroline, veux-tu vivre ta vie à mes côtés ? ».

C'était lui qui m'offrait « l'opportunité » de « vivre à ses côtés » pour que je sois enfin « comblée ». Ça te choque ? Aujourd'hui, moi aussi ! Normalement, le garçon met un genou à terre et demande à la fille si elle accepterait de faire de lui l'homme le plus heureux du monde en l'épousant. Pour moi, c'était l'inverse. Ça peut te paraître anecdotique, maladroit, un peu naïf... Pas du tout ! Il était parfaitement conscient des mots qu'il venait de prononcer. En 2009, j'avais 24 ans, j'étais jeune et amoureuse et je croyais encore aux contes de fée. Alors j'ai dit oui, parce que ce qui comptait, c'était qu'il voulait se marier avec moi.

Durant l'automne 2012, même si, au fond de moi, je l'aimais toujours, j'en étais arrivée à la conclusion que j'aimais un fantôme du passé, car la personne dont j'étais tombée amoureuse, que j'avais idéalisée s'en était allée et ne reviendrait pas. En fin d'année, j'ai donc pris la décision qui s'imposait.

En décembre 2012, j'ai senti mon cœur se déchirer de douleur en prononçant ces mots fatidiques, mais néanmoins nécessaires : je veux divorcer !

5

SÉNÉGALEMENT VÔTRE

Février 2013. Arrivée à Dakar, après avoir passé la douane sans encombre, je me dirige vers le *Duty Free* pour acheter des cartouches de cigarettes. Après cinq ans d'abstinence, je me suis remise à fumer. Beaucoup même. Un ami qui avait vécu quelques temps dans la région m'avait briefée : acheter ses cigarettes sur place permet de les payer près de 70% moins cher qu'en Europe. Et il avait raison.

Ah l'Afrique ! Ce continent magnifique, qui me faisait rêver depuis tant d'années et que je n'aurais jamais pu envisager visiter en couple. Je l'avais vu, une fois, de loin, depuis le rocher de Gibraltar au Sud de l'Espagne. A présent que j'étais libre de faire ce qui me plaisait, il me fallait une destination forte, symbole de ce renouveau et de mon émancipation. J'ai choisi de m'envoler pour le Sénégal en me laissant guider par le flow de la vie. Moi qui ai passé les sept dernières années à tout planifier, tout vérifier, tout organiser... je me sentais enfin redevenir vivante ! Pour la première fois depuis si longtemps, j'étais moi-même. Juste moi, me fiant à mon instinct.

Je me suis connectée sur un site de vente de billets dégriffés, un vol Lyon-Dakar était disponible, mon employeur m'a accordé des vacances aux dates voulues, la décision était prise. Ce n'est qu'après coup que j'ai découvert qu'il me fallait un visa, un vaccin contre la fièvre jaune et un traitement contre la malaria, le tout, en moins d'une semaine. Loin de m'inquiéter, j'ai adoré toute cette agitation et cette effervescence avant le grand départ. J'étais tellement excitée à l'idée de partir à l'aventure. A tel point qu'en plus d'emporter de vieux vêtements à distribuer aux populations sur place, j'avais naïvement pris une dizaine de plaques de chocolat suisse, pensant faire plaisir aux enfants que je croiserais et qui en mangeraient certainement pour la première fois. Oui, je sais. Du chocolat, en Afrique... Mais l'intention était louable !

Mes parents, en revanche, étaient moins emballés par l'idée. Mais que voulais-tu qu'ils disent ? J'avais 27 ans et j'étais en instance de divorce. Ce n'était, à n'en point douter, pas la vie qu'ils avaient espérée pour moi. Et puis, ce voyage avait fait renaître une lueur d'espoir dans mes yeux. Alors ils m'ont encouragée dans ma démarche et m'ont souhaité bon voyage. Je crois qu'au fond d'eux, même s'ils s'inquiétaient de me voir partir seule à plus de 4'000 kilomètres, ils savaient que j'avais besoin de me prouver à moi-même que j'en étais capable.

La résidence où je dormais disposait d'une piscine au bord de laquelle le wifi était disponible. *Ironique, non ?* Wifi que j'ai effectivement utilisé presque tous les soirs, pour rassurer mes parents sur le fait que j'allais bien et suivre l'actualité ; en particulier les enlèvements perpétrés par le groupe terroriste *Boko Haram* au Cameroun et les combats qui venaient d'éclater au Mali. La situation dans le pays était stable, mais il fallait que je reste vigilante, car sur ce continent, rien ne se passe jamais comme prévu. Quant à la piscine, j'en ai également profité, un matin, entre 8h00 à 9h30. Pour « occuper » le temps, en attendant le chauffeur qui devait m'emmener en expédition.

Pour mon premier voyage en solitaire sur un autre continent, j'ai réservé une chambre dans un logement de vacances, près de M'Bour. J'ai également récupéré une valise chez Monsieur, ce qui aurait pu être une bonne idée si j'avais pensé à vérifier le code de la combinaison du cadenas intégré avant de le fermer à Genève. Car, de toute évidence, il n'a pas apprécié mon envie d'évasion. C'est vêtue d'un jean et de deux pulls extra-chauds (il neigeait au décollage à Lyon) par près de 40 degrés, que j'ai passé plus de deux heures à tester, une par une, les combinaisons du cadenas... Parce que, oui, ce petit plaisantin l'avait changée sans m'en avertir. Mais ma fierté m'a empêchée de lui téléphoner pour la lui demander.

Ce désagrément passé, j'ai enfilé mes tongs, un short et un débardeur, et suis sortie munie d'une photocopie de mon passeport et de quelques billets, découvrir le village voisin. Forcément, seule dans les rues d'un village sénégalais, je ne passe pas inaperçue. Après avoir poliment décliné les premières invitations « à boire le thé » chez l'habitant, je comprends rapidement comment éloigner ces « prétendants » pour le moins insistants.

Le lendemain matin, je pars visiter un village de brousse. L'occasion d'en apprendre davantage sur la culture sénégalaise, ses modes de vie, ses traditions. Une fois encore, je découvre un peuple aux valeurs proches de la nature. L'animisme (croyance basée sur le fait que tous les êtres vivants ont une âme, ainsi que les éléments naturels) est encore très présent, tout comme le recours aux marabouts.

Les villageois de l'arrière-pays vivent dans des maisons de paille, au confort très sommaire. Lorsqu'il y a un lit, il est généralement installé dans la case du chef du village. Les autres dorment sur des matelas posés à même le sol. Les hommes travaillent aux champs, les femmes s'occupent des enfants et des tâches ménagères, telles que la préparation du repas et la collecte de l'eau au puit le plus proche. Le bétail paît aux alentours, surveillé par les adolescents. En 2013, tout le monde à un téléphone portable. Je me demande alors comment les gens font pour le recharger, dans la mesure où ils n'ont pas l'électricité.

Sur le chemin du retour, le chauffeur s'arrête pour me faire découvrir le plus vieux baobab de l'Afrique de l'Ouest. Cet arbre, âgé de plus de 800 ans, possède un tronc d'une circonférence de 32 mètres. Je suis admirative devant cet imposant colosse qui a su traverser les siècles. En revanche, je déchante à la vue de la dizaine de « vendeurs de souvenirs » entassés tout autour. Mais bon... S'ils sont là, c'est que certains touristes jouent le jeu.

Le deuxième soir, j'ai la chance d'assister au retour des pêcheurs et de faire un tour au marché aux poissons. Ils sont 10, 15, parfois 20, des adolescents, des hommes d'âge mûr et des ainés, tous entassés sur de petites barques de fortune, ramenant des dizaines de kilos de poisson dans leurs filets. Sur la rive, les femmes, drapées dans leurs robes colorées, attendent pour récupérer la marchandise, avant de l'étaler à même le sol, en plein soleil, dans l'espoir de les vendre aux clients entassés et impatients. Ce joyeux chaos semble pourtant organisé. Partout où mon regard se pose, je vois les gens rire, chanter, négocier, bavarder. A défaut de respecter les conditions d'hygiène les plus élémentaires, ces gens ont su conserver un esprit chaleureux et convivial que la grande majorité des Européens a perdu depuis longtemps.

C'est sur ce marché, d'ailleurs, que j'ai acheté le plus insolite de tous les souvenirs de vacances : une mâchoire de requin. Mais pas une mâchoire pour touriste, non ! Une véritable mâchoire, sur laquelle la chair de l'animal était encore bien présente. Pour pouvoir la ramener dans mes bagages et la conserver (je l'ai toujours), j'ai dû la faire tremper deux jours complets dans une bassine d'eau de Javel, et la racler au couteau.

A Dakar, la capitale, les habitations n'ont rien à voir avec celles de la brousse. Ici, c'est une succession d'immeubles en béton. Comme toutes les grandes villes du monde. De là, je prends un bateau pour l'île de Gorée, inscrite au patrimoine mondial de l'UNESCO. Gorée est tristement réputée pour avoir été l'un des principaux ports négriers de la côte africaine, servant au commerce des esclaves.

Sur place, je visite *La Maison des esclaves*. Véritable musée à ciel ouvert témoignant du pire de ce dont l'Humain est capable, j'y découvre successivement la chambre de pesage, la cellule des femmes, celle des enfants, et enfin celle des hommes.

Les familles étaient séparées et les esclaves étaient ensuite entassés à même le sol durant des semaines, dans des conditions d'insalubrité dramatiques. Puis viennent la cellule des récalcitrants, située sous l'escalier et dans laquelle le plafond est si bas qu'il n'est pas possible de se tenir debout, et enfin celle des jeunes filles... destinées à assouvir les « besoins » des colons.

Pour terminer, je m'approche d'une grande ouverture dans le mur. Il s'agit de la *Porte du voyage sans retour*. C'est de là que les esclaves étaient embarqués sur les bateaux qui les emmenaient dans les colonies aux Etats-Unis, au Brésil ou aux Antilles, pour autant qu'ils survivent à la traversée. A l'étage, l'ancienne salle des maîtres expose aujourd'hui une importante collection d'armes, de chaînes et autres entraves.

Je ressors de ce lieu bouleversée. La visite m'a donné la chair de poule. La confrontation avec tant de cruauté à fait naître en moi un profond malaise. Ma conscience s'est éveillée face à l'injustice et aux souffrances endurées par tant d'hommes, de femmes et d'enfants, au seul motif de la couleur de leur peau.

Comme cela avait été le cas lorsque j'avais été confrontée à la pauvreté des bidonvilles au Costa Rica, je viens de prendre une claque. Une claque d'humanité, de compassion, de tolérance. J'ai, bien entendu, étudié l'histoire de l'esclavage à l'école. Mais là, sur l'île de Gorée, à *La Maison des esclaves*, c'est concret. Terriblement concret. Encore une fois, il existe une grande différence entre le fait de savoir que cela a existé, d'en lire les récits, d'en voir des séances de cinéma dans un film et le fait de le voir de ses propres yeux. Il me faudra plusieurs jours pour me remettre de cette visite.

L'authenticité de *La Maison* et l'importance qu'a réellement joué l'île de Gorée dans la traite des esclaves sont aujourd'hui discutées. Pourtant, quels que soient les événements qui s'y sont, ou non, déroulés, la traite négrière, elle, a bien existé, malheureusement. Et à mon sens, c'est cela qu'il faut retenir, afin que l'histoire ne se répète jamais, et que les générations à venir soient davantage sensibilisées à la justice et à la solidarité.

Je termine la journée avec un détour par le *Monument de la Renaissance africaine*, une statue surplombant la ville de Dakar depuis une colline. Faite de bronze et de cuivre, elle a été inaugurée en 2010. D'une hauteur de plus de 50 mètres, elle représente un homme sortant des entrailles de la Terre, tenant d'un bras sa femme par la taille et de l'autre son enfant sur l'épaule. L'édifice aurait coûté plus de 20 millions d'euros et est sujet à de nombreuses controverses à travers le pays, principalement pour son montant exorbitant. L'idée était de symboliser « l'ouverture du continent au reste du monde ». Assez paradoxal lorsque l'on sait que la statue a été construite par la Corée du Nord.

Le soir, de retour dans mes quartiers, je profite d'une longue promenade sur la plage, avant d'admirer l'un des plus beaux couchés de soleil qu'il m'ait été offert de voir. L'air est doux, le sable encore chaud de la journée, et surtout, je suis seule. Magnifiquement seule. Il n'y a que moi et l'océan. Pour la première fois depuis très longtemps, j'apprécie le silence de ma propre compagnie.

Si je devais résumer le Sénégal en une seule anecdote, ce serait celle-ci. Un jour, j'attendais qu'on vienne me chercher pour mon excursion. Pour passer le temps, j'ai discuté avec le garde qui surveillait ma résidence. Lorsque je lui explique que mon chauffeur a déjà plus de deux heures de retard, il me répond, le plus sérieusement du monde : « *Oh tu sais… Toi, tu viens du pays qui fabrique les montres. Nous, ici, on a le temps.* »

L'expérience qui me tenait le plus à cœur, c'était la *Réserve de Bandia*. Le Sénégal n'est pas franchement le pays que je recommanderais pour effectuer un safari. Il n'y a ni félins, ni éléphants, et les animaux dans la brousse se font rares. Mais il existe une réserve naturelle privée de 3'500 hectares, dans laquelle les animaux ne sont pas tout à fait libres puisque le terrain est entièrement clôturé, mais qui n'est pas un zoo non plus. Un compromis acceptable à mes yeux pour les préserver du braconnage, tout en offrant la possibilité de les approcher.

Sur place, la visite se fait soit avec sa voiture privée, soit en 4X4, et l'accompagnement par un guide est obligatoire. J'ai ainsi eu la chance d'y observer des gazelles, des zèbres, des autruches, des buffles, des antilopes, des impalas, des crocodiles, des phacochères, plusieurs espèces de singes de petite taille, et de nombreux oiseaux. En suivant les directives de mon guide, j'ai également eu la chance d'approcher, en gardant une distance de sécurité suffisante, un rhinocéros et plusieurs girafes.

Des hyènes étaient également présentes à la sortie, mais comme elles étaient enfermées dans un enclos minuscule, j'ai refusé de m'en approcher, pour ne pas cautionner ces agissements. Je comprends bien que le parc est trop petit pour les laisser évoluer en liberté, mais dans ce cas, pourquoi ne pas renoncer à en avoir ? Je reste convaincue que le pouvoir est entre nos mains, et que s'il n'y a plus de demande, il n'y aura plus d'offre de ce genre. En tout cas, à mon petit niveau, j'ai montré ma désapprobation.

Fait amusant, à la boutique de souvenirs, lorsque j'ai voulu glisser une carte postale dans la boîte de la poste, cette dernière m'a semblé étrangement familière. Sur le coup, je n'y ai pas pris garde. Il m'a fallu repasser devant plusieurs fois avant de réaliser qu'il s'agissait d'une boîte postale suisse ! En plein milieu de l'Afrique. J'ai trouvé cela amusant et je me suis permise de la prendre en photo, certaine que personne ne me croirait à mon retour sans preuve formelle.

Petite, j'avais souvent entendu parler de la Mer morte, dans laquelle il est possible de flotter sans effort grâce à sa salinité extrêmement élevée. Aussi, lorsqu'avant mon départ de Genève, j'avais entendu parler du Lac Rose, au Sénégal, (Lac Retba de son vrai nom), dont la concentration en sel y est encore plus élevée, j'avais placé ce lieu sur la liste des visites que je souhaitais effectuer

Le Lac Rose tient son nom de la couleur rose intenses de ses eaux, due à la présence de bactéries ou micro-organismes qui y vivent. C'est également l'ancienne arrivée du rallye Paris-Dakar.

Le sel du lac fait l'objet d'une importante exploitation. J'ai été surprise de découvrir que le ramassage se fait entièrement à la main, par des hommes debout dans l'eau jusqu'à la taille, sans aucun équipement de protection. Ils ont la peau totalement rongée par la corrosivité des eaux et respirent de la poussière salée, jour après jour sans que personne ne s'en inquiète. Et pour qui ? Pour les Français de métropole, qui utiliseront ce même sel sur les routes, lors des épisodes de déneigement et de gel.

Voilà. J'y étais, encore. Face à la réalité de ce monde. Qu'importe si des hommes souffraient et contractaient des maladies, s'ils trimaient du matin au soir dans des conditions inimaginables. Tant que la marchandise était livrée en temps et en heure, à un prix défiant toute concurrence.

Notre « confort » justifie-t-il tout cela ? Et puis, il me vient une autre question : Si le consommateur avait connaissance des conditions d'extraction et de la précarité des travailleurs, comment réagirait-il ? Fermerait-il les yeux pour continuer à se fournir en matière première à prix réduit ? Ou bien accepterait-il de payer quelques centimes de plus par kilo, afin de garantir une vie décente aux ouvriers ? Finalement, le méchant de l'histoire, ne serait-ce pas le grossiste qui sert d'intermédiaire en se gardant bien de dévoiler la vérité ? Et les gouvernements dans tout cela ? Ignorent-ils réellement la provenance du sel qu'ils achètent ? Ici aussi, je prends conscience des conséquences de nos actes.

Le lac, lui, est encore plus beau que ce que j'avais pu imaginer. L'eau est rose-orangée. A l'endroit aménagé en parking pour les touristes, se dressent quelques échoppes à souvenir. Je suis amusée par les pancartes. En voici deux qui m'ont marquée, retranscrites telles que je les ai lues (et sans correction orthographique).

Bienvenue chez Alain de Montpellier, La région Languedoc Roussillon, non collant et très sympa. Case n°40

Bienvenue chez Picasso Sénégal, Fans Youssou N°Dour n°1, qui écrase les prix moins cher que gratuit. J'écoute RFM et je regarde TFM. Bravo You

Quelques centaines de mètres plus loin, une plage de galets permet d'accéder au lac pour se baigner. Un peu sceptique, j'avance prudemment. J'ai de la peine à concevoir que l'on puisse « flotter » dans l'eau. Et pourtant. Me voici à présent couchée comme dans un transat, sans fournir le moindre effort. Pire, lorsque j'essaie de plonger une jambe ou un bras dans l'eau, je me fais immédiatement ramener à la surface. Même chose lorsque je tente quelques brasses.

En sortant de l'eau, je me dirige vers le tuyau d'arrosage mis à disposition pour me rincer. Car si personne ne s'inquiète pour les ramasseurs de sel, il ne faudrait pas que les touristes aient la peau brûlée. Sur place, une autre pancarte attire mon attention : *Interdit de la polluer, l'eau est potable*. Je crois que tout est dit dans cette simple phrase.

Un fait que j'ai beaucoup apprécié au Sénégal, c'est la facilité avec laquelle les religions coexistent. J'en veux pour exemple le fait qu'il n'est pas rare de voir une église construite juste à côté d'une mosquée. C'est suffisamment rare pour être souligné. Dans le pays, 94% de la population est musulmane. Les chrétiens ne représentent que 5%. Le pourcent restant est constitué de croyances traditionnelles.

Si je parle de tous ces moments forts et riches en rencontres humaines que j'ai pu vivre au Sénégal, c'est parce que ce sont de ceux-ci dont j'ai envie de me souvenir. Mais il y en a eu de beaucoup moins agréables à vivre, qui m'ont parfois heurtée.

Lorsque je visitais des villages de brousse, il était de coutume, mais non-obligatoire, d'apporter un présent pour les familles qui nous recevaient, que nous laissions dans une case à la sortie. Une manière de les remercier pour leur hospitalité, et de contribuer à leurs besoins quotidiens. Lors d'une de ces visites, le chef du village a réuni tous les touristes présents (un groupe d'une dizaine de Français et moi), dans la cour et a exigé (je n'exagère pas) que nous présentions nos cadeaux devant tout le monde. Nous étions tous un peu mal à l'aise mais notre guide a insisté pour que nous nous exécutions. Certains ont alors sorti des cahiers d'école, des stylos et des crayons à papier. D'autres ont déposés des sacs de riz et des savons. Pour ma part, j'avais emporté quelques vêtements pour les jeunes enfants. Visiblement peu satisfait de sa « collecte », le chef s'est alors exclamé « C'est tout ? Personne d'autre ? » avec une certaine irritation dans la voix, avant de se permettre d'insister pour récupérer les éventuels médicaments contenus dans nos sacs, mettant tout le monde très mal à l'aise.

Sur les nombreuses visites que j'ai effectuées, cet épisode malheureux a été le seul, fort heureusement. Mais il m'a montré l'envers du décor, celui créé par le tourisme de masse grandissant et les visiteurs bien intentionnés qui ont mal habitué la population. Je ne serais pas surprise, si je devais y retourner dans quelques années, que l'entrée du village soit devenue payante, transformée en attraction et ayant perdu toute son authenticité. Pour ne donner qu'un seul exemple, dans un autre village de brousse, j'ai pu lire la pancarte « *L'école de football vous souhaite la bienvenue. Votre soutien matériel ou financier est vivement souhaité. Merci.* »

Une expérience qui m'a particulièrement interpellée (et pas de manière positive) fut la visite d'un marché local (*visite pour laquelle j'ai dû me faire accompagner d'un guide sénégalais, pour des raisons de sécurité*). Les étals sont séparés en trois parties distinctes : les animaux vivants, les objets du quotidien et la partie alimentaire.

La section réservée à la vente d'animaux vivants m'a choquée. Je n'ai pas peur d'utiliser ce mot. Avec ma vision d'Européenne, de Suissesse ayant grandi dans un environnement respectueux des animaux, j'ai beaucoup de peine à supporter la manière dont sont traitées ces pauvres bêtes, au regard suppliant et aux côtes apparentes de maigreur. Des dizaines de chèvres, de bœufs et de chevaux sont attachés, en plein soleil, avec une corde autour du cou. Abandonnés à leur triste sort, sans la moindre considération. J'ai choisi de quitter les grands circuits touristiques et d'aller voir à l'intérieur des terres ce qui s'y passe, mais là, s'en est trop pour moi. Je ne suis pas prête à encaisser « ça ». Je fais demi-tour, direction les marchands de vêtements, de radios FM et de fruits et légumes.

De grandes couvertures posées à même le sol, sur lesquelles sont disposées, pour ne pas dire entassées, des centaines de paires de sandales ici, des bassines remplies de céréales là, parfois des sacs de riz de 20 kg chacun. Étonnamment, si le bétail est vendu exclusivement par des hommes, pour les articles de consommation courante, ce ne sont presque que des femmes, toutes vêtues de tenues riches en couleur, qui tiennent les stands.

Un peu plus loin, je découvre la partie réservée aux vêtements. Beaucoup sont d'occasion. Mon guide m'explique qu'il s'agit de vêtements de seconde main, envoyés par les organisations de collecte en Europe, et qu'ils sont ensuite revendus ici à la population. Nous revenons à la partie alimentaire et je découvre des parterres composés de noix de coco, de manioc, de citrons, de fleurs séchées, de baies inconnues ...

Soudain, mon guide me saisit fermement par le bras, se colle derrière moi et m'intime l'ordre d'avancer, vite et droit devant moi, sans poser de questions. Au ton de sa voix, je sens une certaine inquiétude et m'exécute, pas vraiment rassurée. Nous nous frayons ainsi un chemin dans la foule sur plusieurs centaines de mètres jusqu'à nous retrouver à l'écart de l'agitation. Il m'explique alors que les esprits étaient en train de s'échauffer parmi les commerçants, qui n'appréciaient pas qu'une Européenne vienne faire du tourisme chez eux.

Un peu plus loin, mon regard se pose sur des matelas fabriqués à l'aide de vieux sacs de riz et fourrés avec de la paille, puis sur des transistors des années 80. Nous poursuivons et arrivons à la fin du marché, lorsque je découvre ce que mon guide avait presque réussi à me cacher : les stands de « boucherie ». Je pense que le terme boucherie prend tout son sens ici. Des animaux dépouillés de leur peau, grossièrement coupés en 2 ou en 4 et suspendus, tel quel, à un crochet métallique en plein soleil. Je t'épargnerai le détail des organes sanguinolents et des nuages de mouches tout autour.

Je crois que c'est cette vision qui m'a, pour la première fois, fait réellement prendre conscience d'où provenait la viande que je mangeais. Quoi qu'il en soit, je n'ai plus pu en manger de tout le séjour et il m'a fallu plusieurs semaines à mon retour en Suisse pour en consommer à nouveau.

Je terminerai ce récit sénégalais en parlant des très (trop) nombreuses décharges sauvages que j'ai été amenée à croiser tout au long de la route. Si un système de voirie et de gestion des déchets existe à Dakar, cela ne semble pas être le cas (ou son usage n'est pas entré dans les mœurs) dans les villages reculés. Un peu partout, à l'écart des habitations, des montagnes de sacs en plastique, d'emballages vides, et de poubelles en tout genre sont entassés. Là aussi, ce constat initia une prise de conscience écologique importante chez moi.

Tu auras remarqué que j'ai intitulé ce chapitre : *Sénégalement vôtre*. En voici la raison. Lorsque je discutais avec les habitants, ces derniers répondaient volontiers avec ce drôle de mot « *sénégalement* », lorsque je leur demandais comment ils allaient, lorsque je prenais congé d'eux, ou tout simplement pour souligner une chose importante dans leur récit. Bref, c'est l'équivalent du *Pura Vida* costaricien.

J'ai donc pensé qu'il était de bon ton de l'employer pour signer la carte postale que j'ai envoyée à Monsieur. Une manière de le remercier pour la valise, qui m'a été fort utile durant mon séjour... !

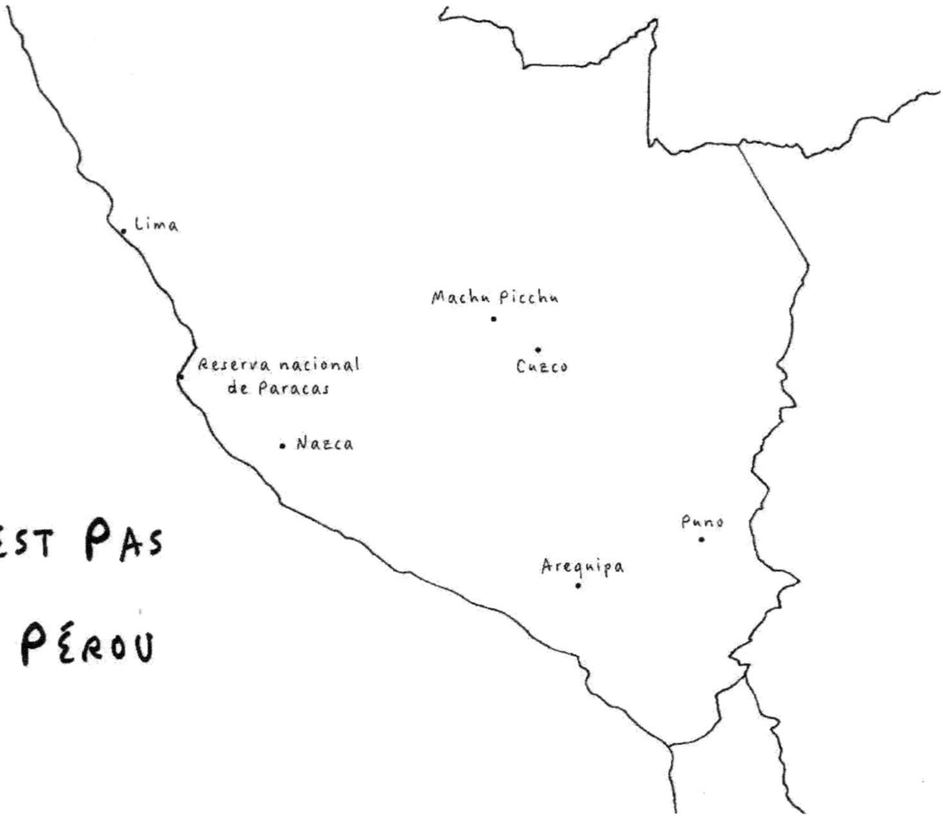

C'EST PAS LE PÉROU

JV

6

C'EST PAS LE PÉROU

Septembre 2013, me voici de retour à Lyon. Marisa, l'une de mes deux meilleures amies, m'a déposée à l'aéroport. Marisa, c'est la seule personne au monde à connaître tous les détails de ma vie sentimentale. Elle a été là à chaque étape, ne m'a jamais jugée, m'a toujours ouvert sa porte pour m'écouter, et m'a soutenue dans toutes mes décisions, même quand elles étaient foireuses (et il y en a eu un certain nombre avec les années).

Dans moins de trois heures, je m'envolerai pour Lima, la capitale du Pérou. Petite, je connaissais toutes les aventures de *Tintin* par cœur, que ce soit en BD ou en dessin animé. L'une d'elles m'avait particulièrement marquée ; celle de *Tintin et le temple du soleil*. Tout spécialement les scènes du voyage en train et sur le site du Machu Picchu.

Du Pérou, je connaissais également le lac Titikaka. Parce que lorsque nous étions enfants, avec mon frère, nous avions un jeu de société suisse (un peu comme le *Trivial Pursuit*), et l'une des questions était

« *Quel est le plus haut lac navigable du monde ?* ». Forcément, vu que le nom était rigolo, nous connaissions la réponse par cœur.

Aussi, lorsque l'occasion s'est présentée à moi (comprendre lorsque j'ai trouvé des billets d'avion à un prix abordable), je n'ai pas hésité à les réserver et j'ai préparé mon sac à dos.

Après avoir effectué quelques recherches, je comprends qu'il va être difficile de me déplacer seule à travers le Pérou, que ce soit en louant une voiture (les distances sont gigantesques) ou en transports en commun (la fréquence et la fiabilité des bus locaux ne sont pas les mêmes que chez nous). Si j'avais eu plusieurs mois devant moi pour effectuer ce voyage, les choses auraient été différentes, mais là, je n'ai que deux semaines de vacances.

Parcourir l'Amérique du Sud comme un(e) globetrotteur(euse), ça demande du temps, que je n'ai pas. D'autant que durant l'été qui vient de s'écouler, j'ai contacté une association humanitaire qui cherche des bénévoles pour enseigner dans leur école au Sénégal, et que j'ai signé pour y partir six mois, au printemps prochain. Ne reste plus qu'à m'organiser avec mon chef et les ressources humaines de mon travail. J'ai la possibilité de prendre une année sabbatique avec la garantie de retrouver mon poste en rentrant et je compte bien l'utiliser.

J'opte pour un voyage semi-organisé. Le concept, c'est de rejoindre un groupe de voyageurs, de bénéficier de leur autobus et de leurs réservations de logement, mais d'être libre comme l'air la journée (et pouvoir éventuellement quitter tout ce petit monde en cours de route si l'envie m'en prend). Ainsi, je m'assure une chambre où dormir en sécurité tous les soirs et un moyen de transport, sans me soucier de la fatigue due à la conduite ou d'un éventuel accident dans un lieu reculé. Une bonne partie du trajet que j'ai planifié passe pas la Panaméricaine et j'ai déjà pu tester l'état de sa chaussée au Costa Rica.

Point bonus : j'aurai même de la compagnie pour discuter si j'en ai envie. Après tout, ce n'est que mon deuxième voyage seule, et j'ai encore beaucoup de choses à apprendre sur moi-même. *Vais-je supporter la solitude ? N'aurai-je pas le mal du pays ? Comment réagirais-je si j'avais un problème, aussi loin de chez moi avec un océan à traverser pour rentrer ?* A toi qui lis ces lignes, je vais te donner un indice : toutes ces questions trouveront leurs réponses au Pérou !

Pour cette aventure, j'ai réduit le volume de mes effets personnels au strict minimum. Une paire de chaussures de marche, une paire de tongues, deux pantalons, deux débardeurs, deux t-shirts, deux pulls chauds, une veste chaude, une écharpe, un pyjama, des sous-vêtements pour trois jours, une trousse de toilettes, une trousse de pharmacie, mon appareil photo, deux livres pour m'occuper durant les longues heures de route... Et c'est tout. Il fallait que mon bagage tienne intégralement dans mon sac à dos, afin d'être la plus mobile possible.

Mon paquetage terminé, je me suis attelée à collecter un maximum de vêtements de seconde main en postant un message à l'attention de mes ami(e)s sur les réseaux sociaux. L'objectif est de les distribuer sur place dans les villages reculés ayant peu de contact avec les touristes, afin d'aider les familles les plus démunies. Ma collecte a eu un succès tel que j'ai dû trier les dons et en entreposer une partie dans ma cave, dans l'attente du prochain voyage. J'ai même réussi à récupérer une vieille valisée cassée, que j'ai fait tenir avec du scotch toilé gris de réparation universel.

Après un trajet de 16 heures, dont une escale à Paris, j'ai atterri à Lima, avec dans mon sac à dos et ma vieille valise jaune rafistolée, contenant 23 kg de vêtements à donner, principalement pour les enfants. Si mon projet est louable d'un point de vue « européen », les douaniers, eux, ont une approche bien différente en m'apercevant.

Visiblement, le fait que je voyage seule, avec une valise en piteux état et un look proche du hippie (après autant d'heures de vol, je te garantis que la douche n'est plus une option mais une nécessité) leur a plutôt donné l'impression que je participais à des activités illicites. Mes affaires sont passées à la truffe fine (à défaut de peigne fin) par leur chien détecteur de drogue de la brigade cynophile des garde-frontières.

Je raconte aujourd'hui cet épisode sur le ton de l'humour, mais je dois avouer que sur le moment, je n'en menais pas large. Mille scénarii se sont bousculés dans ma tête durant les 10 minutes qu'a duré la vérification. *Et si un employé de l'aéroport avait choisi ma valise pour y déposer un colis qu'une autre personne était censée récupérer ? Après tout, les narcotrafiquants sont partout, pas seulement en Colombie... Comment pourrais-je prouver qu'il ne m'appartenait pas ? Et si le chien détectait une trace infime de drogue ? Et s'ils m'emmenaient en prison ? Comment ferais-je pour prévenir mes parents ? Qui viendrait m'aider à m'innocenter ? Combien de temps faudrait-il pour que l'un de mes proches s'inquiète de ne pas avoir de mes nouvelles ? Combien de temps faudrait-il pour que l'on me retrouve ? Quelles sont les lois d'extradition entre le Pérou et la Suisse ? Comment faire pour contacter mon ambassade si nécessaire ?*

Par bonheur, tout s'est bien terminé et les douaniers m'ont rapidement rendu mon passeport en me souhaitant un bon séjour dans leur pays. J'ai récupéré mon précieux sésame et me suis dépêchée de quitter la zone internationale sans demander mon reste.

Toutefois, cette histoire m'a servi de leçon et depuis, à chaque enregistrement de bagages en soute, je demande (parfois je dois insister, mais c'est un droit que n'importe quel passager peut faire appliquer) à faire inscrire le poids « au gramme près » de chaque valise, sur mon reçu. Ainsi, je m'évite bien des complications futures.

Et accessoirement, je gagne du temps au guichet des litiges lorsque des employés peu scrupuleux se sont servis durant le transfert (ça m'est malheureusement arrivé plusieurs fois de constater que des vêtements ou des articles de toilette avaient disparu).

J'ai souvent remarqué que les aéroports proposaient de faire emballer les bagages dans de gigantesques feuilles de cellophane. L'idée est séduisante, mais n'est, à mon sens, pas un gage de sécuriste pour autant. Si le procédé complique les vols par opportunité lors du transit des bagages, il n'empêche pas l'insertion de drogue (ou tout autre matière illégale), ni d'armes à feu pour autant. Il est évident que dans ce genre de situation, l'organisation criminelle aux commandes prendra soin de faire réemballer le bagage si nécessaire, ou expliquera que le plastique s'est déchiré durant le transport.

En outre, j'emporte maintenant avec moi une feuille sur laquelle j'inscris, avant le départ, les coordonnées de l'ambassade Suisse de ma destination ainsi que celles de ma protection juridique et, surtout, je garde cette feuille sur moi, et non dans mon passeport.

Une fois passée la porte des arrivées, je découvre ma guide pour le séjour, qui m'attend déjà depuis quelques minutes, en compagnie de mes nouveaux compagnons d'aventure. Tout ce petit monde, ayant assisté au spectacle qui vient de se dérouler, s'empresse de prendre de mes nouvelles. *Sympa les gars mais… Vous étiez où quand j'avais besoin de vous ?*

Après une grosse heure de route, me voici installée dans un motel du district de Miraflores. Ma chambre est spartiate, mais elle fera très bien l'affaire. Elle est idéalement située dans un quartier populaire, ce qui me permettra de m'imprégner de l'ambiance de la ville. Pour mon premier repas péruvien, je choisis un restaurant sur le front de mer avec vue sur l'océan Pacifique, et commande une *Pilsen Callao* (bière péruvienne) et un *Ceviche* (spécialité locale composée de poisson cru, mariné dans du jus de citron). Un régal.

Sur le chemin du retour, je passe devant une supérette et en profite pour acheter quelques friandises. Je découvre le chocolat *Sublime*, à base de chocolat au lait et de cacahouètes. Ce produit est fabriqué par *Nestlé* (marque suisse) et pourtant, je n'en ai jamais retrouvé ailleurs. Pour la petite histoire, j'ai tellement adoré ce produit que j'en ai ramené au moins un kilo dans mon sac au retour. Ce soir-là, j'ai aussi découvert *l'Inca Kola*. Si tu n'en as jamais bu, cette boisson ne ressemble à rien de ce que l'on connait chez nous. C'est jaune, gazeux et ça a plus ou moins le goût d'un chewing-gum *Malabar* que l'on aurait laissé infuser dans du sirop pour la toux. Assez écœurant à la première gorgée, mais (presque) bon, à la troisième bouteille. Pour terminer en beauté ce menu diététique et équilibré, j'achète encore quelques paquets de chips de banane. Cela fait si longtemps que je n'en ai plus mangé (depuis mon voyage aux Seychelles en 2011).

Le lendemain matin, aux premières lueurs du jour, je suis surprise de découvrir d'importants cercles jaunes peints sur le sol, en plein milieu de la chaussée, avec la lettre S inscrite au centre. J'apprends plus tard qu'il s'agit de lieux de rassemblement sécurisés en cas de tremblement de terre. *Ah parce qu'il y en a souvent dans la région ?* On m'invite alors à visiter la page *Wikipédia* dédiée aux séismes péruviens et je comprends très vite l'utilité, que dis-je, la nécessité, de ces cercles. Car *Oui*, le Pérou est situé dans une zone à forte activité sismique.

Mon petit-déjeuner avalé (et un *Inca Kola* en poche) je pars visiter la ville à pied. Je commence par le Parque del Amor. Ce parc, qui longe la falaise de l'océan, est essentiellement connu pour sa statue *El Beso*, un homme et une femme couchés, chacun dans un sens, s'embrassant passionnément, et pour son mur de mosaïques sur lesquelles sont inscrites de nombreuses citations sur le thème de l'amour. Ce lieu me fait penser au parc dessiné par Gaudi, à Barcelone.

Parmi les inscriptions présentes, certaines attirent d'avantage mon regard. *Tu de este lado y yo del oltro como dos remos.* (Toi de ton côté et moi de l'autre, comme deux rames). Je comprends que ce voyage sera également un voyage intérieur. *Comme deux rames.* C'était exactement ce qui avait manqué dans mon couple, dans mon mariage. Cette complémentarité, ce soutien mutuel, cet équilibre où chacun vient apporter son aide à l'autre, pour avancer, ensemble, dans la même direction. J'avais d'ailleurs utilisé cette expression imagée, quelques mois plus tôt, pour exprimer mon sentiment de solitude et d'absence de soutien. J'avais l'impression d'être la seule à « ramer ». Plus loin, *Pero el tiempo del amor...* (Mais le temps de l'amour...)

Un peu plus tard, je rejoins mon groupe pour une visite guidée de Lima. Grâce aux explications de la guide, je découvre un métier surprenant. L'arrivée des téléphones portables et de la technologie ayant rendu les cabines téléphoniques obsolètes, ces dernières ont été désaffectées et supprimées par la municipalité. Du coup, les personnes aux revenus modestes qui n'ont pas les moyens de s'acheter un appareil cellulaire ou celles qui sont à court de batterie font appel à des gens qui, eux, ont un appareil en état de fonctionner. En échange d'une somme convenue à l'avance, les « clients » peuvent ainsi passer un appel, en pleine rue. Et pour éviter qu'un utilisateur ne parte en courant avec l'appareil, ce dernier est relié à une chaine en métal, que tient fermement son propriétaire. Je suis fascinée et admirative devant l'ingéniosité de ces gens, pour gagner quelques *Sols* (la monnaie péruvienne).

Nous visitons le quartier de Miraflores, à pied et en détail. Je ne l'ai encore jamais dit à ma Maman, et elle le découvrira en lisant ce livre (pardon Maman), mais cet arrondissement est tristement célèbre pour être celui où, en 1992, deux voitures piégées par le groupe terroriste péruvien *Sentier Lumineux* ont explosé. La guide nous explique le déroulement des événements. La leçon d'histoire se termine par les prouesses de la police péruvienne pour réussir à remonter jusqu'au cerveau de l'organisation terroriste, en fouillant sans relâche durant des semaines les poubelles devant une maison abandonnée.

Puis, nous nous rendons au Ponte dos Suspiros (Pont des soupirs) dans le district de Barranco, avant de visiter la Plaza Mayor, place emblématique et centrale de la ville de Lima. Et nous poursuivons avec la cathédrale, le palais du gouvernement, la basilique San Francisco de Asis.

Partout où je pose les yeux dans cette ville, ce qui me marque le plus, c'est ce mélange homogène entre les époques. Dans la même rue, je peux observer un cireur de chaussures assis à même le sol sur un morceau de carton, et un groupe de jeunes scotchés sur leur téléphone portable. Au même feu rouge, attendent, côte à côte, un triporteur, une voiture des années 80 toute cabossée et une voiture ultramoderne flambant neuve. J'ai même vu des vendeurs de rue improvisés proposer de la purée de maïs emballée dans une feuille de bananier, à 50 mètres de l'entrée d'un fastfood.

Nous terminons notre visite par le musée national d'archéologie. Les pièces qui y sont exposées me donnent l'impression d'avoir plongé dans un manuel scolaire d'histoire. Quelle chance de pouvoir admirer ces poteries, sculptures et bijoux de mes propres yeux. Le circuit se termine devant une maquette du site du Machu Picchu. C'est beaucoup plus grand que ce que j'imaginais. J'ai déjà hâte d'y être pour de vrai.

Je découvre également que mon espagnol, appris sur le tas durant mes voyages en Andalousie et au Costa Rica, n'est pas si mauvais. Il faut peut-être que je le précise pour ceux qui ne vivent pas en Suisse. Dans les écoles genevoises on apprend, en plus du français, l'allemand et l'anglais. Si l'on désire apprendre une langue supplémentaire, c'est le latin. L'espagnol ne fait partie du programme scolaire qu'à partir de l'enseignement post-obligatoire, tout comme l'italien (option que j'avais privilégiée).

Ce soir-là, épuisée de ma journée à arpenter la ville, je m'offre un burrito que je mange au bord de l'océan, puis je rentre me coucher de bonne heure car demain matin, nous prenons la route pour le début de notre aventure.

Je monte dans le bus privé, qui sera mon seul moyen de locomotion pour les deux semaines à venir, alors que le soleil n'a pas encore pointé le bout de son nez. Comme je suis seule, je profite de deux sièges rien que pour moi. Je m'installe côté fenêtre, pour profiter de la vue, et pose mon sac à dos sur celui côté couloir, pour garder un œil sur mes affaires puisque tout ce que je possède pour ce séjour s'y trouve.

Et puisque je raconte tout dans ce livre, Maman, le bus avait déjà 619'548 kilomètres au compteur lorsque je suis montée dedans pour la première fois (j'ai encore la photo si tu veux vérifier). Du coup, je n'ai pas osé demander quand est-ce que les plaquettes de freins avaient été changées pour la dernière fois. Mais tu vois, je suis rentrée entière et tout s'est bien passé. Bisous !

A peine quelques minutes après avoir quitté la ville, nous longeons des habitations aux allures de bidonville. J'apprends qu'elles n'en ont pas seulement l'allure. Il s'agit véritablement d'un bidonville. Un « mur de la honte » a été érigé pour « protéger la ville des envahisseurs ». Mais de quels envahisseurs Lima veut-elle se protéger ? Eh bien, des habitants pauvres, qui se sont installés sur ces terres sans titre de propriété, ni système d'évacuation des eaux usées. Ces habitants qui ont construit leurs maisons de fortune eux-mêmes, et qui s'organisent en petites communautés autonomes, où il y règne, malheureusement, une délinquance grandissante. De l'autre côté du mur, vivent des gens fortunés, dans de magnifiques propriétés avec piscine. Je suis frappée par ces inégalités sociales. Comment un gouvernement peut-il cautionner de telles pratiques ? Pourquoi ne vient-il pas en aide aux plus démunis ?

Après une petite heure de route, le paysage devient désertique. C'est assez surprenant car nous longeons la côte. A ma gauche, les collines grises de pierres et de sable défilent sous mes yeux. A ma droite, les vagues de l'océan venant s'écraser contre la falaise commencent à se dessiner avec les premières lueurs du jour.

J'ai dû me laisser bercer par les secousses dues à l'état de la chaussée car lorsque j'ouvre les yeux, nous longeons des exploitations fermières. Le bus roule suffisamment lentement pour que j'aie le temps de voir comment sont traités les milliers de poules, entassées les unes contre les autres dans de minuscules enclos grillagés, directement au bord de la route. La seule protection dont elles disposent ? Un toit en tôle, qui doit à coup sûr décupler la chaleur lorsque le soleil bat son plein.

3h30 de route et 250 kilomètres plus tard, nous voici arrivés à la Réserve nationale de Paracas. C'est le point de départ pour aller visiter les célèbres îles Ballestas. Si le site est réputé pour être (très) touristique, je dois dire que ce jour-là, j'ai de la chance. Nous sommes les seuls sur place. Arriver tôt le matin était certainement le secret de cette excursions privatisée.

Les îles Ballestas, j'en ai entendu parler trois semaines environ avant mon départ. Je regarde assez peu la télévision, mais quand je l'allume c'est généralement pour visionner des reportages animaliers et de voyages. Trois semaines avant mon départ pour le Pérou, je suis tombée sur un reportage tourné sur cet archipel. Il y était expliqué comment le guano ramassé sur le sol était ensuite exporté en Europe pour en faire de l'engrais et comment cela avait permis à la région de se développer économiquement. Puis, comme toujours, les humains avaient été trop loin et avaient commencé à détruire l'écosystème. Le gouvernement avait alors pris des mesures et transformé la zone en réserve nationale. Aujourd'hui les îles Ballestas abritent une grande diversité d'oiseaux et d'otaries. Il est possible d'y accéder uniquement avec les bateaux des agences touristiques et il est interdit d'y accoster ou de nager avec les animaux. Voilà un lieu respectueux de la faune. Ça me plaît.

J'embarque sur le bateau, non sans crainte. J'ai le mal de mer et en plus, j'ai une confiance toute relative dans cette embarcation d'un autre âge. Courageuse mais pas téméraire, j'enfile un gilet de sauvetage, ce qui ne manque pas de vexer le capitaine. Qu'importe, il fera moins le malin si j'en ai besoin.

A peine nous éloignons-nous du rivage que j'entends les autres passagers s'exclamer : Oh ! Ah ! Incroyable ! Quelle splendeur ! *Heu... Vous emballez pas les gars, c'est juste un rivage...* Machinalement, je me retourne, et je le vois. El Candelabro. Un géoglyphe géant (180 mètres sur 70) en forme de chandelier. Un géoglyphe, c'est une gravure dans le sol. Comme les lignes de Nazca, dont je parlerai un peu plus loin. El Candelabro, ils en parlaient dans le reportage que j'ai regardé, mais ça m'était complètement sorti de la tête. Une surprise d'autant plus belle, qu'elle me fait oublier ma naupathie.

Sur les îles, la couche blanche de guano est bien visible. On dirait d'immenses tâches de peinture. Je suis émerveillée par les cormorans, les fous variés, les pélicans et surtout par les manchots. A ce jour, et avec tous les voyages que j'ai entrepris depuis, Ballestas reste le seul endroit où j'ai réussi à voir des manchots en liberté (jamais de pingouins). Si tu te demandes quelle est la différence entre les deux espèces, les manchots vivent dans l'hémisphère Sud et les pingouins dans l'hémisphère Nord. Sur mon bateau péruvien, je suis émerveillée comme une enfant. Je mitraille les oiseaux avec mon appareil photo. Je profite du spectacle. J'essaie de graver ces moments dans ma mémoire pour toujours.

Soudain, en contournant un rocher, j'aperçois les premières otaries se chauffer au soleil. J'en avais déjà vu une fois, à Kangaroo Island, en Australie, mais pas d'aussi près. Elles sont magnifiques, majestueuses même. Dans ce cadre enchanteur, j'ai une pensée émue envers la petite fille que j'étais et qui voulait devenir biologiste, pour observer les animaux sauvages. Qu'est-ce que j'aurais été heureuse si j'avais choisi ce métier.

Visiblement amusées de me voir m'agiter dans tous les sens pour mes photos, certaines otaries prennent la pose. Le capitaine du bateau, qui s'est calmé, joue le jeu en essayant de trouver l'angle parfait pour l'arrière-plan. Résultat : j'ai des photos de cette journée si belles que j'ai pu les faire agrandir et imprimer sur toile à mon retour. En retournant au port, j'ai la chance d'apercevoir un stern inca, un oiseau qui vit uniquement au Pérou et au Chili.

De retour au débarcadère, j'achète un *empanada de queso* à la jeune femme qui tient un stand de fortune sur le quai. Il est tellement bon (et j'ai tellement faim puisque je n'ai pas pris de petit déjeuner), que je retourne à deux prises lui en acheter. De toute façon, c'était ça ou les chips de banane de mon sac à dos, car il est hors de question que je mange un sandwich industriel de la boutique à touristes dans un endroit pareil.

Nous passons l'après-midi à Huacachina, une oasis construite autour d'un petit lac et entourée de dunes de sable. Certains de mes compagnons d'aventure choisissent de partir faire du quad dans le désert. Moi, je préfère profiter de la quiétude du lieu et savoureux ce moment unique. L'occasion de découvrir le restaurant le plus improbable de tout ce voyage le *Restaurant Suizo*. Quelqu'un pour manger une fondue au fromage par 45 degrés à l'ombre ? Non, personne ?

En fin de journée, nous reprenons la route en direction de Nazca. Ces lignes, situées dans le désert du même nom, sont mondialement célèbres. Elles font partie du patrimoine mondial de l'UNESCO. Enfant, j'ai fait un exposé dessus. Il s'agit de figures tracées sur le sol et représentant parfois des animaux, parfois des formes géométriques. Personne ne sait, à ce jour, comment elles ont été réalisées et encore moins comment elles ont été dessinées. Etant donné leur taille, il aurait fallu se trouver à une hauteur très importante pour avoir une vue d'ensemble.

Or, les spécialistes les dates entre l'an -200 et +600 ans de notre ère. La théorie la plus sérieuse à ce sujet voudrait qu'il s'agisse de parcours pédestres pour les processions rituelles. Les lignes auraient ainsi été façonnées avec le temps, grâce au piétinement des fidèles. Une autre théorie, moins sérieuse mais qui a le mérite de me fait rire, prétend que les lignes sont les stigmates de l'atterrissage de vaisseaux extraterrestres.

Je regarde par la fenêtre et lis un panneau amusant. *Usted esta en una carretar Concar. No tiene huecos. Esta limpia.* (Vous êtes sur une route Concar (nom de la société exploitante). Il n'y a pas de trous. C'est propre.) Voilà pour te donner une idée du reste des chaussées dans le pays. Ce jour-là, j'ai aussi traversé Santiago et San Francisco. Au Pérou.

Après deux heures de route, notre car s'arrête au bord de la route. Une tourelle a été construite pour observer les lignes. Pas de touristes, pas de boutiques, juste un parking et la tourelle. J'y monte, peu convaincue par la démarche. Et j'ai bien fait. Du haut de la plateforme, je peux voir plusieurs formes. L'une d'entre elles ressemble à un oiseau. J'y passe environ un quart d'heure, puis je redescends.

L'endroit me semble moins impressionnant que l'idée que je m'en étais faite. C'est sympa, c'est unique, mais sans plus.

Parce que le voyage, c'est aussi ça. Attendre une visite ou un lieu avec impatience et, une fois sur place, être déçu(e). Et puis, parfois, c'est découvrir un endroit qui ne paye pas de mine, presque par « accident », et être émerveillé(e) à en avoir le souffle coupé. C'est en voyageant que j'ai appris à prendre ce que la vie me donne, à vivre l'instant présent, sans me projeter dans le futur, sans « attendre » quelque chose d'une personne, d'un projet ou de l'avenir. Juste me dire que chaque événement est parfait tel qu'il se déroule, même si je n'en comprends pas la raison sur le moment.

Une fois de retour sur le parking, je me dirige vers le car, lorsque mon regard se pose sur une sorte de « falaise » dans ce sol rocailleux du désert. Il s'agit de la faille tectonique de la plaque de Nazca. Elle est associée aux plaques de l'île de Pâques et de celle des Galapagos. Une faille tectonique, ça c'est super cool. Je m'approche du bord, très près, trop près. Je sens une main qui m'agrippe et me tire énergiquement en arrière. Ma guide me sermonne tout en m'expliquant que les bords sont très instables. Après quelques négociations, elle accepte de me prendre en photos, assise les pieds dans le vide, si je promets de retourner ensuite dans le car sans faire d'histoire.

Le lendemain matin, j'ai réservé un vol en avion pour survoler les lignes et avoir une vue d'ensemble sur ces merveilles mystérieuses. Pas très écolo, mais en ce temps-là, je m'autorisais encore ce genre d'activités.

Ce que ma Maman va découvrir en lisant ce livre : Le survol des lignes de Nazca était, à cette époque, déconseillé par la majorité des gouvernements occidentaux. De nombreuses compagnies touristiques plus ou moins sérieuses se disputaient le marché et les normes de sécurité n'étaient pas toujours respectées. Les accidents étaient fréquents, et deux crashs, survenus en 2008 et 2010 avaient passablement secoué ce secteur d'activité. Il semblerait qu'aujourd'hui, le gouvernement péruvien ait « fait le ménage » et que les vols touristiques soient sûrs.

En 2013, la situation s'améliore mais n'est pas encore réglée. Du coup, la compagnie auprès de laquelle j'ai réservé mon vol me fait remplir une décharge, et me demande les coordonnées d'une personne à contacter en cas d'urgence. Rassurant, non ? J'ai donné les cordonnées de mon autre meilleure amie, Claudine.

Une nana en or, la seule à connaitre toutes mes galères de voyage. Elle aussi a toujours répondu présente lorsque je l'appelais pour une urgence depuis l'autre bout du monde, même lorsque c'était le milieu de la nuit pour elle avec le décalage horaire, et, surtout, elle n'a jamais rien répété.

Je la connais depuis que j'ai 12 ans. Nous faisions partie de la même section de jeunes sapeurs-pompiers à Genève. Nous avions des cours de natation, de gymnastique et d'instruction technique, pour découvrir le métier de pompier. J'y ai appris les gestes sanitaires de premiers secours, des nœuds de sauvetage, ai été initiée à la théorie du feu, au déploiement des tuyaux, à l'utilisation de la lance, des différents types d'extincteurs… Le clou de la formation, c'était la « maison de feu », une simulation grandeur nature, qui permettait de mettre en pratique tout ce que nous apprenions le reste de l'année. Et puis, j'y ai découvert l'esprit de camaraderie, le vrai. Car les amis que je m'y suis faits sont des amis pour la vie, que je côtoie toujours aujourd'hui.

Claudine, c'est ma personne à contacter en cas d'urgence. Celle dont le numéro est inscrit sur mes documents de voyage, et celle que j'appelle lorsque je me fais renverser (épisode à découvrir plus loin dans ce livre) ou que je viens de me faire larguer, mais aussi lorsque j'ai envie de partir en week-end entre copines ou que j'ai un super plan pour faire la fête (dans ces cas-là, on finit généralement debout sur les tables en train de danser). Je connais toute sa famille et elle connait la mienne. Bref, c'est Claudine.

Le matin venu, j'avale un petit-déjeuner en vitesse et me rends à l'aérodrome. Je suis en avance d'une bonne demi-heure et, une fois les formalités administratives terminées, on m'informe qu'il y a un peu de retard dans le planning. J'attends mon tour plus loin, au soleil. Plus d'une heure s'écoule avant que l'on vienne m'avertir que le retard se prolonge, car l'avion censé m'emmener a eu un souci technique sur le vol précédent et doit être révisé avant de pouvoir redécoller. *OK.* Je préfère attendre plutôt que de subir une panne dans les airs. Près de deux nouvelles heures s'écoulent sans que j'aie la moindre information complémentaire. Et puis, un petit homme rond et chauve s'avance dans ma direction, visiblement mal à l'aise.

Il m'explique dans un anglais très approximatif, qu'il y a trop de vent, et qu'il faudra revenir demain. *Ha ? C'est le vent qui a forcé le seul avion encore en état de voler à se poser en urgence il y a 10 minutes ?* L'homme pâlit, fait une drôle de grimace et me glisse, en chuchotant et en espagnol, que je ferais mieux de demander un remboursement et de continuer mon voyage car l'avion en question a eu un problème de moteur. *Compris ! Merci le Destin, j'ai bien reçu le message.* J'envoie un petit SMS à Claudine pour lui dire que, finalement, je renonce à ce vol. Elle me répond que c'est une décision judicieuse au vu de la situation et qu'elle est soulagée que je ne m'entête pas.

Quand je disais avant que c'est une nana géniale, c'est aussi pour ça. Lorsque je suis en voyage, elle a toujours une copie de mon passeport, de mon assurance rapatriement et de mes billets d'avions chez elle, en Suisse, ainsi que les coordonnées des ambassades à contacter si nécessaire. C'est mon joker et mon filet de sécurité.

Nous reprenons la route en fin de journée, direction Arequipa, puis Puno, au bord du lac Titikaka, à la frontière avec la Bolivie. Il nous faudra deux jours pour nous y rendre, car Puno se trouve à plus de 3'800 mètres d'altitude et le corps doit s'acclimater à ce changement (actuellement, nous sommes au bord de l'océan).

Arequipa, qui se situe à 2'300 mètres d'altitude, est la deuxième ville du pays du point de vue du nombre d'habitants. Elle est connue pour être entourée de trois volcans et avoir été construite en sillar, une roche volcanique de couleur blanche. Je n'en garde pas un souvenir mémorable. J'ai largement préféré admirer les paysages désertiques qui défilaient sous mes yeux, au fur et à mesure que nous progressions avec le car. Comme j'ai deux heures à occuper, je privilégie la visite du monastère Santa Catalina à celle des échoppes touristiques. Puis, je m'écarte légèrement du centre-ville pour admirer les alentours. Les sommets sont majestueux, celui du volcan est enneigé. Je m'approche de ce que je suis venue voir ici. Les montagnes de *Tintin*. Aurai-je la chance d'apercevoir le vol d'un condor ?

A l'heure du repas, nous avons convenu de tous nous retrouver dans un petit bistrot local et typique. C'est là-bas que j'ai goûté pour la première (et aussi la dernière) fois de ma vie, du *cuy chactado* (du cochon d'Inde rôti). Comme je l'ai déjà dit, aujourd'hui je suis végétarienne, par conviction profonde. En 2013, j'avais un autre rapport à la nourriture. Ce jour-là, l'idée de manger ce petit rongeur, spécialité populaire de la cordillère des Andes ne me pose aucun problème de conscience, puisqu'il est même considéré, dans la région, comme un met de choix. Et puis, quelle autre occasion aurai-je d'en goûter dans ma vie ? Après tout, de la viande, ça reste de la viande, non ?

Je vais être très honnête dans les quelques lignes qui vont suivre. Le cochon d'Inde, ça a le même goût que le poulet, en plus gras. En revanche, l'aspect visuel, il faut que j'en parle. Parce que je n'étais pas prête à voir arriver une assiette dans laquelle gisait (c'est le mot), au milieu d'un tas de pommes de terre frites, un cochon d'inde entier (pattes, tête avec les dents et gueule ouverte incluses).

Le *cuy* a été, je crois, ma première vraie prise de conscience sur le fait que je mangeais un animal (!). Et que l'on avait tué cet animal, juste parque ce que je trouvais « rigolo » de le manger. J'ai eu beaucoup de mal à terminer mon repas, chaque bouchée avait la saveur âcre de la culpabilité. D'autant plus que, du fait de sa taille, il n'y a que peu de chaire à manger, et qu'il faut en sucer les os, un par un. Ceci m'a offert bien plus de temps qu'il ne m'en fallait pour réaliser mon geste.

En dessert, j'ai commandé une *queso helado.* Contrairement à son nom, il ne s'agit pas d'un fromage glacé mais d'une glace, typique d'Arequipa, à la noix de coco et à la cannelle. En écrivant ces lignes, j'ai encore cette sensation de mal-être que j'avais ressentie en découvrant mon plat.

Nous terminons par un tour de la ville tous ensemble, que nous devons écourter car une manifestation de protestation vient de débuter dans les rues et au Pérou, mieux vaut s'en éloigner si l'on ne veut pas avoir de problèmes avec les autorités. Nous reprenons la route pour Puno. Il nous reste quelques heures de trajet et la nuit ne va pas tarder à tomber.

Sur le trajet, nous traversons une Zona de Vicuñas, une zone où vivent des vigognes, dans la Pampa Blanca. La vigogne, c'est un mammifère sauvage de la famille des camélidés, emblématique des hauts plateaux de la cordillère des Andes. Sa laine est utilisée par les plus grandes marques de luxe, car elle serait encore plus douce que le cachemire. Moi, le luxe, je m'en fiche. Néanmoins, avoir la chance d'observer ces camélidés en liberté, c'est une opportunité à saisir. Le chauffeur accepte de faire une pause de 30 minutes, pour que je puisse en profiter et prendre quelques photos.

Les informations qui suivent te permettront sûrement de gagner une partie de jeu de société un jour : *pampa*, ça veut dire plaine (fertile mais sans arbre), en quechua. Eh oui ! Quechua, ce n'est pas seulement une marque chez *Décathlon* ! C'est avant tout une langue parlée au Pérou.

C'est donc perdue dans la pampa, avec un volcan en toile de fond, que je fais la rencontre des vigognes, puis d'une horde de lamas. Si les premières sont très timides et peureuses, les seconds, eux, sont habitués à la présence humaine et ne semblent pas gênés par ma compagnie. J'en profite pour faire des photos en gros plan, puis quelques selfies avec un individu aux yeux bleus qui m'apprécie tout particulièrement. Je me retiens de le caresser, même si ce n'est pas l'envie qui me manque. J'ai déjà suffisamment abusé de sa tolérance, je ne veux pas contribuer à l'apprivoiser davantage.

Le jour décline rapidement, et nous terminons le trajet sous la pleine lune qui se dresse dans le ciel. Les paysages gagnent encore en magie et en beauté. J'ai l'impression d'être dans un rêve, de découvrir le monde avec mes yeux d'enfant.

Lorsque nous arrivons enfin à l'hôtel, il est déjà tard. Certains de mes camarades souffrent du mal des montagnes à cause de la raréfaction de l'oxygène. Notre guide juge leur état suffisamment grave pour faire appeler le médecin. Pour ma part, même à 3'800 mètres d'altitude, je me porte comme un charme. Nous avons droit à un petit topo sur l'attitude à adopter durant les deux prochains jours, pour nous acclimater. En gros, ne pas faire d'effort inutile, ne pas courir, se coucher tôt, fumer moins... Ouais, m'enfin, elle est bien sympa, seulement moi, j'ai 27 ans et je viens de Suisse, alors la montagne, je connais. En plus, j'ai acheté du maté de coca (une infusion de feuilles de coca, la plante qui sert à fabriquer la cocaïne) que je consomme depuis plusieurs jours déjà. Parce que j'ai fait mes devoirs et que je sais que la coca, c'est la solution miracle contre le mal des montagnes, puisqu'elle augmente l'absorption de l'oxygène dans le sang.

Je monte dans la chambre y déposer mes affaires, prends une douche chaude et ressors dans la ville pour acheter à manger. Il est vrai que le Département fédéral des affaires étrangères suisse déconseille de sortir la nuit venue dans la ville de Puno (tout comme à Lima, Arequipa et Cuzco d'ailleurs), à plus forte raison encore pour une femme seule. J'ai peut-être eu énormément de chance, ou alors est-ce dû à cette intuition dont je parlais au début du livre, qui me permet de savoir ce que je peux faire, et ce que je ne peux pas, de « juger » une situation et d'en évaluer les risques. Toujours est-il que ce soir-là, la seule chose qui m'a surprise dehors, c'est la température. Je m'attendais à avoir froid, mais pas à ce point. N'ayant pas emporté de bonnet, j'ai dû enrouler mon écharpe autour de la tête pour ne pas perdre une oreille sur le trajet (j'exagère à peine).

Je fume une cigarette sur le pas de porte. Comme mon souffle semble intact, je tente un petit aller-retour au pas de course dans la ruelle. Toujours pas de changement notable de mon état de santé. Parfait. Je peux donc partir me promener l'esprit tranquille.

La ville, plongée dans la nuit, déserte. Les premières personnes que je rencontre sont deux enfants, âgés d'environ 8 à 10 ans. Ils sont occupés à fouiller dans une poubelle à la recherche de nourriture. Aucun adulte ne les surveille, ni de près, ni de loin.

Comme je ne veux pas les apeurer, je m'approche lentement d'eux, en utilisant le maigre vocabulaire espagnol que je maitrise. J'arrive à leur faire comprendre que je ne suis pas dangereuse, que je veux seulement les aider. Le garçon m'explique qu'avec sa sœur, ils cherchent juste de quoi manger pour ce soir et qu'ils ne veulent pas de problème. J'essaie de les convaincre de me suivre pour que je puisse leur offrir un repas chaud et, éventuellement, un toit pour la nuit. Ils refusent er commencent à reculer. Je comprends qu'ils se méfient de moi et ne veux pas qu'ils repartent les mains et l'estomac vides. Je m'agenouille sur le sol pour leur signifier qu'ils n'ont rien à craindre et fouille mes poches, à la recherche d'argent liquide.

Dans la mesure où la ville n'est pas réputée pour sa sécurité, j'ai préféré laisser mon porte-monnaie à l'hôtel et ne suis sortie qu'avec de quoi m'acheter à manger pour ce soir, mon téléphone et une photocopie de mon passeport. Maintenant, je regrette de ne pas avoir pris un ou deux billets de plus.

Et puis, d'un coup, je me souviens que j'avais glissé, à Lima, un billet dans la fourre de protection de mon téléphone « au cas où ». Je réunis tout ce que je possède et tends ma main en direction du garçon. Ses yeux s'écarquillent. D'un geste rapide, il essuie la goutte qui pend à son nez à cause du froid depuis le début de notre conversation, renifle un grand coup, se tourne vers sa sœur avec un sourire dessiné d'une oreille à l'autre et s'approche de moi d'un pas hésitant.

Arrivé à ma hauteur, il plonge ses yeux dans les miens, comme pour s'assurer une dernière fois que ce n'est pas un piège, puis, tend le bras vers moi. Il plonge fébrilement sa main dans sa poche pour y ranger son précieux trésor, et les voilà qui s'en vont tous les deux d'un pas pressé. Au moment de tourner à l'angle de la rue, il me lance un dernier regard par-dessus son épaule.

Sept ans plus tard, je n'ai toujours pas oublié ces enfants. En Europe, j'ai l'habitude de voir des enfants faire la manche devant les supermarchés, avec leurs parents. Bien souvent, malheureusement, ils font partie d'un vaste réseau de bande organisée. Ce soir-là, c'était différent. Ces enfants fouillaient réellement la poubelle, convaincus d'êtres seuls dans la rue et je les ai vus avaler les restes de nourriture qu'ils y ont trouvé. J'aurais voulu faire tellement plus pour eux. J'aurais voulu qu'ils mangent à leur faim, qu'ils dorment dans un vrai lit, qu'ils puissent prendre une douche, et surtout, j'aurais voulu pouvoir les mettre en sécurité.

Mon geste n'aura pas de portée à long terme. Il leur a, au mieux, permis de survivre durant deux jours. Moi, la touriste blanche, blonde, européenne, qui vit en Suisse, et qui vient dépenser mon argent dans leur village, juste pour voir un lac, parce qu'il s'appelle Titikaka et qu'il est connu dans le monde entier. Ce soir, je dormirai dans un lit avec deux duvets, dans une chambre chauffée par un gros radiateur, en ayant mangé à ma faim. Encore une fois, l'injustice et les inégalités sociales me frappent de plein fouet. Ma conscience se réveille petit à petit.

Le lendemain soir, je suis retournée dans cette ruelle, à la même heure, et j'ai attendu un long moment, mais les enfants ne sont jamais revenus. J'ai déposé, en évidence sur le banc de la ruelle, le sac que j'avais prévu pour eux, avec quelques vêtements et de la nourriture, et un petit mot que j'avais pris soin de rédigé en espagnol. Au matin, lorsque je suis repassée avant mon départ, le sac n'était plus là.

Après cette rencontre, je fais le tour de la ville à pied. Je réalise très rapidement que tous les commerces sont fermés, à l'exception d'une poignée de restaurants. Aussi, je prends des photos de la place centrale, illuminée dans la nuit, puis je rentre, puisqu'il n'y a rien à faire et que je n'ai plus d'argent pour manger. Sur le chemin du retour, je prends un raccourci. J'avais repéré quelques petites ruelles à l'aller qui devraient me permettre de rejoindre mon logement plus rapidement. Il est vrai qu'elles sont étroites et mal éclairées, mais la température extérieure est largement négative et, de toute façon, il n'y a personne dans les rues.

En revanche, il y a un autre paramètre que j'avais oublié, et qui est pourtant une constante en Amérique du Sud. Les chiens errants. Là-bas, les chiens appartiennent à tout le monde et à personne à la fois. Ils ont parfois un foyer, parfois non. Et ils vivent généralement leur vie comme bon leur semble. La journée, ils sont couchés devant les habitations, ou à l'ombre d'un arbre. La nuit, ils vivent en meute. Et à ce moment-là, ils peuvent être dangereux, car ils défendent leur territoire. J'aperçois un premier chien, puis deux, puis trois, puis... Je comprends qu'il est temps pour moi de reculer lentement et de sortir de cette ruelle. Par réflexe ou par instinct de survie, alors que je marche à reculons, mon regard parcourt les façades des maisons, les gouttières et tout dispositif qui pourrait me permettre de me hisser en hauteur et donc en sécurité, si la situation devait tourner à mon désavantage.

Finalement, tout s'est bien terminé et je suis revenue sur mes pas pour regagner l'hôtel. J'ai commandé une soupe au restaurant, pris des nouvelles de ceux qui étaient malades, et suis montée me réchauffer sous la douche, avant de me glisser dans mon lit. Ce soir-là, je me suis endormie en pensant aux enfants que j'avais rencontrés et qui dormaient probablement dehors.

Je me suis réveillée aux premières lueurs du jour le lendemain, reposée et pleine d'énergie. Au buffet de l'hôtel, j'avale un petit-déjeuner copieux, de manière à tenir jusqu'au soir, car le programme de la journée est chargé. Ensuite, je remonte préparer mon sac et vais attendre le reste de mon groupe devant l'hôtel, cigarette dans une main, *Inka cola* dans l'autre.

Nous traversons la ville à pied pour nous rendre sur les rives du Lac Titikaka. La guide saisit l'occasion pour nous expliquer qu'il est dangereux de s'y promener seul une fois la nuit tombée et que, quoi qu'il arrive, il ne faut pas s'écarter des grands axes en empruntant les ruelles désertes. Je fais mine de ne pas être visée par cette remarque.

De jour, la ville est animée, colorée, bruyante, chaleureuse. Elle contraste en tout point avec ce que j'en ai vu la nuit précédente. Les femmes portent des vêtements traditionnels et tressent leurs longs cheveux noirs en nattes. Les hommes sont tous en costumes, souvent trop grands pour eux. J'ai l'impression d'évoluer dans un film historique. Nous passons près des ruelles que j'ai dû contourner hier soir, et je découvre qu'elles ne sont pas plus accueillantes de jour.

Le lac Titikaka est le plus haut lac navigable au monde. Il se situe à 3'812 mètres d'altitude et se trouve dans les Andes, à cheval entre le Pérou et la Bolivie. En venant au Pérou, je voulais voir : les lignes de Nazca, le lac Titikaka et le Machu Picchu.

De ce fait, lorsque j'ai appris que j'avais la possibilité de faire un tour en bateau sur le lac, j'ai sauté sur l'occasion. J'avais le choix entre une croisière qui durait toute la journée et m'emmenait en Bolivie, ou une autre de 3 heures, ce qui me laissait le temps pour une seconde activité l'après-midi. J'ai choisi cette deuxième option. Bien sûr que j'aurais aimé prendre le temps de visiter le lac à mon rythme, et de découvrir la Bolivie, à commencer par la ville de La Paz, de l'autre côté. J'aurais aussi voulu descendre la Ruta de la Muerte (aussi appelée la route des Yungas) en VTT et passer une journée au Salar d'Uyuni (le fameux désert de sel situé au Sud-Ouest de la Bolivie). Mais pour voir tout ce que j'aimerais dans la région, il me faudrait au moins trois mois. *Alors non, promis Maman, je n'ai pas dévalé la route de la mort en VTT, ni en 2013, ni depuis.* Je reviendrai certainement un jour pour une période beaucoup plus longue et dans des conditions de voyage m'offrant davantage de liberté.

L'excursion que je choisis m'emmène visiter Las Islas de los Uros, des îles flottantes artificielles qui servaient autrefois d'habitation au peuple Uros. Elles sont construites à partir de Totora, une plante aquatique qui pousse dans le lac et qui ressemble au roseau. Aujourd'hui, les îles ne sont plus habitées, mais elles continuent d'être entretenues pour les touristes.

Cette dernière information, je ne l'ai eue qu'en insistant auprès de la guide, qui restait très vague sur le sujet, laissant sous-entendre que les îles servaient toujours de demeures aux habitants durant la saison d'été. D'ailleurs, des acteurs, hommes, femmes et enfants, sont présents et vaquent à leurs occupations, à la manière d'une reconstitution historique.

Je suis particulièrement choquée et déçue lorsque tout ce petit monde se met en rang et entonne, dans un français impeccable, la chanson populaire « *Savez-vous planter des choux* ». Les Français assis dans le bateau avec moi sont émerveillés et applaudissent. Moi, je suis dépitée. En plus de ruiner la culture de ces gens, les badauds encouragent la dévalorisation de ce qui rend cet endroit unique. Au lieu de mettre en avant la richesse de ses traditions, le peuple Uros est en train de perdre son identité, en se conformant à ce que le touriste attend de lui. Le parallèle avec la colonisation me semble soudain flagrant.

Dans sa manière d'arriver en conquérant, avec son porte-monnaie débordant d'argent, le touriste contribue à la perte progressive des différences culturelles qui sont la richesse de notre monde. Pourquoi est-il si important qu'il se sente partout chez lui ? Le but d'un voyage n'est-il pas justement de se dépayser ? D'en apprendre plus sur les autres et sur soi-même ? De découvrir d'autres manières de vivre et de penser ? Qui sommes-nous pour imposer nos modes de vie et, surtout, pour prétendre que nos valeurs et nos traditions sont meilleures que celles des autres ? C'est peut-être mon côté suisse, ou peut-être mon côté millénial, mais moi, ce que je recherche, c'est le partage, le rapprochement par l'échange. Certainement pas une vitrine digne d'un parc d'attraction.

J'essaie de relativiser, en me disant qu'il s'agit d'un musée à ciel ouvert, et que c'est une manière comme une autre qu'a choisi le peuple Uros pour faire connaître son patrimoine. Et puis, le bateau tourne et j'aperçois, derrière une maisonnette, un amas de déchets, prêts à tomber dans l'eau. Bouteilles de soda vides, emballages de barres chocolatées et autres snacks... Une ode à la malbouffe et à la mondialisation. Quelle tristesse. Je me félicite de ne pas avoir pris l'excursion à la journée. Cette après-midi, j'irai faire une randonnée dans les montagnes alentour, j'ai grand besoin d'authenticité.

De retour à Puno, je profite que les boutiques soient ouvertes pour acheter deux authentiques bonnets péruviens en laine d'alpaga. Un pour moi et un pour ma nièce. Pour l'anecdote, ce bonnet est devenu le fameux « bonnet en poils de cul de lama » qu'elle emmène fièrement partout avec elle. Je prends également quelques souvenirs typiques pour mes parents.

Après un rapide crochet à l'hôtel pour déposer toutes mes emplettes, je reprends mon sac à dos et saute dans un car, direction le site archéologique de Sillustani, au bord du lac Umayo, à 35 kilomètres de Puno. Là-bas, je pourrai découvrir des tombes pré-incas, de la culture des Aymaras.

L'endroit est bien moins touristique que ce que j'ai vu ce matin et beaucoup plus paisible. La beauté des paysages n'est pas pour me déplaire non plus. Loin de la foule et de l'agitation, je me sens beaucoup plus à l'aise. Le lieu dégage une certaine sérénité, il n'a certainement pas été choisi comme site funéraire au hasard. Plusieurs sortent de *chullpas* (les tombeaux) sont visibles. Quelques-uns sont composés de pierre grossièrement posées les unes sur les autres, d'autres sont faits de blocs, taillés à la perfection. Ils ont pourtant un point commun : l'unique porte est toujours tournée vers l'Est, de manière à symboliser la renaissance de l'âme avec le lever du soleil.

La vue depuis le sommet de Sillustani est magnifique. Les eaux du lac Umayo, d'un bleu sombre profond, sont calmes. En son centre, trône une île totalement plate. Tout autour, les montagnes sont dépourvues d'arbres. Seules quelques herbes tentent de survivre sur la roche soumise aux aléas du vent et des températures. J'ai enfin le sentiment d'être sur la majestueuse cordillère des Andes, telle que je me l'étais imaginée. Je suis dans la *pampa*. Je suis seule, dans la *pampa*, avec mon sac à dos. J'esquisse un sourire à cette idée.

Moi qui avais eu le courage de dire « je mérite mieux » il y a moins d'une année, qui avais quitté un mariage qui me rendait malheureuse, qui étais partie seule en Amérique du Sud, dans un pays dont je ne maitrisais pas la langue, j'étais là, devant ce décor millénaire, et j'étais heureuse !

A cet instant précis, j'ai ressenti la même sensation de paix intérieure qu'à Palm Valley. Ce sentiment incroyable de me suffire à moi-même, sans besoin de partage, de me sentir complète et entière, seule. De ressentir l'instant présent, de tout mon être, de toute mon âme. Tout était parfait. Ce fut bref, mais je l'ai éprouvé.

Ce moment de connexion et de rencontre avec moi-même vaut toutes les descentes en VTT et tous les déserts de sel du monde. Je reste assise, là, sans penser à rien, à profiter pleinement de ce que je suis en train de vivre, pendant une bonne demi-heure.

Et puis, d'un coup, je me lève, et profite du temps qu'il me reste avant le départ de mon bus. J'enfile mon sac sur mon dos, et je marche. Je suis à présent seule, dans la *pampa* péruvienne, et je fais une randonnée sur la cordillère des Andes. La petite fille au fond de moi faisait des sauts périlleux de joie. Et la fille plus grande, celle qui marche, se sent heureuse et légère.

Le jour où nous prenons la route pour Cuzco, nous traversons des vallées de plus en plus étroites et des villages de montagne de moins en moins touristiques.

Au col de la Raya, situé à 4'338 mètres d'altitude, notre chauffeur accepte de faire une pause. Je ne peux pas me contenter d'un échantillon de vue à travers la fenêtre en roulant. Il « faut » que je descende du bus pour prendre le temps de graver ce décor dans ma mémoire. Je n'ai pas de scrupules à ralentir mes compagnons de voyage, car ils sont tout heureux de pouvoir acheter quelques broutilles aux vendeurs à la sauvette qui se trouvent sur le parking. Visiblement, je ne suis pas la seule à solliciter un stop à cet endroit. D'ailleurs, j'ai moi-même fait l'acquisition d'un poncho avant de repartir. Autant que mon argent aille directement dans la poche d'un habitant local, comme j'en ai pris l'habitude au fil de mes voyages.

Lorsque je rêvais au Pérou avant mon départ, j'avais en tête l'image d'un train défilant à toute allure dans le fond de la vallée, entouré de montagnes, aux sommets enneigés. Encore aujourd'hui, je ne sais pas dans quel film ou dans quel reportage j'avais pu voir ces images (peut être dans *Tintin*, tout simplement). C'est donc avec une joie immense et des étoiles plein les yeux, que j'aperçois, au loin, une locomotive de la compagnie *Perurail*, bleue et jaune, tirer ses nombreux wagons sur les rails du chemin de fer, dans ma direction. Les montagnes enneigées, la plaine désertique, les lamas, le train... A cet instant précis, le seul mot qui me vient à l'esprit pour décrire le spectacle qui s'offre à moi, c'est : *Wahou* !

Avant de continuer ce récit, il faut que je précise que je n'ai pas visité Vinicunca, la fameuse montagne aux sept couleurs, devant laquelle tous les *Instagrameurs* d'aujourd'hui se prennent en photo. J'en parle ici car c'est en général la deuxième question que l'on me pose lorsque je parle de mon voyage au Pérou après « *T'as vu le Machu Picchu ?* ». Il est vrai que Vinicunca se situe sur la route entre Puno et Cuzco. Pourtant, il y a deux raisons à cela.

La première, c'est qu'en 2013, *Instagram* n'était pas encore à la mode et que très peu d'agences proposent ce trek, qui se faisait à l'époque sur six jours. Parce que c'était le tout début, que la montagne sortait à peine des neiges des glaciers, victime du réchauffement climatique et que le site n'était pas encore « connu ».

La deuxième, c'est que faire comme tout le monde, ça ne m'a jamais vraiment intéressée. Un peu d'originalité bon sang. Marcher pendant des heures dans le seul but de prendre la même photo que les autres, franchement, ça fait un peu « mouton » comme concept, non ?

OK, le Machu Picchu, c'est touristique et *ok*, tout le monde se prend en photo devant. C'est vrai. Mais c'est le Machu Picchu !

Je préfère mille fois avoir vu mon train foncer dans la vallée. J'ai déjà donné mon point de vue sur le tourisme de masse et ses conséquences dévastatrices, je ne vais pas revenir sur ce point. Mais je trouvais important de parler des « effets de mode » véhiculés par les réseaux sociaux. Lorsque je repense à mes voyages pour en parler dans ce livre, je me souviens de chaque détail, chaque rencontre, chaque sourire, chaque galère aussi. Je me souviens des odeurs, des sons, des sensations. Des soirs de doutes, des moments où j'ai eu peur parfois. Je revis mon voyage, et c'est ça, qui en fait toute la beauté. Un voyage, ce sont tous ces instants cumulés.

Chez moi, j'ai des murs entiers recouverts de photos imprimées. Elles ne sont pas toutes parfaites, pas toutes « instagramables ». Mais elles sont vraies. Et j'ai plaisir à les regarder, car elles me ramènent à l'instant où elles ont été prises. Chaque photo est une capture de l'instant. Une photo, c'est un souvenir que l'on s'offre à soi-même, pas un trophée à brandir sur internet.

Nous arrivons à Cuzco en début de soirée. Pour les prochaines nuits, ma chambre se situe au rez-de-chaussée d'un établissement du centre-ville. L'unique fenêtre de la pièce donne directement sur la ruelle et est sécurisée par : du grillage. Original.

La ville de Cuzco est située à 3'399 mètres d'altitude, moins haute, donc que Puno. J'ai passé une bonne nuit reposante et suis particulièrement en forme le matin. En arrivant dans la salle du petit-déjeuner, je découvre un buffet richement garni, avec de quoi satisfaire toutes les envies aussi bien nord-américaines qu'européennes. Du pain, de la confiture, des viennoiseries, des fruits, de la charcuterie, saucisses, des pancakes, des légumes, du formage, des céréales, des laitages, des œufs cuits, à la coque et brouillés... Je remplis mon assiette, comme à mon habitude, pour tenir toute la journée ensuite.

Et puis, devant tant d'opulence, je ne résiste pas. Je prends encore trois petits pains baguette, du beurre, du jambon et du fromage en tranche, pour confectionner des sandwichs. Que j'enroule ensuite discrètement dans une serviette en papier avant de les glisser dans ma poche. Mon but n'est pas d'économiser sur mon repas de midi, mais de partager un peu de cette nourriture dont les restes seront probablement jetés aux ordures, car rares sont les établissements qui acceptent de donner le surplus aux centres alimentaires locaux pour aider les populations défavorisées. Ce gaspillage me révolte, alors, très souvent, je rétablis l'équilibre, à mon tout petit niveau.

Ce matin-là, mon pique-nique improvisé remplira l'estomac d'un homme âgé, aux cheveux blanchis par le temps et au visage marqué par les innombrables épreuves de la vie. Il est assis à même le sol, adossé contre le mur de l'église de la place centrale. Il ne fait pas la manche, n'a ni pancarte, ni gobelet. Il attend seulement que le temps passe. Pour faire quoi ? Cette question restera sans réponse. Je l'ai choisi lui, parmi tous les autres, parque je l'ai vu s'installer. Il est aveugle et se déplace avec un simple bâton, mais son humilité l'empêche de demander de l'aide. Je m'approche de lui, et lui explique que je lui ai apporté à manger, qu'il doit juste tendre sa main pour que j'y dépose le sandwich, et que je ne veux rien en échange.

Hésitant, il me murmure un « *Gracias señorita* » lorsque son nez hume l'odeur de son repas avant de l'enfouir dans sa poche d'un geste rapide, comme s'il avait peur que je change d'avis. Je m'éloigne en lui souhaitant des jours meilleurs. L'émotion me gagne en voyant son visage. Il dévore son morceau de pain, le visage souriant et lumineux. Cette expression, jamais je ne l'oublierai. Je me dis que, ce matin, j'ai peut-être fait la différence dans la journée de cet homme.

C'est une chose dont je parle peu, car les bonnes actions ne peuvent être de bonnes actions que si elles sont exécutées de manière désintéressée. Pourtant, cette rencontre marque le point de départ d'une résolution que j'applique encore aujourd'hui dans ma vie : *Chaque jour, faire la différence dans la vie que quelqu'un (humain ou animal).*

Ce peut être le fait d'adresser un sourire à une quelqu'un de triste dans le bus, d'aider une personne âgée ou en situation de handicap à ranger ses courses au supermarché ou dans le coffre de sa voiture, de réceptionner le colis d'un voisin en son absence même si je ne l'apprécie pas, d'emporter du pain sec pour les animaux lorsque je pars en randonnée, de déposer les vieux jouets de mon chien dans une SPA, de prendre le temps de discuter avec l'inconnu(e) qui caresse Cosmos et qui me parle du chien qui a partagé sa vie 15 ans plus tôt, de donner mon sang quatre fois par année... Faire la différence, tout simplement.

Prendre le temps de se rappeler que les petits gestes du quotidien sont les plus importants. Qu'une action insignifiante pour nous, peut changer le cours de la journée d'une autre personne. A la manière des scouts avec leur bonne action quotidienne, je m'applique à me coucher le soir en me disant que, durant la journée, j'ai contribué à rendre le monde, un petit peu meilleur. Et je suis convaincue que si plus de gens agissaient de la même manière, on éviterait bien des problèmes dans notre société actuelle. Voilà, encore une chose que le voyage m'a enseignée. Être reconnaissante et offrir de l'Amour sans contrepartie.

Ma visite de Cuzco se poursuit par la Pierre aux douze angles. Il s'agit d'une pierre taillée par les Incas, comportant douze angles saillants. Elle fait partie d'un mur complet, lequel tient sans mortier ni ciment et sa finition est si parfaite qu'il est impossible de glisser une feuille de papier entre les joints. Je suis un peu déçue en arrivant devant, car pour l'apercevoir, il faut faire la queue. Je déteste les attractions touristiques et je déteste les touristes !

Je continue mon tour de la ville et me rends au Temple du Soleil Qorikancha (enceinte de l'or en quechua), un monastère espagnol construit sur les ruines du plus sacré des temples Incas. Devant l'entrée, un écriteau attire mon attention « *Prohibito el ingresso con armas* » (interdit d'entrer avec des armes). Ça donne le ton, toujours sympa.

Plus tard, au détour d'une ruelle moins agitée, je découvre le marché, qui approvisionne toutes les populations des montagnes avoisinantes. Pour le coup, moi qui voulais du dépaysement et de l'authentique, j'en ai. Je passe devant des étals de *cuy*, de poulets morts, plumés mais entiers, pendus par la tête en plein soleil, de quarts de bœuf fièrement exposés et recouverts de mouches, de têtes de cochon entières (yeux, dents et langue compris), de têtes de mouton (dont on peut n'acheter qu'une moitié, sciée en deux – véridique).

Après les marchands de viande, au milieu desquels il est possible de s'asseoir pour se sustenter, tout en admirant la « marchandise », les vendeurs de fruits et légumes me paraissent bien fades. J'achète tout de même quelques épices pour en ramener chez moi, et d'autres, moins fortes, pour mes parents. Les épices me sont vendues en vrac, dans de petits sacs de plastique transparents. Rien à voir avec un emballage touristique ou de supermarché. Tu comprendras plus loin pourquoi je mentionne ce détail. En quittant le marché, je repasse devant des stands de viande, qui, si j'avais eu des haut-le-cœur au début, me donnent cette fois de véritables nausées.

Le choc des cultures est parfois brutal et je suis en train d'en faire l'expérience. D'ailleurs, je ne mangerai plus de viande pour tout le reste du séjour.

Au début de ce voyage, avant même le *cuy*, j'avais voulu tester un plat dont j'ai oublié le nom, « apparemment » typique du Pérou. Je mets le « apparemment » entre guillemets car, bizarrement, je ne l'ai plus jamais vu sur aucune carte de restaurant ensuite et aujourd'hui, en écrivant ces lignes, je ne le trouve pas non plus sur Internet. Toujours est-il que j'ai commandé une sorte de ragoût de poumons de bœuf, ou de mouton, je ne me souviens plus des détails. Petite, ma grand-mère cuisinait régulièrement des tripes et j'ai toujours eu ce plat en horreur (ainsi que tous les abats en général). Pourtant, au Pérou, j'étais d'humeur aventurière... Jusqu'à ce que l'assiette soit posée devant moi.

Le poumon en lui-même n'avait pas vraiment de goût. C'est sa texture alvéolée et surtout spongieuse, en bouche, qui m'a immédiatement donné des spasmes de relent et, je l'avoue, m'a empêchée d'avaler la moindre bouchée. A chaque voyage que j'ai faits dans ma vie, j'ai mis un point d'honneur à goûter les spécialités locales, avec plus ou moins de plaisir gustatif. Aujourd'hui, je peux me vanter (ou pas), d'avoir mangé du cochon d'inde, du crocodile, du kangourou, de la peau de porc frite, des larves, des insectes, de l'oursin cru, du durian, de la libellule, et toutes les choses improbables que l'on a dû me servir sous l'appellation « poulet » à travers le monde. J'ai même réussi le test du *Surströmming* (hareng fermenté) en Suède.

Le ragoût de poumon, au Pérou, aura eu raison de moi et reste mon seul et unique échec, que je regrette sincèrement, car j'ai gâché de la nourriture (d'autant plus provenant d'un animal). Mais ce qui est fait est fait, je ne peux pas l'effacer. Seulement en prendre conscience pour ne pas recommencer.

Je t'expliquerai bientôt ce qui m'a poussée à devenir végétarienne, parce que bon, les conneries ça va un moment, mais à force de découvrir les atrocités du monde, il faut bien prendre une décision et arrêter de « cautionner » les agissements criminels de certains. Pour rappel, ne rien dire, c'est accepter.

A Cuzco, j'ai vu des choses qui m'ont marquée et je passe le reste de l'après-midi à encaisser ce que je viens de voir. Finalement, je monte un peu sur les hauteurs de la ville pour changer d'air. Une randonnée loin de la foule est toujours salvatrice pour moi.

Le soir, je réalise l'un des points sur ma « liste des choses à faire avant 30 ans ». Parce que oui, même si c'est un peu cliché, en divorçant, j'ai fait une liste des trente choses que je voulais avoir réalisées avant mes 30 ans. La vie m'offrait une deuxième chance, je devais la saisir au vol ! Sur cette liste, il y avait, entre autres : fêter mon anniversaire seule sur une plage à l'autre bout du monde, camper seule dans le désert, nager toute nue dans l'océan, effectuer un *roadtrip* en van, vivre en coloc, pratiquer un sport de combat, voir des baleines et des pingouins (ou des manchots), manger des choux de Bruxelles sans faire la grimace, monter un meuble Ikea seule, petit-déjeuner au champagne dans mon lit, devenir adulte (j'ai acheté un lave-vaisselle, alors ça compte, ok ??), voyager seule avec mon sac à dos sur tous les continents et... danser la salsa sur la cordillère des Andes.

Cette liste a été entière terminée le jour de mes 29 ans (même les choux de Bruxelles), du coup, j'ai dû redoubler d'imagination pour trouver de nouvelles choses à expérimenter pour la dernière année, telles que : visiter Yellowstone et camper à Las Vegas. A la base, j'avais prévu de me rendre en Ouganda et au Rwanda pour réaliser mon rêve de toujours, à savoir visiter le parc national des volcans et voir des gorilles des montagnes dans leur habitat naturel. Mais l'Univers avait d'autres projets pour moi.

Depuis, j'ai fait une liste pour mes 35 ans, sur laquelle j'ai inscrit que je voulais être heureuse, acheter une voiture et l'aménager en minivan, voyager avec mon chien, faire du kayak en Suède, camper en Bosnie, prendre une photo au centre du monde, marcher sur les remparts de Dubrovnik, publier un livre, manger bio, me mettre au zéro déchet, arrêter de fumer, voir le Mont-Saint-Michel, boire du Chouchen, rencontrer la célèbre aventurière Suisse Sarah Marquis.

Maintenant, j'en ai une pour les 40. Je crois que ces listes, en fin de compte, ont surtout pour but de me rappeler de vivre ma vie à fond, de suivre mes envies et d'avoir des rêves, toujours.

Pour l'heure, je te narrais la salsa sur la cordillère des Andes. J'avais commencé à prendre des cours au début de l'année et je sortais régulièrement danser à Genève pour m'améliorer. J'ai donc fait ce que toute jeune femme de 27 ans, seule en voyage au Pérou aurait fait dans ces cas-là : demander au réceptionniste de l'hôtel s'il connaissait un lieu sûr pour sortir faire la fête entre touristes... Non je rigole ! (Pardon Maman).

J'ai surfé sur Internet depuis mon téléphone (pour une fois, j'étais contente de trouver du Wifi) et j'ai dégoté une petite boîte de nuit réputée auprès des locaux. Ni une, ni deux, j'enfile un jeans et un pull propres, des baskets, je range mon passeport dans le coffre de la chambre et n'emporte avec moi que l'équivalent de 20 dollars (et une photocopie de mon passeport).

Je m'arrête dans une échoppe pour acheter un *empanadas de queso* et un *Inca Kola* et hop, 20 minutes plus tard, me voilà assise à une table au bord de la piste de danse. J'ai même pris soin d'entrainer avec moi l'une des nanas du groupe de voyageurs.

Un immense panneau indique que c'est l'*happy hour* : 2 *jarras* pour le prix d'un ! Trop cool ! Déjà que ce n'était pas cher à la base, là, autant se faire plaisir, de toute façon, on rentre à pied ! Je commande deux tournées. Si tu parles espagnol, tu dois déjà commencer à rigoler. Si ce n'est pas le cas, et bien saches que ce soir-là, j'ai découvert les limites de mes compétences dans la langue de Pablo Neruda. Le mot *jarra* signifie carafe, et non verre, qui se dit *vaso* Me voici avec quatre carafes de *margarita* devant moi. Ma nouvelle copine improvisée me prend pour une alcoolique, ou une dingue, ou peut-être les deux à la fois et quitte précipitamment la soirée. *Super* ! Me voilà toute seule avec quatre litres d'alcool maintenant. *J'en fais quoi, moi* ? En regardant autour de moi, je découvre que je suis la seule Européenne dans la salle.

Eh bien il lui en faut plus à la petite Caro pour lui gâcher sa soirée. J'offre une carafe à la table à ma gauche et une autre à celle à ma droite. J'en garde une pour moi (j'ai le droit de picoler une fois dans mes vacances, non ?) et une autre pour les éventuelles rencontres que je ferai au cours de la soirée. Mon initiative met immédiatement mes voisins de bonne humeur et ces derniers m'invitent à danser à tour de rôle pendant plus d'une heure.

J'ai évidemment arrêté de boire dans ma carafe dès le moment où j'ai quitté ma table pour la première fois, ne voulant pas prendre le risque qu'on mette de la drogue dans ma boisson. Je suis jeune et d'humeur festive, mais pas stupide et inconsciente. Pour ne vexer personne, j'ai prétexté par la suite que je m'étais trompée dans ma commande et que je détestais la *margarita*. De toute façon, les quatre carafes réunies m'avaient coûté moins de dix dollars.

C'est ainsi que j'ai dansé la salsa, la vraie salsa sud-américaine, à 3'399 mètres d'altitude, sur la cordillère des Andes, pendant une bonne partie de la nuit. Cette soirée restera gravée dans ma mémoire. Au moment de partir, je dis au revoir à tout le monde et sors dans la rue à la recherche d'un taxi. L'un de mes amis d'un soir m'attrape alors par le bras et m'explique que prendre un taxi dans cette zone est beaucoup trop dangereux pour une touriste, que je vais me faire, au mieux, dévaliser.

C'est le moment de faire appel à mon instinct de voyageuse. Ce soir-là, devant la proposition de ce jeune homme qui devait avoir à peu près mon âge, je dois décider si oui ou non je peux lui faire confiance. S'il va me ramener comme il le prétend ou s'il a une autre idée derrière la tête.

Pendant qu'il me parle, je glisse un petit coup d'œil au videur, qui m'adresse un signe d'approbation. J'accepte sa proposition et nous discutons, en anglais, tout en marchant. Il vient du Costa Rica. Nous parlons de son pays durant tout le trajet. Arrivés devant mon hôtel, il attend que le portier vienne ouvrir la porte, de manière à s'assurer que je sois en sécurité et, au moment de nous dire au revoir, il tente de m'embrasser. Devant mon refus, il n'insiste pas et me souhaite une bonne soirée. Je ne peux pas lui en vouloir d'avoir tenté sa chance. L'important est qu'il ait tenu sa parole et soit resté gentleman.

Le jour suivant, notre guide nous emmène visiter un centre culturel péruvien, censé nous instruire sur les traditions Incas. J'en garde deux souvenirs : les statues de condors grandeur nature et l'atelier de tissage qui m'a appris comment les couleurs des teintures étaient obtenues de manière naturelle. Les jaunes et les orangés viennent de minéraux broyés, les verts et les bleus sont extraits de végétaux, quant au rouge, il est créé en broyant des cochenilles.

Les cochenilles, ce sont de petits insectes, considérés comme des parasites, car elles se nourrissent en suçant la sève des plantes. L'acide carminique contenu dans leurs corps et dans leurs œufs a donné son nom au rouge carmin. Cette information m'avait interpellée durant mon voyage en 2013, sans m'alerter outre mesure, puisque je visitais un centre sur la culture incas.

Je m'en suis souvenue en 2017, lorsque j'ai lu un article sur le colorant alimentaire E120. J'y découvrais que derrière le terme chimique se cache en réalité un colorant « naturel », appelé acide carminique, soit de la cochenille broyée, dont le Pérou est le principal producteur mondial. Il y était également expliqué pourquoi les fabricants avaient choisi d'utiliser un étiquetage en E120 plutôt que d'utiliser le mot cochenille sur la liste des composants de fabrication et pourquoi ces produits ne pouvaient pas porter la mention végan ou végétarien. C'est vrai que le terme « insectes broyés » est nettement moins vendeur.

Surprise, j'avais sorti l'intégralité des produits de mes placards pour vérifier la présence, ou non, de ce fameux E120 sur les emballages. Biscuits, yahourts, charcuterie, moutarde, poisson fumé... J'étais choquée du nombre d'aliments contenant du E120 dans leur composition. Ce fut, pour moi, l'élément déclencheur, la goutte de sang qui a fait déborder le vase, la cruauté injustifiée de trop.

Ce jour-là, j'ai décidé d'arrêter de manger de la viande. Définitivement. J'ai été révoltée d'apprendre que l'industrie tue des millions d'insectes pour le seul « caprice » des consommateurs de manger un saucisson bien rouge. On fait souffrir les animaux et on détruit la planète au nom de l'argent et du profit depuis des décennies. Pourtant, il suffirait qu'une seule génération dise STOP, pour inverser la tendance. Sans demande, il n'y a plus d'offre. Et je veux croire que nous sommes, nous les milléniaux, cette génération capable de réduire notre confort personnel pour le bien d'une cause plus grande : La Terre sur laquelle nous vivons !

Cela peut te paraître dérisoire de prendre une telle décision pour quelques insectes, mais pour moi, c'est une question de principe, sur le fond plus que sur la forme. Depuis mon voyage au Sénégal et à plus forte raison encore après celui au Pérou, je mangeais déjà de moins en moins de viande et je me documentais de plus en plus sur les conditions d'élevage et d'abattage en Suisse, en Europe et dans le Monde. Ce n'était qu'une question de temps avant que je ne franchise le cap. Le E120 n'est qu'un exemple parmi tant d'autres. De plus en plus de gens font attention en achetant leurs œufs et choisissent ceux provenant de poules élevées au sol (et non en cage) et en plein air. C'est bien, c'est très bien même. Pourtant, ces mêmes consommateurs ne se doutent pas que les produits cuisinés tels que la pâte à gâteau, la mayonnaise ou les pâtes qu'ils achètent contiennent des œufs produits dans des conditions catastrophiques (poules entassées dans des cages qui ne verront jamais la lumière du jour durant toute leur misérable vie).

Je ne cherche pas ici à te convaincre de devenir végétarien(ne). Si le sujet t'intéresse, le journaliste Hugo Clément a écrit un livre génial à ce sujet : *Comment j'ai arrêté de manger les animaux.* Non, ici, je veux juste t'expliquer que chaque voyage que j'ai fait m'a amenée, petit à petit, à ouvrir les yeux sur le monde, à me forger mes propres opinions et à découvrir qui je suis. J'ai développé de nouvelles valeurs spirituelles, éthiques et environnementales, que mon entourage, même s'il les respecte, ne comprend pas toujours. Voyager, c'est s'ouvrir au monde et se rencontrer soi-même.

Le dernier soir à Cuzco, je ne me sens pas très bien et reste tranquille. Au milieu de la nuit, je suis tirée de mon sommeil par des explosions dans la rue. Je te rappelle que ma chambre est au rez-de-chaussée et que ma fenêtre ferme avec du grillage. Je pense avoir fait un mauvais rêve et suis sur le point de me rendormir lorsque j'entends de nouvelles détonations. Là, je suis bien réveillée. On dirait des coups de feu. Est-ce mon imagination qui me joue des tours ou est-ce qu'une fusillade a éclaté tout près ?

Encore de nouvelles détonations. Cette fois, je suis sûre de moi, il s'agit de coups de feu. Je le sais, je le sens. L'adrénaline me donne la force de tirer l'imposante armoire en bois devant la fenêtre et la commode devant la porte. Puis, je prends mon oreiller, ma couette, mon téléphone et une bouteille de bière vide et me glisse sous le lit. Pourquoi la bouteille ? Parce que je n'ai rien qui puisse me servir d'arme dans la chambre, alors, dans le pire des cas, je pourrai toujours la briser et utiliser le tesson pour me défendre. Ce n'est pas l'idée du siècle, mais c'est une idée et c'est mieux que pas d'idée du tout. Tout comme l'armoire devant la fenêtre n'arrêtera pas une balle perdue, mais elle pourra la dévier ou la ralentir (Mode *MacGyver* activé). Le bruit cesse rapidement, mais, passablement inquiète, je finirai ma nuit sous le lit. Inquiète, pas paniquée, car j'ai quand même réussi à me rendormir.

Le lendemain matin, j'interroge les employés de l'hôtel et les commerçants, qui font mine de n'avoir rien entendu. Rien dans les journaux non plus.

Après cette nuit agitée, nous reprenons la route, direction les salines de Maras, dans la Vallée Urubamba, vallée sacrée des Incas. Situées à 3'300 mètres d'altitude, ces salines regroupent plus de 3'000 bassins et datent de la période pré-inca. Les bassins sont accrochés directement au flanc de la montagne et alimentés par une source d'eau salée provenant d'une nappe souterraine.

Le site est vraiment impressionnant. Les petites cuves naturelles s'étalent devant mes yeux, organisés en niveaux, un peu comme des rizières. Bien que l'endroit soit touristique, il y a très peu de gens, ce qui rend cette visite d'autant plus agréable pour moi. A la sortie, je me plie au jeu de la boutique de souvenirs et achète quelques kilos de sel, pour mes amis, ma famille et moi-même.

La route pour accéder aux salines de Maras est étroite et sinueuse. L'air ambiant est chaud et humide. Je ne m'inquiète donc pas outre mesure lorsque, sur le chemin du retour au moment où le bus entame sa descente, je commence à me sentir mal et à avoir la nausée. Je m'installe à l'avant, ouvre la fenêtre et avale une bouteille de *Coca-Cola* (puissant anti vomitif). De toute façon, je n'ai pas le temps d'être malade, demain, c'est la visite tant attendue : le *Machu Picchu* !

Nous faisons encore un arrêt pour visiter les ruines d'un village dont j'ai oublié le nom avant de rejoindre notre logement pour la nuit. De cette soirée, je me souviens uniquement de ma chambre et de sa salle de bain, car j'y ai passé de longues heures, agenouillée devant la cuvette des toilettes, qui, heureusement, était particulièrement propre (ce qui n'a pas été le cas partout durant ce voyage). Malade comme rarement, je pense à une intoxication alimentaire. J'ai aussi de la fièvre, ce qui n'est pas bon signe, du tout. Entre deux spasmes, j'essaie mentalement de dresser la liste de tout ce que j'ai pu manger ou boire au cours des trois derniers jours. Il *faut* que je trouve ce qui me met dans cet état, et vite !

Soudain, j'ai le déclic. J'ai attrapé la salmonellose. Hier matin, j'ai choisi de manger des œufs brouillés « baveux » au petit-déjeuner de l'hôtel. Quelle erreur de débutante ! C'est pourtant la règle numéro deux en voyage ! Pas d'œufs s'ils ne sont pas parfaitement cuits (la règle numéro un, c'est de ne pas boire l'eau du robinet sans la filtrer d'abord). En plus, je n'ai aucune excuse, car je les ai vus, les camions qui transportent les œufs, traverser le pays durant des jours entiers, en plein soleil et sans aucune réfrigération.

Malade et seule dans ma chambre au fond d'une vallée péruvienne, je ne perds pas mon moral pour autant. J'effectue une recherche rapide (j'insiste sur le « rapide ») sur Internet, et suis rassurée en découvrant que la salmonellose se soigne en général d'elle-même dans les 5 à 7 jours. Pas de quoi inquiéter inutilement ma famille donc. Tant pis, j'assumerai ma bêtise, mais je ne gâcherai pas la fin de mon voyage pour « ça ».

Après une nuit désastreuse où je n'ai pas dû fermer l'œil plus de 2h30, la sonnerie du réveil à 5h00 du matin pique un peu. Je me sens encore mal, mais qu'importe. Ce matin, nous prenons le train pour le Machu Picchu. Je paquète toutes mes affaires dans mon sac à dos et me dirige vers la gare d'Ollantaytambo.

J'aurais pu choisir de rejoindre la mythique cité à pied, en parcourant les 42 kilomètres de l'Inka Trail (option que je choisirais très probablement aujourd'hui), mais en 2013, j'avais opté pour le célèbre train qui remonte la vallée. Et à en juger par mon état du jour, je ne peux que me féliciter de mon choix. Ma faiblesse physique aurait rendu impossible cette randonnée de quatre jours et les tickets de train se réservent des semaines à l'avance.

Haut les cœurs (et non pas haut-le-cœur) ! C'est un rêve d'enfant que je m'apprête à réaliser ! Rien ne viendra gâcher cette journée. Pas même mon teint blafard, qui m'offre l'énorme avantage de ne pas avoir de voisin sur le siège à côté de moi. Je suis surexcitée et oublie, pour un moment, mes problèmes digestifs.

Je photographie, je filme, et surtout, grave chaque minute du trajet dans ma mémoire. Je vis le moment présent, littéralement. Plus rien d'autre au monde n'existe hormis ce que je vis, à cet instant précis. Le paysage défile sous mes yeux, et je laisse mon cœur prendre le contrôle de mes émotions.

Le train passe devant le panneau de départ de l'Inka Trail. Je souris. Un jour, je reviendrai ici, et je marcherai sur ce chemin. Nous longeons la rivière jusqu'au village d'Agua Calientes, dernière étape avant la récompense. J'avais prévu d'effectuer la montée à pied, mais je ne m'en sens pas la force. Tenant tout juste debout, l'idée même de gravir 500 mètres de dénivelé me semble surréaliste. Je prends place, à contrecœur, dans le bus déjà bondé de touristes et me laisse conduire jusqu'à l'entrée du site.

Au Machu Picchu, le nombre de visiteurs quotidiens est contingenté, c'est pourquoi, une fois encore, il faut s'y prendre à l'avance pour obtenir le précieux sésame. Mon laissez-passer en poche, je me faufile entre les groupes de badauds. C'est l'avantage d'être une nana qui voyage seule. Je n'ai personne sur qui attendre. Je gravis rapidement les escaliers en béton, passe la sécurité et me dirige immédiatement vers la petite cahutte sur la gauche. Je m'étais renseignée avant de partir : ici, il est possible de faire tamponner son passeport en toute légalité et gratuitement.

Une fois le tampon le plus cool du monde apposé, je range le document dans mon sac et me dirige, au pas de course, vers le dernier tronçon d'escalier qui me sépare encore des ruines. Pourquoi au pas de course ? Parce que j'ai senti que c'était ce que je devais faire. Encore une riche idée, car j'apprendrai plus tard par les autres membres de mon « groupe » de voyageurs, qu'environ cinq minutes après mon passage, l'accès a été fermé plus d'heure, le temps pour les secours d'évacuer un homme victime d'un malaise.

De mon côté, je profite de cette fermeture pour prendre de magnifiques photos, « presque » sans touristes. Du moins, j'arrive à prendre des photos de moi, en entier, avec le Machu Picchu en arrière-plan, et sans personne à couper au montage à mes côtés, ce qui est un petit exploit sur ce site.

Tu te demandes comment je fais pour prendre des photos de moi alors que je voyage seule ? Deux solutions : trouver un autre voyageur solitaire et proposer un échange de bon procédé (fonctionne aussi avec les couples de retraités, mais eux, ils cadrent généralement mal les photos) ou... solution que j'affectionne particulièrement, maîtriser la fonction « retardateur » de l'appareil.

Le Machu Picchu mérite sa réputation. Il est à la hauteur de mes attentes et de mes rêves d'enfant ! Bâti aux portes de la forêt amazonienne, à cheval entre deux sommets de la cordillère des Andes, il se dresse fièrement, avec ses constructions de pierres assemblées à la perfection, sans ciment, juste des tailles d'une précision infinie. Plus de 500 ans d'histoire s'étalent sous mes yeux. A la chute de l'empire Inca, le site a été oublié et abandonné durant des siècles. Il n'a été « redécouvert » qu'en 1911 par l'archéologue Hiram Bingham.

Grandiose n'est pas un mot assez fort pour décrire la vue qui s'offre devant moi, debout sur un rocher surplombant la cité. Majestueux peut-être ? Je ne suis même pas sûre. Celles et ceux qui liront ces lignes et qui ont eu la chance de le visiter comprendront le sentiment que j'essaie d'exprimer ici. Pour les autres et bien... Je dirais que le Machu Picchu ne se décrit pas, il se ressent. Voilà, c'est ça. Il se ressent. Un peu à la manière d'un coucher de soleil sur l'océan, dans les bras de la personne que tu aimes, seuls sur la plage. Puissance mille. A tel point que j'en ai littéralement le souffle coupé. L'espace d'un instant, j'ai l'impression d'observer la scène hors de mon corps, comme une spectatrice de moi-même. La vie, la vraie, c'est ça : Réaliser ses rêves d'enfant et se créer des souvenirs.

Qu'importe l'argent, qu'importe la carrière, qu'importe le statut social... Moi je veux collectionner ces instants hors du temps, ceux qui valent la peine d'être vécus, ceux pour lesquels tu te dis : « ça valait le coup de passer quatre heures à vomir la tête dans les WC si c'était pour arriver jusque-là ».

A présent, je veux m'appliquer à vivre la vie dont j'ai toujours rêvé, et à accumuler les souvenirs. Ne dit-on pas, d'ailleurs, que l'on a la vie que l'on se crée ? Désormais, je vais reprendre mes projets, là où je les ai laissés en 2006.

En me promenant entre les murailles du Machu Picchu, j'ai l'impression d'être à la place de *Tintin*, de me trouver à l'intérieur de la bande-dessinée, grandeur nature. J'esquisse un sourire devant le Temple du Soleil, une grosse pierre taillée. Dans le doute, évitons tout de même d'invoquer le grand Pachacamac. Je passe environ trois heures à flâner entre les ruelles archéologiques et à m'imprégner des énergies du lieu.

Le soir, je retrouve ma chambre de Cuzco, celle avec le grillage à poules en guise de fenêtre. Tu te souviens de la fusillade dont j'ai parlé un peu plus tôt ? J'étais presque convaincue d'avoir monté tout un scénario dans ma tête, jusqu'à ce que je revienne. Le lendemain matin, en passant devant l'une des églises de la ville, je découvre que se déroule, en grandes pompes, l'enterrement d'un jeune militaire tombé en service. Personne n'acceptera de me raconter ce qui s'est passé. Moins le touriste en sait, plus il continuera à dépenser son argent sur place. Je n'aurai jamais le fin mot de l'histoire, mais je sais ce que j'ai entendu cette nuit-là.

De plus en plus mal, l'hôtel me propose de rencontrer le médecin de garde, venu consulter pour un client souffrant de puna (le mal des montagnes). Ce dernier parle parfaitement anglais et me propose de me faire une piqûre pour me soigner. Ce que je refuse. Déjà parce qu'il utilise des aiguilles « stérilisables » et non à usage unique (faut pas déconner, on est au 21ème siècle) et ensuite parce que... et bien... au moment où je lui demande ce qu'il compte m'injecter, il bascule subitement en espagnol et, lorsqu'il réalise que je comprends « aussi » l'espagnol, refuse tout simplement de me répondre. Je suis déjà malade, je ne vais pas en rajouter une couche avec une substance non-identifiée injectée de manière douteuse dans mon organisme. Merci mais je passe mon tour.

Mes compagnons de voyage continuent leur route pour une semaine en immersion dans un éco-village de la forêt amazonienne. Moi, je prends un vol interne avant de rentrer en Suisse.

Cela fait maintenant trois jours que je suis malade et que je n'ai pas gardé de nourriture solide dans mon organisme. Plus inquiétant, depuis 36 heures, même le liquide refuse d'y rester. Je commence à me déshydrater. Alors, en attendant mon avion pour Paris, je me tourne vers une valeur sûre : direction le *McDonalds*. Au point où j'en suis, il me faut prendre des forces, car je commence à avoir de la peine à porter mon sac à dos. Je dois dire que je suis assez fière de moi, car sans cette idée de génie (ou pas) je ne pourrais pas me targuer aujourd'hui d'avoir vomi tripes et boyaux dans les toilettes publiques de l'aéroport international Jorge Chávez.

C'est donc malade, déshydratée, le teint livide, en sueur à cause de la fièvre et chancelante sous le poids de mon sac à dos, que je me dirige vers la zone internationale. Rôdée à l'exercice, je pose mon paquetage sur le tapis roulant de la sécurité, enlève ma ceinture, mes chaussures et me dirige vers le portique, mon passeport à la main.

Tu te souviens du moment où je t'ai raconté avoir acheté des épices au marché ? Et que ces épices étaient emballées dans de petits sachets en plastique transparents ? Sans aucune inscription officielle ? *Bien*. Tu te souviens que je suis une femme européenne de moins de 30 ans, qui voyage seule en Amérique du Sud ? *Très bien*. Et tu te souviens aussi du fait que mon sac à dos est mon seul bagage enregistré ? *Parfait*. Ajoute à cela mon allure de *junky* du fait de mon état de santé et tu as tous les arguments pour justifier une intervention des douanes à mon encontre. Ça devient une habitude au Pérou.

Au moment où mon sac à dos passe dans le scanner radio de la sécurité, ce qui devait arriver arriva. L'agent en charge de visionner les images me prend pour une mule qui transporte de la drogue. Pour ajouter un peu de piment à la scène *(joli jeu de mot, je sais),* je n'ai pas une patience infinie ce jour-là. Je veux juste rentrer chez moi.

Le douanier me prend de haut et me parle comme s'il était déjà convaincu de ma culpabilité. Il m'ordonne de les suivre, lui et son collègue, dans une arrière-salle, que je ne peux pas voir d'où je suis.

Ni une ni deux, mon instinct reprend le dessus et je me mets à parler très fort et en français. Comme, je dois prendre un vol pour Paris, il y a forcément des gens qui parlent ma langue autour de moi.

Non Monsieur. Je refuse de vous suivre dans une zone isolée et sans mon passeport. Je suis suisse et je voyage seule. Personne ne sait que je suis là. Devant mon raffut, un petit attroupement commence à se former, ce qui met les douaniers mal-à-l'aise. Je continue de plus belle. *Je refuse de suivre deux hommes dans une arrière-salle des douanes. J'ai peur pour ma sécurité. Je ne suis pas coupable de ce dont on m'accuse.*

Les gens me disent que j'ai raison, qu'ils me soutiennent et ne les laisseront pas faire. Finalement, un voyageur entame une conversation en espagnol avec les agents. Je ne comprends que des bribes de discussion, mais c'est suffisant pour être sûre qu'il est en train de prendre ma défense. *Merci Monsieur, Merci !*

Après une (longue) négociation, la vérification de mon bagage se fera sur place, devant tout le monde. Le douanier a les yeux qui brillent lorsqu'il aperçoit les petits sachets plastiques. Il est sûr de son coup. Pourtant, j'ai acheté du paprika et du curry. A la couleur, il devrait comprendre son erreur. Mais non, ce fonctionnaire est borné. Il insiste. Lasse, je lui propose d'ouvrir un sachet et de sentir. Il peut même goûter si ça lui chante.

Tu connais cette publicité *Mastercard* qui détaille le prix de plusieurs objets ou activités et qui conclut par un... « ça, ça n'a pas de prix » ? Cette histoire se termine de la même manière. Voir le douanier lorsqu'il a respiré à pleins poumons le sachet de piments, ça n'a pas de prix. *Merci le karma*. Vexé, il m'ordonne de ranger mes affaires et de me rendre à ma porte d'embarquement. Ce que je m'empresse de faire.

Plus tard, mon comité de soutien improvisé vient prendre de mes nouvelles. Je les remercie chaleureusement et leur explique mon état de santé. Eux me rassurent en me promettant qu'ils vont garder un œil sur moi.

Dans l'avion, l'hôtesse me propose de m'allonger sur une rangée de sièges à l'arrière de l'appareil et m'enveloppe de plusieurs couvertures. Elle m'apporte ensuite plusieurs crèmes glacées au cours du vol, pour tenter de m'apporter un peu d'énergie. Vomir dans les toilettes d'un avion à plusieurs milliers de mètres au-dessus de l'océan Atlantique ne figurait pas sur ma liste des choses à faire avant 30 ans, mais je l'ai fait. Expérience très... surprenante dirons-nous.

A Paris, j'effectue ma dernière correspondance pour Lyon. De là, j'achète un billet de TGV pour Genève.

J'écris ces lignes en janvier 2021. Aujourd'hui, je rigole de la situation. Le COVID fait partie de nos vies depuis près d'un an, et l'idée de rentrer aussi malade d'un pays tropical est totalement improbable.

Je me hisse dans le wagon du TGV en puisant dans mes dernières ressources. Je ne porte plus mon sac. Désormais, je le traîne, du mieux que je peux. Je dois faire peine à voir. Naturellement, en m'y prenant à la dernière minute, je n'ai pas de siège réservé et je suis obligée de m'installer dans le couloir, à même le sol. Qu'importe.

Le train démarre et se stoppe net à peine deux minutes plus tard. Grève des aiguilleurs. SU-PER ! Je voyage depuis près de 24 heures et me voici bloquée à moins de 150 kilomètres de chez moi, dans le TGV, sans possibilité d'en descendre. Suite logique, après les toilettes de l'aéroport puis de l'avion, c'est au tour de celles de la SNCF de m'accueillir.

Je poserai finalement le pied sur le sol suisse trois heures plus tard. Il me faut encore 45 minutes de tramway avant de tourner la clé pour ouvrir la porte de mon appartement. Il est plus de 23 heures et je dois en plus encaisser le décalage horaire.

Après ce trajet de retour cauchemardesque, je n'ai clairement plus la force de me rendre à l'hôpital. Tant pis, ça attendra demain, de toute façon, je ne suis plus à quelques heures près. J'avale un grand verre d'eau sucrée, pose une bassine à côté de mon lit et m'écroule sur celui-ci.

Je suis tirée de mon sommeil le lendemain matin par la sonnerie de mon téléphone. C'est mon futur ex-mari. D'après lui, c'est le jour idéal pour « me ramener des affaires m'appartenant ». Devant mon refus et son insistance, je finis par lui expliquer que je suis rentrée d'Amérique du Sud dans la nuit, que j'ai attrapé quelque chose là-bas de potentiellement contagieux et que je dois, en priorité, aller consulter. Je le verrai quand j'aurai reçu l'aval du médecin et que tout risque d'épidémie sera écarté. J'exagère un peu, mais bon sang, je ne suis plus à sa disposition !

Deux heures plus tard, je suis dans le cabinet de mon médecin traitant. Une femme géniale, qui connaît très bien les maladies exotiques puisqu'elle a voyagé, avec son mari et ses enfants, durant toute une année autour du monde. Avec elle, pas de chichis inutiles, ni de médicaments si ce n'est pas absolument nécessaire. Exactement l'état d'esprit que j'affectionne.

En entendant mes explications et après une brève consultation de mon état général, mon diagnostique est confirmé, il s'agit bien de la salmonellose. Sous une forme grave. Je me fais passer un savon. Selon elle, si j'avais attendu une demi-journée de plus, je me faisais hospitaliser pour déshydratation sévère.

Ok, c'est vrai que je me sens vraiment faible aujourd'hui, mais je tiens encore debout. Comment ça « encore heureux » ? Ah, c'est sérieux à ce point ? Des antibiotiques ? Je croyais que ce n'était pas automatiques ces trucs-là ?

Elle ne rigole pas et m'exhorte de prendre la mesure de la situation. Apparemment, j'ai franchi la ligne qui ne m'autorise plus à plaisanter sur mon état de santé.

Cet épisode est peut-être l'occasion de m'adresser ici à tous les parents de voyageurs. Parce que même si je charrie souvent ma petite Maman dans ce livre, je sais que même s'il l'exprime beaucoup moins, mon Papa partage ses inquiétudes à chaque fois que je prends la route ou l'avion pour une nouvelle aventure. Et lorsque je discute avec mes amis, leurs parents ont exactement les mêmes préoccupations.

Les lignes qui vont suivre s'adressent donc à toi, dont la fille, le fils ou la fratrie complète a décidé un jour de prendre son sac à dos, son passeport et de partir pour une destination lointaine. Voilà, ce que nous, vos enfants, nous aimerions que vous sachiez.

Chers parents, en voyage, il arrive que nous vivions des événements inquiétants, tristes, flippants, douloureux… Bref, il arrive que nous traversions une galère ou que ce soit carrément la m*** Et si l'on ne vous en parle pas, ce n'est pas par égoïsme ou parce qu'on se fiche de ce que vous pouvez ressentir. Non. Si on ne vous en parle pas, même lorsque l'on vous appelle, c'est parce qu'on vous aime ! ON VOUS AIME ! Et on est bien conscients que vous nous aimez, vous aussi.

C'est d'ailleurs précisément pour cette raison que l'on ne vous raconte que ce qui est « racontable » et que l'on ne vous explique certains épisodes qu'à notre retour. Il arrive même, parfois, que l'on garde certaines choses pour nous, parce que, nous aussi, on a envie… non, *besoin*… on a besoin, de vous protéger.

Soyez honnêtes : si on vous expliquait que l'on a contracté un parasite en buvant de l'eau douteuse alors que l'on se trouve à 12'000 kilomètres de vous, que l'on a dû passer la nuit le couteau à la main parce que l'on avait peur pour notre sécurité, que l'on s'est perdu(e) en randonnée dans le désert et qu'on a dû escalader une paroi rocheuse pour retrouver notre route, ou que l'on a dû s'improviser médecin et pratiquer une chirurgie sur notre jambe avec un couteau suisse et une bouteille de tequila pour cautériser une plaie qui commençait à s'infecter… Vous feriez quoi ?

Vous vous inquiéteriez et vous proposeriez de nous faire rapatrier, de nous envoyer de l'argent, voire de venir nous chercher vous-même. Mais surtout, vous n'en dormiriez plus la nuit, vous auriez des angoisses la journée, une boule à l'estomac jusqu'au prochain appel de notre part. Concrètement, vous ne pouvez rien faire pour nous à distance. Vous parler de nos mésaventures ne servirait donc qu'à vous inquiéter, sans vous offrir la possibilité d'agir.

Ce qu'on ne vous dira probablement jamais non plus, c'est que même si on passe des moments incroyables, dont nous nous souviendrons pour le reste de notre vie, à certains moments, on a le mal du pays et vous nous manquez. Beaucoup.

On a beau vivre notre rêve, parfois, on a juste besoin d'entendre votre voix. Mais avec le décalage horaire, c'est le milieu de la nuit pour vous, alors on assume nos choix, seul(e) et on se montre fort(e). Il nous arrive aussi de pleurer, mais c'est souvent un trop plein d'émotions, et tout est oublié le lendemain matin.

Alors, comme vous nous l'avez si souvent, et si justement, répété durant notre enfance et notre jeunesse : Faites-vous confiance ! C'est à votre tour de croire en vous.

Vous avez fait du bon travail avec nous, vous nous avez élevé(e)s de manière à nous rendre fort(e)s, indépendant(e)s et débrouillard(e)s. On connait nos limites et on trouvera toujours une solution pour s'en sortir sans trop de casse. Et si l'on se rend compte que la situation n'est pas gérable seul(e) et qu'on a besoin de votre aide, on vous en parlera. C'est promis.

Offrez-nous cette dernière leçon de vie. Permettez-nous de réaliser à quel point nous sommes capables, et laissez-nous vous rendre fier(e)s d'avoir réussi sans votre intervention.

Mon père a instauré le « pas de nouvelles, bonnes nouvelles » lorsque j'étais petite et, force est de constater qu'il avait raison. Aujourd'hui, mes parents savent que si je ne les contacte pas, c'est que tout va bien.

J'essaie quand même de poster une photo sur les réseaux sociaux tous les deux ou trois jours, histoire de prouver que je suis toujours entière et en vie, mais il m'arrive de passer une semaine entière sans me connecter.

Je ne dis pas que c'est facile à vivre pour ma Maman, mais elle a eu la preuve, en 2018, que je la préviens lorsque la situation devient critique. J'en parlerai plus en détail lorsque je raconterai mon voyage en Scandinavie.

TIME

TO WANDER

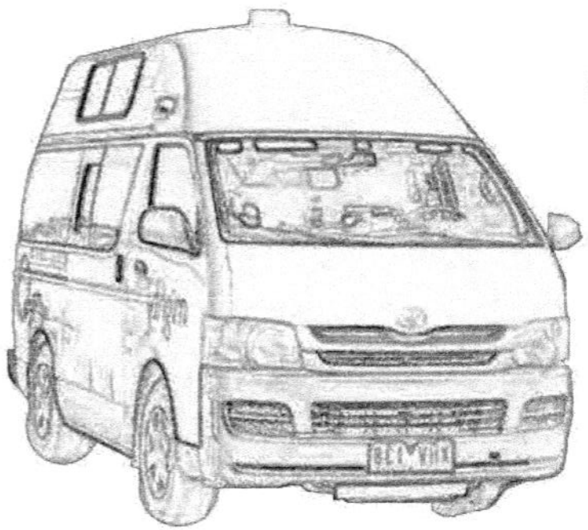

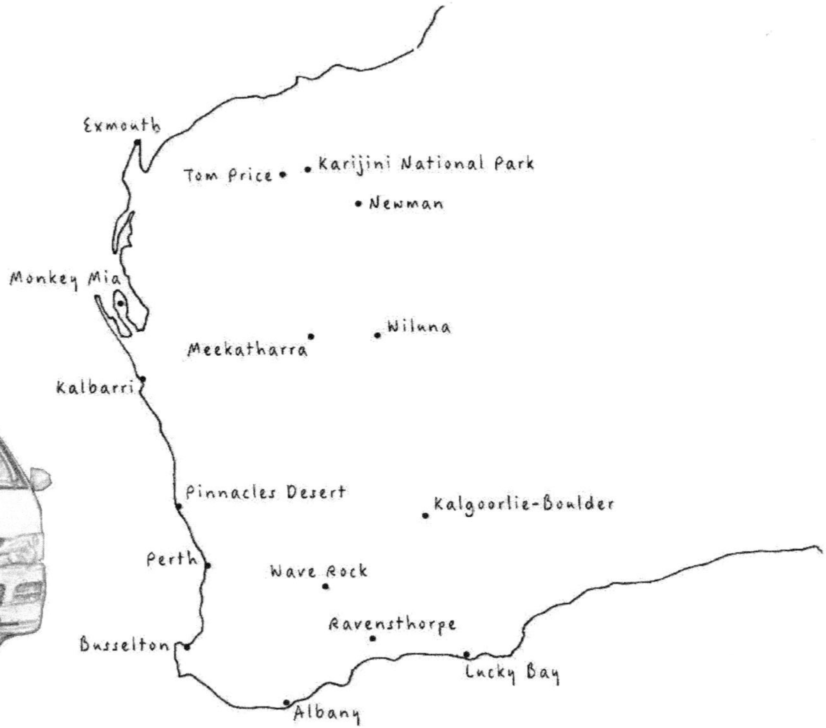

JV

7

TIME TO WANDER

Après mon retour du Pérou, j'achète un scooter d'occasion. Mes parents rigolent toujours en disant que tout ce qui a deux roues n'est pas fait pour moi. J'aurais peut-être mieux fait de les écouter dès le départ car, dans le top trois des accidents stupides que j'ai eus en deux roues figurent : le jour où je suis tombée de vélo en heurtant un caillou, le jour où je suis passée par-dessus le guidon de ma trottinette parce qu'il y avait un trou dans la chaussée (j'avais 31 ans...) et le jour où je me suis cassée la jambe parce que « j'ai planté les freins de mon scooter dans un virage en descente mais que je n'ai pas pu reprendre équilibre sur ma jambe car j'avais décidé de mettre des talons aiguilles de 15 cm ».

Je crois que la dernière phrase parle d'elle-même. Le scooter m'est tombé dessus et a, au passage, fracturé ma rotule et mon tibia. Résultat : Six mois de béquilles, de rééducation et de patience. Adieu le séjour humanitaire sénégalais.

Le point négatif, c'est qu'il me faut trouver rapidement un nouvel appartement, puisque celui dans lequel je vis est une sous-location et que je dois le rendre pile pour la date de mon départ initial au Sénégal. Le point positif, c'est que cette pause forcée va me permettre de planifier mon prochain voyage.

Le divorce est prononcé 3 semaines après mon accident. Emballé c'est pesé ! J'avais déjà entrepris les démarches pour récupérer mon nom de jeune fille. En outre, comme je ne demande pas de pension et que je lui laisse tous nos biens communs, il n'y a pas matière à tergiverser. Certains diront que c'est dommage. Moi, j'ai estimé que ma liberté avait plus de valeur que quelques biens matériels. J'ai préféré un divorce rapide à une bataille d'avocats, qui aurait duré des années.

Je passe le Nouvel-An 2013-2014 seule chez moi. J'en ai besoin. J'ai réellement besoin de passer ce cap seule. Nouvelle année, nouvelle vie, nouveau départ. Pâtes aux morilles et Champagne. Je suis heureuse, je n'ai besoin de personne. Je trinque à ça. 00h03, extinction des feux, l'année 2014 s'annonce chargée.

Avril 2014, j'emménage dans un nouvel appartement. Il fait le double de taille de celui que je viens de quitter. J'ai 75 m2 pour moi toute seule. Deux chambres, un immense salon, un balcon, le rêve. C'est mon premier « chez moi », à moi toute seule. Je peux le décorer à ma guise. Alors, je choisis de peindre les murs en orange, comme la couleur du sol en Australie.

L'Australie. Le doux parfum des eucalyptus hante encore mes rêves. Ses grands espaces, sa mentalité, sa qualité de vie... Ce pays m'a envoutée. Et si je partais m'y établir définitivement ? L'idée ne cesse tourner en boucle dans un coin de ma tête depuis que j'en suis rentrée, la dernière fois.

Je viens de me faire tatouer la citation de Confucius « *We have two lives, and the second begins when we realize we only have one* », tirée du livre *Le Bonheur selon Confucius*. Oui, j'ai lu le livre, je ne me contente pas de trouver mes citations sur *Facebook*. En français, ça donne : *Nous avons deux vies et la seconde commence lorsque nous réalisons que nous n'en avons qu'une.*

Ma deuxième vie, c'est maintenant. Je pars en Australie ! Pas pour y vivre (pas tout de suite en tout cas), mais pour décider, une fois pour toutes, si ma place est là-bas ou non. Car si je choisis de m'expatrier, il faut le faire rapidement. Les formalités d'immigration se durcissent grandement à partir de l'âge de 30 ans révolus (j'en ai déjà 28).

Je dresse la liste de tout ce que je veux voir, faire, découvrir, expérimenter. Cette fois, j'irai en Western Australia, le territoire le plus sauvage de l'Australie, celui qui m'attire depuis toujours. Petite, j'avais une grand-tante qui était partie vivre à Perth, sur la côte Ouest australienne. Elle nous envoyait de temps en temps des cartes postales avec, sur chacune d'entre elles, des paysages plus majestueux les uns que les autres. De la curiosité à l'émerveillement, la petite fille que j'étais fit une promesse à sa version adulte : un jour, je prendrai moi-même ces photos ! Quinze ans plus tard, me voilà en train de contacter mon voyagiste.

Billets en poche (ou plutôt dans ma boîte mail), visa validé, il ne me reste plus qu'à récupérer suffisamment de force et de mobilité pour profiter à fond de ce voyage qui s'annonce inoubliable. De quoi me donner une bonne source de motivation durant mes séances de rééducation.

Septembre 2014. J'attends que l'hôtesse ouvre la porte de l'avion dans lequel je me trouve, m'apprêtant à fouler le sol de ce pays continent pour la troisième fois. *Straya*, le *Down Under*, l'Australie. Je m'apprête à réaliser mon rêve. J'ai emporté pour tout bagage une grosse valise et mon sac à dos que j'ai baptisé Kenny, en référence à *South Park*, parce qu'il est toujours tellement plein à craquer qu'on dirait le personnage du dessin animé avec sa capuche.

Une fois les sécurités de l'aéroport de Perth franchies, je me dirige vers les taxis. Après un voyage de 27h00, je n'ai pas envie d'en passer encore deux dans les transports en commun.

Je dépose mes affaires de ma chambre, située dans un petit hôtel sans prétention du centre-ville. J'ai prévu d'y passer deux nuits. Ce soir-là, entre le voyage et le décalage horaire, je suis exténuée. Une bonne nuit de sommeil et le *jetlag* sera encaissé.

Stratégie payante. Le lendemain matin, je me réveille aux alentours de 7h00, débordante d'énergie. Je m'offre un petit avant-goût de ma potentielle vie australienne. J'enfile un short, un débardeur et mes baskets de course (elles sont vieilles, alors je les ai emportées pour les « finir » en randonnée dans le *bush*). Départ pour un jogging de 8 kilomètres le long de la Swan River.

Je me jette ensuite sur le buffet du petit-déjeuner et recouvre mes toasts d'épaisses couches de *Vegemite*, une pâte à tartiner brune, assez salée et fabriquée à base d'extrait de levure, typique du pays. Immangeable pour les touristes, incontournable pour les Australiens. Moi, j'en suis tombée amoureuse durant mon premier séjour.

Mon festin terminé, il est temps de partir découvrir la ville. Je commence par acheter une carte téléphonique prépayée, avec un forfait internet mobile, pour avoir du réseau lorsque je quitterai la ville et qu'il n'y aura plus de wifi. En 2014, les « packs de données à l'étranger » coûtent encore horriblement cher via les opérateurs européens. Ma nouvelle puce installée dans mon téléphone, j'envoie un message *Whatsapp* à mes parents, pour leur dire que tout va bien et leur communiquer mon nouveau numéro.

Je réalise alors que je n'ai pas fumé depuis mon départ de Genève. Un petit exploit personnel, que j'hésite à poursuivre, puisque je suis sur une bonne lancée. Et puis, je me souviens de tout ce que j'ai traversé, émotionnellement et psychologiquement, la dernière fois que j'ai arrêté et je réalise que je n'ai pas envie de gâcher mon séjour avec ça.

Il faut dire que j'aime fumer. J'aime la sensation de détente que je ressens lors de la première bouffée. J'aime l'idée de fumer, assise devant un feu de camp, couchée sur le toit du Van en contemplant la voie lactée, ou seule sur une plage, face à l'océan Indien. Non. Je n'ai pas envie de me priver de ces moments-là. Et puis il va y avoir la route. Des milliers de kilomètres à conduire seule, sur des routes plus monotones les unes que les autres. Les pauses cigarettes seront une excellente excuse pour me forcer à m'arrêter toutes les deux heures. Je prends la décision d'arrêter, à mon retour.

C'est là que je découvre qu'en Australie, on ne fume pas où l'on veut (dans les grandes villes hein, pas dans le désert). Si en Europe, on a des « zones non-fumeurs », là-bas, ils ont créé des « zones fumeurs ». Le concept est simple : les gens n'ont le droit de fumer que dans des zones bien délimitées par un marquage au sol. Même en étant fumeuse, j'ai trouvé l'idée géniale. Aujourd'hui, j'ai définitivement abandonné cette mauvaise habitude, et il est vrai que je trouve détestable de devoir subir l'odeur de la cigarette des gens que je croise dans la rue.

Je flâne un peu dans William Street avant de dévaliser le stand de sushis à l'emporter. Repue, je pars ensuite me balader à Kings Park et Botanic Garden. En fin de journée, je retourne au bord de la Swan River et prends le bateau pour traverser la baie. Martial, l'un des cousins de mon Papa, parti vivre à Perth il y a plus de 30 ans, m'attend au débarcadère sur l'autre berge, avec sa compagne et les enfants de cette dernière. Nous avons échangé beaucoup de messages grâce à

Facebook ces dernières semaines, et il m'a proposé de faire connaissance en mangeant ensemble dans le quartier de Fremantle.

Nous commençons par une visite de brasserie, avec dégustation de bière, *off course*. Puis nous continuons la soirée autour d'une énorme pizza. Lorsque Martial s'est chargé de parler au serveur, je n'ai pas compris pourquoi il commandait seulement deux pizzas pour cinq. Et puis, en voyant arriver les plateaux, j'ai vite réalisé qu'ici, les habitudes sont différentes. La taille d'une seule pizza est si généreuse qu'elle peut nourrir aisément trois personnes.

En outre, lorsque je le vois sortir une bouteille de vin de son sac à dos, je me rappelle un détail que j'avais oublié sur l'Australie. Ici, la règlementation sur la vente d'alcool est légèrement différente de la nôtre et si le restaurateur n'a pas de licence, il peut inscrire les lettres *BYO* (*Bring Your Own – Apporte la tienne*) sur sa devanture, ce qui autorise le consommateur à apporter sa propre bouteille de vin. *Original, non ?*

Nous passons une merveilleuse soirée. J'ai l'impression qu'on se connait depuis toujours et que je retrouve un vieil ami. Je regagne ma chambre avec la promesse de nous revoir le lendemain, chez lui, pour un dernier café avant que je prenne la route pour l'intérieur des terres.

Lorsque j'étais petite, mon grand-père maternel m'avait offert le camping-car *Barbie*. Ma Maman peut en témoigner, c'est certainement le jouet avec lequel j'ai passé le plus de temps. J'aimais l'idée de liberté qui était suggérée par le véhicule. Avec moi, *Barbie* à fait 14 fois le tour du monde. Je crois même qu'elle a visité la lune, une fois ou l'autre.

Il y a quelques mois, j'ai retrouvé une photo sur laquelle je dois être âgée d'une année ou deux. Je suis assise à califourchon sur une tortue à roulettes. Je tracte une luge en bois, sur laquelle j'ai entreposé toutes mes peluches. J'avais décidé de partir à l'aventure.

Revenons à Perth. Je me lève de bonne heure (et de bonne humeur). Direction l'agence de location. Je signe les formulaires à la hâte et prends possession de ce qui sera mon chez-moi pour les cinq semaines à venir. Me voici au volant d'un Van aménagé, petit et vétuste, exactement comme je le désirais. Je suis si pressée de démarrer mon périple que je n'écoute pas les instructions que l'on me donne concernant le fonctionnement de l'électricité, ni pour la bonbonne de gaz pour la cuisine et du frigo. Je me dis que ça ne doit pas être bien compliqué et que je me débrouillerai toute seule. Je tourne la clé et enclenche le moteur ... frisson d'excitation : j'y suis !

La conduite à gauche ne m'a jamais perturbée et me revient presque naturellement. Je file chez *Woolworths*, la chaine de supermarchés nationale. Depuis Genève avant le décollage, j'avais pris soin de commander mes courses dans le *drive* le plus proche, afin de ne pas perdre de temps inutilement et pouvoir regagner au plus vite les terres sauvages que j'affectionne tant.

Comme convenu, je passe prendre le café chez Martial. Suite à nos échanges de la veille au soir, il a préparé à mon attention un énorme livre constitué de cartes routières de *l'Outback*. Apparemment, mes plans imprimés sur *GoogleMap* ne semblent pas suffisants à ses yeux. J'ai beau lui répondre que de toute façon, là où j'ai prévu d'aller, il n'y a qu'une seule route, et qu'elle va toujours tout droit, il insiste, en argumentant que, lui vit ici et qu'il sait de quoi il parle. Il me prête également deux jerricans, qu'il insiste pour que je remplisse « en ville, tant que l'essence est encore à un prix abordable ». Puis, il note l'itinéraire (très approximatif) que j'ai prévu d'emprunter, ainsi que la date de mon billet de retour et mon numéro de téléphone australien.

Martial me fait encore quelques recommandations, comme le fait de me méfier du coucher du soleil, car ici il n'y a pas de montagnes et de ce fait, la nuit tombe très vite, et de bien vérifier qu'il n'y ait « personne » dans mes chaussures le matin avant de les enfiler.

Le moment des adieux arrive. Nous convenons de nous retrouver dans un mois, à quelques centaines de kilomètres plus au nord le long de la côte. Il y sera en vacances dans un camping avec sa famille.

Cette fois, c'est Le Grand Départ. A cet instant précis, je débute une aventure qui va bouleverser ma vie. D'une manière ou d'une autre, rien ne sera plus comme avant à partir de ... trois, deux, un... Maintenant ! Youhouhou !! A moi la liberté, à moi la Vie !

A force de trainer et discuter, je roule moins de trois heures ce jour-là. Martial avait raison, le soleil se couche vite. Je me fais avoir. Comme il est interdit de rouler de nuit avec un véhicule de location en Australie (à cause des risques élevés d'accident avec un animal sauvage), je dois trouver un endroit en urgence pour attendre les premières lueurs du jour. Ce sera donc une aire de repos au bord de l'autoroute. Pas très glamour, mais gratuit et sécurisé.

A présent qu'il fait nuit, je regrette de ne pas avoir écouté les explications de l'agence de location. Notamment sur la manière d'enclencher la batterie qui gère l'éclairage et l'électricité à l'arrêt. Mais il en faut plus pour entamer mon moral et gâcher ma première nuit dans le Van. Je m'éclaire à la lumière de ma lampe-torche et je mange un sandwich à base de fromage à tartiner, étalé avec mon couteau de randonnée. Mon festin terminé, j'installe le lit comme je peux et y dépose mon sac de couchage. Tant pis pour le brossage de dents, je m'occuperai de ça demain matin. La douche aussi. Puisqu'il n'y a rien à faire, autant me coucher tôt et profiter pleinement de la journée à venir.

Sauf que voilà. Dormir seule, dans un Van, sur une aire de repos d'autoroute, ça demande un peu d'entrainement. Chaque portière qui claque m'interpelle. J'analyse les voix autour de moi pour savoir si elles se rapprochent ou non. Je suis en alerte. Contre quoi ? Je ne sais pas vraiment, mais je ne suis pas tranquille. *Et si quelqu'un de mal intentionné avait repéré que je suis seule et qu'il attendait justement que je m'endorme pour se rapprocher ? Mais non. Calme-toi, tu te fais des films ma pauvre fille.*

L'horloge tourne, le va-et-vient se fait moins présent. Je commence à m'endormir lorsque du bruit attire une nouvelle fois mon attention. J'entrebâille un rideau et éclaire le parking. Rien. J'éteins ma lampe. Re-bruit. Re-éclairage. La voiture à l'autre bout du parking me fait à présent des appels de phares. Je viens de comprendre !

Je dois être sur l'un de ces parkings utilisés pour les rencontres coquines et éphémères. Et le mec en face pense que je lui code un message avec ma lampe. Bon. Ça explique bien des choses. Je vérifie que le verrouillage centralisé et l'alarme sont branchés, que tous les rideaux sont tirés, puis me recouche et m'endors, sans demander mon reste.

Je me réveille avec les premiers rayons du soleil. Quel bonheur ! J'avale un petit-déjeuner en quatrième vitesse (une banane et une brique de jus de fruit) et prends la direction de Busselton, célèbre pour sa jetée en pieux de bois. D'après les Australiens, c'est la plus longue de l'hémisphère sud. Il faut savoir que les Australiens aiment détenir des records. Et lorsque le record mondial n'est pas disponible, ils ajoutent volontiers « de l'hémisphère sud » au titre qu'ils convoitent. Quoi qu'il en soit, la Busselton Jetty mesure 1'841 mètres de long et a été construite en 1864. Un observatoire du monde sous-marin a également été construit au bout de la jetée et est accessible au public.

Je passe environ deux heures sur place. Je prends des photos des quatre célèbres maisons en bois au début de la jetée, puis choisis de la parcourir à pied, pour me dégourdir les jambes et profiter de la vue. Après tout, mon prochain rendez-vous n'a lieu que dans un mois et d'ici là... je suis libre ! Plus libre que je ne l'ai jamais été dans ma vie. Je n'ai rien de prévu. Rien ! J'ai encore de la peine à réaliser ce que je vis.

Avant de repartir, je profite de prendre une douche dans les cabines au bord de la plage. Sans nul doute l'une des pires douches de ma vie. L'eau était glacée, le sol crasseux, mais une douche, qui plus est gratuite, ne se refuse pas quand on voyage en Van, en Australie. Car on ne sait jamais quand aura lieu la prochaine.

Je continue à longer la côte et m'arrête prendre quelques photos des plages rocheuses de Yallingup, que m'a chaudement recommandé Martial. J'y croise Pam, une jeune Coréenne (je crois) d'une vingtaine d'années, qui vit à Singapour et qui est actuellement en vacances en Australie avec ses parents. Elle est sympa, nous échangeons quelques mots de politesse et elle propose de me prendre en photo, car elle m'a vu, de loin, utiliser le retardateur de mon appareil à plusieurs reprises.

En fin de journée, je m'installe dans un *campground*, dans la région de Margaret River. Un *campground*, c'est une sorte de camping, généralement dans ou au bord d'un parc national. Mais pas un camping comme chez nous en Europe. Un camping autonome, avec des emplacements plus ou moins délimités, des toilettes (la plupart du temps) sèches et, si tu as de la chance, un espace cuisine avec barbecue et eau courante. Parfois, il y a une douche chauffée à l'énergie solaire.

En échange de ce confort, il y a une boîte aux lettres à l'entrée et des enveloppes pour y déposer le montant correspondant au nombre d'occupants et de nuits. Tout le monde joue le jeu et personne ne vol le contenu des tirelires. Voilà pourquoi j'aime tellement la mentalité de ce pays.

Ce soir, ce sera un emplacement dans l'herbe à l'ombre des arbres, avec table et bancs en bois pour manger et foyer pour faire du feu. Cela me permettra de manger chaud, parce que je n'ai toujours pas pris le temps de chercher comment allumer la bonbonne de gaz et le frigo du Van. J'ai trouvé comment enclencher l'électricité, ça me suffit.

Je pars chercher le bois dont j'ai besoin dans la forêt et reviens les bras chargés de branches bien sèches. Mon feu s'embrase rapidement. J'en profite pour m'ouvrir une *XXXX* (prononcée *Four X*, la bière australienne par excellence) pendant que l'eau chauffe dans ma casserole. J'ai prévu de me faire des pâtes à la sauce tomate. Pas très original, mais ce repas sert de test pour mon équipement. Je l'ai acheté juste avant mon départ et n’ai pas encore eu l’occasion de l’utiliser.

Soudain, j'ai la plus belle surprise de ma journée. Un magnifique kangourou adulte, plus grand que moi, se tient debout à moins de 15 mètres et me fixe. Loin d'être apeurés, nous sommes tous deux fascinés l'un par l'autre. Je suppose qu'il s'agit d'un mâle car, de l'autre côté de la table, près du Van, je découvre une femelle et son petit, occupés à manger ce qu'ils trouvent sur le sol.

Je profite de ce moment, sans faire de bruit et en bougeant le moins possible. Je sais que cet instant ne durera pas. L'eau commence à frémir et lorsqu'elle bout, les gouttes débordantes retombent sur le feu, ce qui produit une épaisse fumée vapeur et fait fuir la petite famille.

Quelques minutes plus tard, une voiture s'installe sur l'emplacement à côté du mien. Je commence par râler, et me fait la remarque à moi-même que le camping est pourtant suffisamment grand pour que ces gens s'installent ailleurs. Ce ne sont pas les espaces libres qui manquent.

Et puis, je me ravise lorsque je vois un couple de jeunes, plus ou moins du même âge que le mien, sortir de leur véhicule et que je les entends parler français. Top ! Des copains pour la soirée. Une chose en entrainant une autre, ils profitent de mon feu pour cuisiner et nous partageons la table en bois pour le repas. J'apprends qu'ils sont en voyage dans le pays pour une année, qu'ils utilisent leur tente de camping pour entreposer leurs affaires durant la nuit et qu'ils dorment dans leur voiture, par confort et sécurité. Ils ont d'ailleurs installé un vieux matelas sur les sièges arrière, qui sont rabattus. Cette solution est beaucoup moins chère que l'achat un Van, car leur budget est assez serré. La fille, qui s'appelle Anne-Laure, fête son anniversaire le lendemain.

Au moment d'aller nous coucher, nous convenons de prendre le petit-déjeuner ensemble le lendemain matin. J'ai prévu de faire une petite surprise à Anne-Laure. J'ai des œufs frais et des croissants à réchauffer, ça devrait lui faire plaisir.

Anne-Laure est aux anges en découvrant mon omelette improvisée et mes croissants noircis par le feu de camp. Même si je ne la reverrai probablement jamais, je suis simplement heureuse d'avoir pu égayer un peu cette journée spéciale pour elle. *Chaque jour, faire la différence dans la vie de quelqu'un.*

Une fois la vaisselle terminée, chacun range ses affaires dans son véhicule avant que l'on ne se dise au revoir et se souhaite, mutuellement, une bonne suite de voyage.

Je n'ai jamais recroisé la route de ce couple. J'ai oublié le prénom du garçon, mais si vous connaissez une fille qui s'appelle Anne-Laure, qui est brune et légèrement plus jeune que moi (elle doit avoir entre 30 et

33 ans aujourd'hui je pense) et qui voyageait en Australie en 2014, faites-lui lire ces quelques lignes, je serais heureuse d'avoir de ses nouvelles.

Mon trajet d'aujourd'hui me mène au Cap Leeuwin, à Augusta. Situé à l'extrême sud-ouest de l'Australie, c'est l'un des trois caps mythiques que les marins franchissent lors des courses à la voile autour du monde. Les deux autres sont le Cap de Bonne-Espérance, en Afrique du Sud et le Cap Horn en Terre de Feu chilienne.

Le Cap Leeuwin est également connu pour être le point de jonction entre l'océan Indien et l'océan Austral. (Pour t'éviter une recherche sur Wikipédia, l'océan Austral commence au 60ème parallèle sud et couvre le continent Antarctique). L'air est frais, très frais. La plage est faite de gros rochers couleur rouille, polis par le temps, le vent et les vagues. Quant à la jonction des océans... et bien... heureusement qu'un panneau indiquait l'emplacement, parce que je n'ai vu strictement aucune différence dans la couleur de l'eau.

Je reprends le Van pour me rendre à un autre point de vue. Tu te souviens lorsque je t'expliquais que le Costa Rica compte, avec l'Australie, les espèces de serpents et d'araignées les plus dangereuses au monde ? Eh bien nous y sommes. A environ 500 mètres du parking, un énorme serpent traverse la route juste devant mes roues. Je ne peux pas l'éviter et roule dessus.

Je plante les freins et sors du véhicule. Bon, ok, quand j'ai dit énorme, ce n'est pas énorme « énorme ». Mais c'est quand même beaucoup plus gros que ceux de chez nous. Le reptile doit bien faire dans les deux mètres de long, pour un diamètre de 5 ou 6 cm. Je m'approche prudemment pour voir s'il est encore en vie et si sa tête est toujours en place.

Pourquoi la tête ? Parce que je veux m'assurer que je n'ai pas un morceau de serpent coincé à l'intérieur du moteur ou du système de ventilation. Il y a peu de risques, mais je n'aimerais pas que ce soit comme les lézards dont la queue repousse et qu'il puisse continuer à vivre avec la tête détachée du corps, remonter dans l'habitacle et improviser un rendez-vous en tête-à-tête avec moi. Ceci n'est pas rationnel, mais c'est le genre de réflexions qui tournent en boucles dans la tête d'une nana qui voyage seule, qui a la phobie des serpents, qui vient d'en écraser un et qui n'a personne pour la rassurer et aller vérifier à sa place que ce fichu serpent n'a pas été décapité !

Je m'approche centimètre par centimètre. Il bouge, ce qui est bon signe. Je le prends en photo pour vérifier, une fois en sécurité, de quelle espèce il s'agit. C'est là que la bestiole en profite pour tenter une attaque furtive et se jette d'un coup dans ma direction, en sifflant, les crochets en avant. Je hurle (même si c'est inutile) et retourne fissa dans mon Van.

Une fois sur le parking, je découvre qu'il s'agit d'un *tiger snake* (serpent-tigre), ce que Martial me confirme rapidement (je lui ai envoyé la photo pour vérifier mes recherches). Le *tiger snake* est un serpent extrêmement venimeux, dont le venin est neurotoxique et mortel pour les humains (mais un anti-venin existe, ouf !). Bref, je suis plutôt refroidie de ma rencontre. Pour me remettre de mes émotions, je sors faire un tour et admirer la vue.

Mais, parce qu'il y a un mais, environ 200 mètres plus loin, je vois (*et je te jure que c'est vrai*) le frère jumeau (ou le cousin) du serpent que je viens d'estropier. Cette fois, il est carrément passé à moins d'un mètre devant mes pieds. Heureusement que je suis en baskets et pas en tongues. Et surtout, heureusement qu'il a filé sans demander son reste et qu'il ne s'est pas retourné contre moi. Re-cri de panique, suivi d'un bon en arrière. C'en est trop. Cet endroit n'est pas fait pour moi.

Je te l'ai dit, je crois aux signes. Deux serpents potentiellement mortels en moins de 10 minutes, l'Univers cherche à me faire comprendre que je dois quitter ce lieu au plus vite. Je remonte dans mon Van, vérifie trois fois qu'aucun serpent ne s'est faufilé par la portière ouverte, et démarre en trombe. Pour l'anecdote, le premier serpent n'a pas dû subir de blessures trop importantes car il n'était plus sur la chaussée lorsque je suis passée, à toute allure, en sens inverse. Grand bien lui fasse, du moment qu'il se tient loin, très loin de moi.

En fin de journée, je m'installe au *campground* de Krankup Cosy Corner East, près de la ville d'Albany. La route pour y accéder est une route carrossable faite de gravier, et d'après mon application *Wikicamp*, le site devrait m'offrir une vue imprenable sur l'océan puisqu'il est situé juste derrière les dunes de sable. Une fois sur place, je découvre avec plaisir que mes informations sont exactes.

Je choisis un emplacement au bord de l'eau, attrape une bière à l'arrière du Van, et fonce profiter du coucher de soleil sur la plage. Pour écrire ce chapitre sur l'Australie, j'ai ressorti l'album photo que j'ai fait à mon retour de voyage, afin de m'assurer de ne pas oublier un passage important ou un détail amusant. C'est ainsi que je suis tombée, presque par hasard sur la photo de mon repas ce soir-là. Attention, tu es prêt(e) ? Au menu de ce banquet culinaire : Du pain pita, tartiné de beurre de cacahuète onctueux, réhaussé que morceaux de cheddar et de thon en boîte. Quelques touches d'avocat grossièrement écrasé viennent agrémenter le tout. Et en guise d'accompagnement, des chips saveur crème et oignons.

Je m'endors bercée par le son des vagues et de l'océan. Ça, ça vaut tous les desserts du monde ! Depuis, c'est ma règle d'or pour le camping et le bivouac : trouver un endroit si grandiose pour y passer la nuit, qu'il se suffise à lui-même.

A Albany, il est possible d'observer les baleines en migration entre les mois de juillet et octobre. Je sais que c'est la fin de la saison. Peut-être même ont-elles déjà repris leur périple, mais je tente ma chance. Hier soir, grâce à la connexion internet de mon téléphone, j'ai trouvé une compagnie qui accepte d'emmener les touristes pour un prix raisonnable et dans le respect des animaux.

Voir des baleines en liberté, c'est sur ma liste « à faire avant 30 ans ». Mais pas n'importe comment. Je refuse de cautionner ces expéditions qui dérangent les animaux en leur tournant autour dix fois par jour, ou qui les attirent en leur jetant de la nourriture. Que ce soit sur terre ou en mer, pour moi, le respect de l'animal et son bien-être passent au premier plan.

J'arrive bien en avance sur le débarcadère à Albany. Les guichets de la compagnie ne sont même pas encore ouverts. J'en profite pour commander un sandwich à l'œuf et un thé bien chaud au comptoir de la petite buvette du port, savourant ainsi mon début de journée dans le calme.

Lorsque je monte à bord du bateau deux heures plus tard, je m'installe immédiatement sur le pont arrière, le meilleur emplacement pour profiter de la vue et prendre des photos. Occupée à installer mon objectif le plus puissant sur mon appareil, je lève machinalement la tête lorsque j'entends une petite voix m'appeler par mon prénom.

Évidemment ! Quoi de plus normal que de croiser une connaissance sur un bateau de tourisme, à l'autre bout de la planète, alors que je n'ai pas d'itinéraire précis pour mon voyage. Je réalise soudain la situation. Debout devant moi, Pam me sourit. Pam, c'est cette fille que j'ai rencontrée quelques jours plus tôt à Yallingup. Elle est aussi surprise que moi de me voir ici. Nous partons en éclats de rire et, cette fois, prenons une photo ensemble, en souvenir de cette seconde rencontre, totalement improbable.

Le bateau nous emmène le long des côtes pour admirer les *sea lions* (la plus grande espèce d'otaries). J'en ai déjà vu à plusieurs reprises, mais je ne me lasse pas de ce spectacle. Puis nous partons en mer, à la recherche des baleines. Malgré plusieurs tentatives infructueuses, nous reviendrons au port bredouilles. Déçu de ne pas avoir rempli sa mission, le capitaine me propose de revenir le lendemain pour retenter ma chance.

Je savais que j'avais moins de chance de voir des baleines avec cette compagnie. Tant pis. Ou tant mieux. C'est un choix que j'ai fait, et je suis en accord avec moi-même.

Je poursuis ma route en direction de la ville d'Esperance en passant par Ravensthorpe et m'arrête dans le parc national de Fitzgerald River. Je passe la nuit au Four Mile campground. Cette aire de camping est située une fois encore, directement au bord de l'eau, en haut de la falaise.

Vers midi ce jour-là, je m'étais mis en tête de tester ma douche solaire. Je l'ai donc remplie d'eau dans une station-service et j'ai posé la poche noire sur le siège passager, à côté de moi dans le Van. Je pensais que les rayons du soleil chaufferaient le tout à travers le pare-brise.

Comme je ne suis pas seule dans le campement, j'enfile mon maillot de bain, accroche ma douche à un arbre derrière le camion et, armée de mon courage et de mon savon biodégradable, ouvre gaiement le robinet, excitée à l'idée de sentir l'eau chaude couler sur ma peau. Je suis si enthousiaste que je débute par mes cheveux, qui n'ont pas été lavés depuis plusieurs jours et commencent à être recouverts du sel contenu dans les embruns.

Note à moi-même n°1 : la douche solaire ne chauffe pas à travers un pare-brise. Note à moi-même n°2 : toujours vérifier la température de l'eau avant de s'asperger généreusement l'ensemble du corps, surtout lorsque le soleil se couche et qu'il commence à faire froid.

A défaut d'être détendue, je suis au moins revigorée. Je me dirige vers les barbecues et l'espace cuisine mis à disposition des campeurs. Occupée à préparer mes fameuses pâtes sauce tomate, courgettes, oignons, champignons, je fais la connaissance d'un couple de retraités néo-zélandais, en vacances en Australie avec leur Camping-Car. Ces derniers m'invitent à m'asseoir à leur table pour profiter d'un moment de convivialité. Ils sont admiratifs de me voir ici, seule, sans véritable autre projet que celui de profiter de la vie et du moment présent. Nous échangeons deux bonnes heures sur les différences culturelles entre l'Australie et la Nouvelle-Zélande, ainsi que sur la culture en Suisse.

Il faut dire qu'ils ont plutôt l'habitude de croiser des *backpackers* français et que ces derniers ont mauvaise presse de ce côté-ci de la planète. C'est d'ailleurs eux qui ont inspiré l'expression *French Shopping* en Australie. Expression qui signifie « vol à la tire ». Je te laisse méditer sur le comportement déplorable qui a pu donner son nom à de telles pratiques.

Le matin suivant, j'emporte mon petit-déjeuner sur la plage. Quel régal de pouvoir savourer mes tartines et ma tasse de thé, assise dans le sable, seule, en admirant l'océan à perte de vue. Une heure plus tard, je roule en direction d'Esperance. Le nom de cette ville avait quelque chose de symbolique à mes yeux.

La route ne devrait pas être trop difficile. Le GPS m'indique que je dois tourner à gauche dans... 183 kilomètres. Une fois arrivée à Esperance, je profite de m'arrêter au supermarché pour acheter quelques produits frais, sachant que je passerai les jours à venir dans le parc national de Cap Le Grand. Je me rappelle avoir acheté des saucisses, des champignons et un paquet de petit-pois surgelés. Les informations que ma mémoire choisit de sélectionner et d'archiver me surprendront toujours. J'ai vécu des centaines de moments incroyables durant ce *roadtrip*, mais je me souviens du paquet de petit-pois.

Le parc national de Cap Le Grand, c'est Martial qui m'en a parlé. Et plus particulièrement de la plage de Lucky Bay. La fameuse plage de sable blanc sur laquelle on croise régulièrement des kangourous, allongés sur le sable pour profiter du soleil.

Lorsque j'arrive au *campground* pour m'y installer, le *ranger* du coin, qui doit avoir environ 30 ans, croit flairer la bonne affaire (*moi*) et insiste assez lourdement pour me faire découvrir les environs. D'après-lui, la zone n'est pas très sûre. *Mec, je viens d'Europe, le seul danger que j'identifie ici, c'est Toi.* Face à mon refus catégorique, il me propose de nous retrouver un peu plus tard sur la plage pour l'apéro. Nouveau refus de ma part, beaucoup plus sec cette fois-ci. *Non mais oh ! C'est pas parce que je suis une nana que je suis forcément à la recherche d'un peu de chaleur humaine. Si j'ai froid la nuit, j'ai un sac de couchage rembourré !* Sur ce, je tourne les talons, et vaque à mes occupations.

Une fois mes affaires installées pour la nuit, je vais me promener sur la plage. Ce bobet (*terme suisse pour désigner un idiot*) de ranger m'a au moins donné une bonne idée. J'emporte dans mon sac à dos de la bière et des chips (*pour une personne*).

La plage de Lucky Bay est tout simplement paradisiaque. Le ciel est bleu azur et le sable, blanc, est si fin que l'on dirait du sucre-glace. Je commence à avoir vu un peu de pays, comme on dit, et pourtant, je n'ai encore jamais rien vu de tel. D'ailleurs, ce sable fait un bruit étrange et assez rigolo lorsque j'y enfonce mes pieds pour marcher.

Au départ, j'avais envisagé de me baigner. Mais j'avais oublié un détail d'importance. Fin septembre, c'est le début du printemps ici. Et je me trouve au bord de l'océan austral. Ce qui veut également dire qu'il n'y a plus rien entre moi, sur cette plage, et l'Antarctique, 3'683 kilomètres plus loin.

3'600 kilomètres, c'est la distance qui sépare Genève de Niamey, au Niger, Paris de Tombouctou au Mali, Bruxelles de Nuuk, la capitale du Groenland ou encore New York de Las Vegas. 3'600 kilomètres, c'est beaucoup et si peu à la fois. 3'600 kilomètres, ce n'est en tout cas pas suffisant pour réchauffer, ni le vent, ni l'eau. Les deux ont une température glaciale.

Qu'importe. Je suis seule sur cette plage tout droit sortie d'un rêve. Je me sens heureuse, reconnaissante, libre et... vivante ! Oui, c'est ça. C'est le mot. Je suis vivante ! Pour la première fois depuis des mois, je me sens profondément vivante.

Je viens de traverser, ces deux dernières années, l'épreuve la plus difficile de ma vie. J'en suis sortie cabossée, certes, au sens propre comme au figuré, mais je m'en suis sortie. J'ai retrouvé confiance en moi, j'ai reconstruit ma vie en partant de zéro, je suis plus forte que je ne l'ai jamais été. Je suis maîtresse de mon destin. Le monde est à moi et il me tend les bras.

Le monde est à moi. Cette phrase résonne dans ma tête. J'ai envie de crier ma joie. Je le fais ! Après tout, même si quelqu'un me voit et me juge, je n'en ai strictement rien à faire. J'ai envie d'immortaliser ce moment, car je sais, je sens, que je viens de franchir une nouvelle étape intérieure. Je cale mon appareil photo entre mon sac et mes chaussures, enclenche le retardateur en mode rafale, et je cours. Je cours, je danse, je saute, je tourne sur moi-même. Je me laisse aller aux vagues d'euphorie qui parcourent mon corps. Je me libère de toute la tension accumulée. Je laisse exulter mon allégresse.

Et puis, doucement, je me calme. Je me sens apaisée. Je décide alors de faire une photo de dos, le regard tourné vers l'océan, les bras au-dessus de ma tête, comme pour accueillir tout ce que la vie a à m'offrir. Cette pose, tu la connais forcément si tu as déjà regardé mes photos sur les réseaux sociaux. C'est devenu ma photo signature, celle des grands moments de ma vie. Ces moments que je veux garder en mémoire, parce que je m'y suis sentie aussi libre et heureuse que sur cette plage de Lucky-Bay. Voilà pourquoi je l'aime tant et surtout, voilà ce qu'elle signifie pour moi. *Le monde est à moi.*

En relisant ce que je viens d'écrire, un détail m'interpelle. Le nom de la plage : Lucky Bay. Il m'aura fallu près de sept ans pour comprendre la « coïncidence ». C'était pourtant tellement évident. Elle ne pouvait pas porter un autre nom, ma plage du bonheur. Définition de *Lucky : having good things happen to you (by chance).* En français : avoir de bonnes choses qui nous arrivent.

J'ai sûrement faire fuir tous les kangourous à 10 kilomètres à la ronde, mais j'ai vécu un moment inoubliable. Lorsque le soleil commence à descendre à l'horizon, je retourne au campement. Juste avant de regagner le parking, je tombe nez à nez avec une femelle kangourou, occupée à chercher quelques brins d'herbe frais pour se nourrir. En me penchant, j'aperçois son petit, blotti bien au chaud dans la poche ventrale de sa maman, dont seules les oreilles et la frimousse dépassent pour découvrir le monde qui l'entoure. Je suis attendrie par la scène et passe un long moment à les observer.

En sortant de la douche, je réalise que mes pieds et mes jambes ont changé de couleur. Il était vraiment temps que je me lave. Je sens également l'odeur du savon sur ma peau et dans mes cheveux, ce qui me laisse imaginer l'odeur que je devais dégager quelques minutes plus tôt et à laquelle je m'étais habituée. Ce *ranger* devait vraiment se sentir seul.

A la tombée de la nuit, avant d'aller me coucher, je fais une dernière sortie nocturne, histoire de ne pas être réveillée par ma vessie trop tôt le lendemain matin (je vais au pipi-room quoi). Je sors, la lampe de poche à la main, et ferme la porte coulissante du Van derrière moi. Je réalise au même moment que les clés sont à l'intérieur, et que j'avais déjà fermé le véhicule avec l'alarme pour la nuit. Me voilà coincée à l'extérieur. La perspective de dormir dehors avec les *redback* (l'araignée veuve noire à dos rouge dont j'ai déjà parlé) et les serpents ne m'enchante pas. Cela dit, l'idée de devoir aller frapper à la porte du *ranger* m'enchante encore moins !

Chacun ses priorités tu me diras, mais vu que la situation n'allait pas se régler d'elle-même, j'ai commencé par faire ce pour quoi je m'étais retrouvée là au départ. S'affoler ne sert strictement à rien, quel que soit le problème.

De retour devant mon Van fermé à clé, je réfléchis. J'ai envisagé de casser une vitre, mais cela m'aurait forcée à retourner dans une grande ville pour faire effectuer les réparations et m'aurait fait perdre une bonne semaine. J'aurais aussi pu crocheter la serrure avec une baleine de soutien-gorge comme dans les films, mais pour cela il aurait fallu que j'en porte un… et puis, je me suis souvenue que, derrière la moustiquaire, j'avais laissé la vitre ouverte.

J'ai donc tenté, tant bien que mal, de démonter la moustiquaire en question. Après une bonne demi-heure d'efforts, un angle est légèrement dégagé. Je demande alors à mes voisins s'ils n'auraient pas un objet à me prêter, suffisamment long pour que je « pêche » mes clés à l'intérieur.

C'est dans ces moments-là que je me dis que l'Univers à un sacré sens de l'humour. Car c'est bien une famille de pêcheurs allemande qui campe près de moi ce soir-là. Le père est venu avec sa canne à pêche et le plus gros hameçon dont il dispose. Son plus jeune fils, très amusé de la situation, le guide, le visage collé à la fenêtre. En moins de deux minutes, ils me tendent mes clés, avec de larges sourires.

Réveil très matinal pour admirer le lever de soleil sur la plage. Je ne me lasse pas de ce spectacle. Toujours pas de kangourous à l'horizon en guise de *breaky mates*, mais une sensation de plénitude qui, à elle seule, justifie de se lever avant l'aube. Dans ces moments, je m'assieds face à l'immensité qui s'offre devant moi et je fais le vide dans mon esprit. Je me concentre sur le vent qui caresse mon visage, sur le soleil qui réchauffe petit à petit ma peau, sur le sable qui s'écoule doucement entre mes doigts. Je vis le moment présent, pleinement, sans plus m'inquiéter ni du passé, ni de l'avenir. Seul existe cet instant de communion entre moi et *le Tout*.

En faisant quelques recherches sur internet pour la suite de ce livre, je viens de découvrir qu'il y a des « champions du monde » (référence au film *Le dîner de cons*) qui ont réussi à installer une buvette de plage sur celle de Lucky Bay. Est-ce si difficile de respecter la nature et de la laisser en paix ? L'appât du gain est-il à ce point devenu essentiel pour notre société de consommation qu'il faille détruire absolument tous les écosystèmes ? Je m'égare, mais là, je suis vraiment énervée. C'est un parc national, nom de nom !

Je change de campement pour la nuit suivante. Le parc national est grand et j'ai envie de le découvrir. Je commence par me rendre à l'autre bout de la plage, et descends le long des blocs de granit. Là, sur une roche, je découvre un drôle de petit poisson, sans doute déposé par la marée ou par une vague un peu trop forte. Il est tout rond, de la taille d'une mandarine, avec une petite trompe et de grands yeux. J'hésite à le prendre dans la main. De toute façon, il est mort depuis longtemps puisque la pierre autour de lui est sèche. Et puis je me ravise, me rappelant qu'en Australie, tout être vivant est potentiellement, et jusqu'à preuve du contraire, mortel.

Martial me confirmera quelques jours plus tard, lorsque j'aurai à nouveau du réseau pour lui envoyer une photo, qu'il s'agissait probablement d'un diodon, l'un de ces poissons qui a la capacité de gonfler en cas de stress ou de danger. Mais le diodon ne se contente pas de gonfler. Non ... un animal inoffensif n'existe pas en Australie, je te l'ai dit. Le diodon produit une toxine venimeuse mortelle, qui s'accumule principalement sur sa peau, et dans ses organes. C'est d'ailleurs un cousin du fugu, ce poisson dont raffolent les Japonais.

Je continue mon exploration du parc en m'offrant une petite randonnée en solitaire jusqu'à Little Hellfire (Petit feu de l'Enfer) et Hellfire Bay.

Arrivée à moins de 300 mètres de la crique, un goanna d'1m50 bronze au beau milieu du chemin. Il s'agit d'une sorte de lézard géant, de la famille des varans, que l'on ne trouve bien évidement qu'en Australie, et qui tient plus du dinosaure que de la petite bête sympathique que l'on peut observer sur les murets en été chez nous. Ce sont des reptiles carnivores qui possèdent une mâchoire puissante et cinq longues griffes à chaque patte.

Normalement, le goanna craint les humains et s'enfuit si l'on tente de s'en approcher. Je dis bien « normalement » car le mien n'a pas l'air d'être au courant de cette règle tacite de courtoise. J'esquisse deux ou trois tentatives de rapprochement, le goanna tourne la tête dans ma direction, se redresse, fait deux pas en avant. Dix minutes s'écoulent, la situation ne se débloque pas.

Je sens le stress monter en moi. *Il peut sentir ma peur ce machin ?* Je recule pour lui laisser suffisamment d'espace afin qu'il ne se sente pas menacé. Je pourrais lancer un caillou dans sa direction ? *Bravo Einstein ! Là, c'est sûr qu'il va se sentir agressé et t'attaquer !* Franchement, elle n'en vaut sûrement pas la peine cette crique. Il serait plus sage de faire demi-tour, tant pis. *Hé Ho ! T'as pas traversé la moitié de la planète pour reculer devant un lézard quand même ! Alors tu prends ton courage à deux mains, et tu passes !*

Comme dirait une certaine Nathalie dans *Les Bronzés* : « J'y vais mais j'ai peur ». Je respire un grand coup, et, comme on arrache un pansement, je me lance d'un coup, sans réfléchir. Je contourne l'animal du mieux que je peux, et passe devant lui à toute allure, en courant, en agitant les bras au-dessus de moi et... en hurlant !

Une fois à bonne distance, je me retourne pour vérifier qu'il ne m'a pas suivie. Le goanna s'est contenté de tourner la tête dans ma direction. Il semble amusé de ce qui vient de se passer. Presque fier de lui.

Arrivée sur la plage, je ne peux que me féliciter de ma persévérance. Le décor valait bien cette petite montée d'adrénaline. Je m'imprègne de la quiétude du lieu. Deux heures plus tard, me revoilà sur le chemin, en sens inverse, pour retourner au Van, priant pour que le goanna se soit lassé d'attendre la seconde partie du spectacle que je lui ai offert à l'aller.

Prochain objectif : Wave Rock. Il me faudra parcourir les trois-quarts de la route entre Esperance et Ravensthorpe avant de réaliser que j'effectue le même trajet qu'à l'aller, mais en sens inverse... 187 kilomètres tout de même. 70 kilomètres pour me dire que « *Tiens, ce paysage me rappelle quelque chose* », 40 kilomètres de plus pour me dire que « *En fait, ça ressemble à la route que j'ai déjà prise... C'est dingue comme tous les paysages sont similaires dans cette région* », 20 kilomètres supplémentaires avant un « *Hé mais c'est marrant, les panneaux sont les mêmes aussi...* » et encore 10 kilomètres pour finalement en arriver à « *Mais... en fait... si les paysages sont pareils, les panneaux et le kilométrage aussi... ne serais-je pas en train de revenir sur mes pas ?... J'ai dû me tromper avec le GPS ! ... Ha bah non... En fait, c'est normal* »... Martial n'avait peut-être pas tort en insistant pour que j'emporte ses cartes routières, en fin de compte.

Après 3h30 de route, je commence à chercher un endroit pour passer la nuit. *Wikicamp* me propose un camping à côté d'un *roadhouse* (sorte de relais routier pour les camionneurs, qui fait aussi bar, motel, station-essence, boutique de souvenirs et snack, généralement isolé de tout). Celui-ci ne m'inspire aucune confiance. De plus, je viens de découvrir que je n'ai pas de réseau téléphonique. Je décide de continuer ma route, quitter à rouler de nuit, pour trouver un endroit plus sûr.

Ma réserve de carburant arrivant à un niveau critique, je m'arrête au village suivant, à environ 20 kilomètres. Au moment de payer, on m'informe que l'électricité a été coupée à 100 kilomètres à la ronde, à cause de l'orage électrique qui arrive, ce qui explique, entre autres, le fait que je n'ai plus de réseau.

Pour couronner le tout, le village en question n'en est pas un et je ne peux pas y passer la nuit. Le jour commence à décliner. Il me reste moins de 30 minutes de luminosité. Il faut que je prenne une décision. Continuer à rouler, dormir dans un endroit isolé, sans réseau et avec un orage électrique qui se prépare, sachant que personne ne viendra à mon secours en cas de problème ou tenter ma chance dans le camping précédent, mais avec la garantie de ne pas être seule si la tempête devient trop dangereuse ?

Entre deux maux, je choisis le moindre, et je retourne au *roadhouse*. Je prévois d'aller m'installer directement et de payer mon emplacement au comptoir le lendemain matin, histoire de me faire la plus discrète possible et de ne pas attirer l'attention sur moi.

Mais une fois sur place, une barrière me bloque l'accès. Je suis obligée d'entrer dans le bar. Je prends mon air le plus assuré possible, marche la tête bien droite et d'un pas décidé. Il y a peu de clients, heureusement. J'explique au barman que mon mari attend dans le Van et que nous ne restons que le temps de l'orage. Le bluff à l'air de fonctionner, il encaisse la taxe, puis me donne le code de la barrière et me dit de nous installer où il nous plaira.

Je choisis l'emplacement juste devant le bloc sanitaire, sous le lampadaire et face à la sortie. Le camping est pratiquement vide. Seules trois ou quatre caravanes résidentielles sont occupées. Les résidents sont affairés à préparer leurs repas. J'en profite pour aller me débarbouiller en vitesse. J'embarque mes habits de rechange et une boîte de raviolis à la sauce tomate. Apparemment, il y a une cuisinière à gaz à disposition. Je ne ferai pas la fine bouche ce soir. Je veux juste me nourrir.

La douche est expédiée en moins de 90 secondes. Je me rends ensuite à la « cuisine » et mets mon repas à chauffer. Je fume une cigarette sur le banc situé juste devant. Soudain, sorti de nulle part, un jeune homme de 16 ou 17 ans s'assied à côté de moi et m'en demande une. Je lui tends mon paquet, préférant éviter les histoires. Il essaie d'entamer la conversation, je fais mine de ne pas parler suffisamment anglais pour le comprendre et lui répondre.

Son attitude est étrange. Soit il est simple d'esprit, soit il est saoul comme un cochon. Je ne cherche pas à savoir laquelle des deux versions est la bonne. Ma cigarette terminée, je m'en vais avec ma casserole à la main. J'utilise les baies vitrées du bâtiment pour vérifier ce que fait le nigaud. Il me suit. Je continue sans me retourner. L'important c'est de rester sur mes gardes et d'être prête à réagir. Au pire je peux toujours utiliser ma casserole pour me défendre. Je fais un détour et passe devant l'une des caravanes occupées. Il s'avère que c'est la famille du bonhomme, qui lui ordonne de rappliquer pour les aider. Sauvée !

J'avale mes pâtes, froides, en deux minutes. Il n'est même pas 20h, la nuit va être longue ! Je fume encore quelques cigarettes à la porte du Van, puis trie les photos que j'ai prises et les sauvegarde sur mon *Ipad*.

J'ai un évier dans le Van, ce qui me permet de me laver les dents. Pour les toilettes, hors de question que je retourne là-bas cette nuit ! J'improvise. A la guerre comme à la guerre, je coupe le haut d'une bouteille d'eau vide (depuis, j'ai fait l'acquisition d'un pisse-debout, ce qui est nettement plus pratique).

Mes voisins de campement sont définitivement et irrémédiablement ivres. Ils commencent à se disputer bruyamment, puis violemment. J'entends des cris, des bruits de fracas. Egoïstement, j'espère qu'ils vont rester entre eux. J'ai peur. J'ai vraiment peur.

La pluie s'abat d'un coup sur le camping. Le Van est secoué dans tous les sens à cause des rafales de vent. Les gouttes d'eau font un vacarme assourdissant en venant s'écraser sur la carrosserie. Cette nuit-là, je n'ai pas fermé l'œil jusqu'au petit matin. J'ai attendu de longues heures dans le noir. L'orage s'est calmé vers 2h du matin et la pluie a cessé juste avant le lever du jour. Aux premiers rayons du soleil, je bondis de mon lit et quitte ce camping maudit.

Je roule en direction de la petite ville de Hyden, car c'est là que se trouve la formation rocheuse appelée Wave Rock, en raison de sa forme de vague géante, taillée par le vent et la pluie au fil des siècles. Elle mesure 15 mètres de haut et 110 de long. De quoi se croire réellement au creux de la vague, sans risquer une attaque de requin.

Après une poignée de photos amusantes dans la vague, je monte sur le rocher, pour admirer la vue sur les plaines alentour. Une fois au sommet, la batterie de mon appareil photo me lâche sans prévenir. Je redescends et fais ce que tout bon *backpacker* aurait fait dans ces cas-là. Je me rends aux toilettes de la boutique de souvenirs pour trouver une prise électrique et amorcer ma recharge. Je passe ainsi 30 minutes à même le sol, attendant que le temps passe avant de remonter sur le rocher.

En redescendant de l'autre côté, je découvre alors Hippos Yawn (le bâillement de l'hippopotame). Une grosse pierre en forme de gueule d'hippopotame ouverte. C'est rigolo, j'aime bien. Je profite de l'abri naturel pour me protéger de l'orage qui s'abat maintenant sur le site.

Avant de continuer ma route, je fais une halte devant le garage du coin, pour effectuer moi-même un check rapide du moteur. Je m'apprête à rouler des milliers de kilomètres en plein désert, et je sais que si j'ai un problème mécanique, il me faudra attendre de longues heures avant d'être secourue (voire quelques jours si je n'ai pas de réseau).

J'ouvre le capot pour vérifier le niveau d'huile... pas de moteur ! J'amuse beaucoup le garagiste à vouloir me débrouiller seule, mais il vient tout de même à mon secours. Il m'explique alors très gentiment que sur ce type de véhicule, le moteur se trouve sous le siège conducteur. Il me montre comment y accéder et me laisse ensuite vérifier mon niveau d'huile seule (mais jette tout de même un œil à l'ensemble, au cas où...). D'après lui, tout est OK. Lorsque je lui demande combien je lui dois pour son aide, il me répond que c'est bon ainsi, et qu'il est content de voir une petite nana comme moi avoir envie d'être autonome et d'apprendre. J'achète mon repas du midi dans sa supérette-boulangerie-snack. Un croissant chaud fourré au fromage et au jambon. Un incontournable en Australie.

Je roule maintenant en direction de Kalgoorlie, en longeant le pipeline de Goldfields, l'un des plus grands pipelines permettant le transport d'eau au monde. Il relie Perth à Kalgoorlie, sur plus de 530 kilomètres. Il a été construit dans les années 1900 pour apporter de l'eau potable aux villages éloignés à l'intérieur des terres, colonisés lors de la ruée vers l'or. A cette époque, nombreux furent les rêveurs à venir s'installer dans cette région désertique et les besoins en eaux ont été importants. Le pipeline est toujours en activité aujourd'hui. Ce tube de métal ressemble à un énorme vers de terre, posé au bord de la route.

Moins d'un kilomètre avant d'arriver à Kalgoorlie, un véhicule accidenté et complètement détruit est exposé le long de la chaussée, avec un écriteau indiquant : *Drink Driving Overtaking* (dépassement en conduite en état d'ivresse). Comme l'écrivait *Paris Match* : le poids des mots, le choc des images !

Kalgoorlie est une ville minière, principalement connue pour son or et son nickel et a tenu un rôle majeur auprès des chercheurs d'or. Elle est également la dernière ville avant la célèbre et aride plaine de Nullarbor lorsque l'on traverse l'Australie en train. Aujourd'hui, les mines sont toujours exploitées et, semblerait-il, très rentables. D'ailleurs, la mine appelée Super Pit, la plus grande d'Australie, mesure 3,5 kilomètres de long, 2 kilomètres de large et 600 mètres de profondeur. On raconte que ce trou est si grand que l'on peut le voir depuis l'espace. *Merci pour la planète, bande de nazes !*

Le centre historique a des allures de Western, avec ses vieux bâtiments et ses hôtels-saloons. D'ailleurs, les abords de la ville, plutôt désertiques, sont composés de terre sèche et de vieux buissons. La municipalité propose une aire de stationnement gratuite pour les camping-cars, je n'ai donc pas à chercher un emplacement pour cette nuit. Ce soir-là, je m'offre une chope de bière bien fraiche dans un saloon.

A la réflexion, entrer seule dans un saloon avec mon sac à dos et mon short en jeans n'est certainement pas l'idée de l'année. Surtout dans une ville minière où les hommes sont loin de leur famille durant de longues semaines, voire des mois. Kalgoorlie est réputée pour ses bars dans lesquels les serveuses déambulent en sous-vêtements... Je m'en sortirai en gardant mon aplomb, comme si de rien n'était (alors que tous les regards sont braqués sur moi et que je sens l'ambiance devenir pesante) et en posant mon couteau sur le bar, en signe d'avertissement. C'est quitte ou double, mais je sais que si je montre que j'ai peur, j'ai perdu d'avance. Je vide mon verre assez rapidement, puis quitte les lieux sans me retourner, mais sans montrer non plus que je suis pressée. Une fois dehors, je fais de nombreux détours et arrêts pour regagner mon Van, me servant des devantures de magasins, des vitres de voiture et de tout ce qui affiche un reflet pour vérifier que je ne suis pas suivie.

Le lendemain matin, je prends mon petit-déjeuner au *Macca's* (c'est comme ça que s'appelle le *McDonalds* en Australie). Ce n'est pas terrible, je sais bien, mais j'ai besoin d'un réseau Wifi de qualité (et gratuit) pour passer un appel visio à mes parents. C'est la dernière fois avant plusieurs semaines que je pourrai leur donner des nouvelles de cette manière, alors je saisis l'occasion. Si tu n'as pas encore l'habitude de voyager comme un(e) vrai(e) routard(e), sache que les fastfoods tels que *McDonalds*, *Burger King* et *Starbucks* offrent le Wifi et des prises électriques à leurs clients (pour compenser le fait qu'ils alimentent la déforestation, la pollution mondiale, l'exploitation des êtres humains et des animaux, le réchauffement climatique, le... OK j'arrête). Je commande une formule *Brekkie* (*breakfast* en argot australien) et reçois un thé, une galette de pommes de terre passée à la friteuse, et un pain style muffin anglais servi sous forme de burger avec un œuf au plat cuit des deux côtés (il n'y a qu'en Europe que l'on mange le jaune cru), un steak haché de bœuf, du bacon, du cheddar fondu et du ketchup.

Je flâne encore une petite heure dans les rues, à la recherche d'un souvenir à ramener. C'est ainsi que j'achète un chapeau de paille type *Borsalino* pour 20 dollars. Parce que j'ai tout prévu dans mes bagages, sauf une casquette pour me protéger du soleil. Ce chapeau m'a suivi durant tout le voyage et est aujourd'hui accroché au mur de mon salon. Un bel achat, et de magnifiques souvenirs lorsque je le regarde.

En quittant Kalgoorlie, je suis aux portes de *l'Outback* et de ses terres désertiques. Je me ravitaille une dernière fois en eau et nourriture sèche, remplis mon jerrican de secours, et me lance pour plus de 500 kilomètres, aux portes du Great Victoria Desert, puis du Gibson Desert.

Prochaine destination : le parc national de Karijini, 1'150 kilomètres plus loin. *GoogleMap* m'indique 12h30 de trajet. Il me faudra dormir en route. J'ai le choix entre deux itinéraires. Passer par Wiluna ou par Mount Magnet pour rejoindre la ville de Meekatharra. La seconde option, plébiscitée par les cartes de Martial et par mon GPS, me rallonge le trajet de 300 kilomètres et me fait perdre 4 heures.

D'après les plans, la route entre Wiluna et Meekatharra serait en réalité une piste en terre. Internet n'est pas du même avis et se borne à m'indiquer l'itinéraire par Wiluna. *Bon, les cartes papiers ne doivent plus être à jour*. Je valide l'option Wiluna. L'application m'indique un emplacement de camping et un hôtel sur place. Parfait pour cette nuit, je peux prendre mon temps sur la route et admirer le paysage.

Je croise plusieurs *road trains*, certains mesurant plus de 50 mètres le long. D'abord hésitante, je finis par en dépasser plusieurs. A chaque fois, j'ai droit à un coup de klaxon et un pouce en l'air (*oui un pouce, pas un majeur*), de la part du chauffeur, heureux de croiser une petite blonde dans ces contrées reculées. Arrivée à destination, il est 16h00. Heure à laquelle je réalise que je risque de regretter amèrement l'absence totale de planification dont j'ai fait preuve.

Wiluna n'a rien d'un de ces petits villages fantômes comme on en croise tant le long des *highways* australiennes. Wiluna, c'est le dernier lieu de ravitaillement avant la Canning Stock Route, une piste de terre qui relie le village à la région des Kimberley (le nord-ouest de l'Australie). Elle mesure 1'850 kilomètres, ce qui en fait la plus longue route historique de transit de bétail au monde (je t'avais dit que les Australiens aiment les records). C'est aujourd'hui une piste qui sert de

« terrain de jeu » aux expéditions en 4x4, lesquels s'amusent gaiement à traverser le désert en totale autonomie (eau, nourriture et carburant) sur une période de 10 à 20 jours, profitant au passage de polluer un peu plus la planète.

Mais Wiluna, c'est aussi, et surtout, un musée à ciel ouvert du comportement honteux qu'a eu le gouvernement australien envers le peuple aborigène et dont j'ai déjà parlé précédemment. Durant des décennies, ses membres ont été traités comme des êtres dangereux et violents qu'il valait mieux garder loin de la « civilisation ». C'est une bien triste réalité, que je ne comprends pas et qui me déchire toujours le cœur. Ici, les habitants touchent un revenu mensuel et, en échange, doivent restent chez eux.

C'est ainsi que je traverse un village sans âme, dont les maisons en ruine se mêlent aux baraquements en tôle, croisant çà et là de petits groupes d'aborigènes, errant dans les rues à la recherche d'un but à leur triste existence. Car ce sont les seuls à vivre encore dans ce lieu désaffecté et abandonné. Eux, et la police, qui s'est dépêchée de venir à ma rencontre et m'escorter le temps de traverser ce qu'il reste de cet endroit.

Autant dire que l'hôtel n'existe plus depuis bien longtemps. Quant au camping, les représentants des forces de l'ordre sont catégoriques. Je ne peux pas rester ici pour la nuit, ce qui devient problématique pour moi. Il ne me reste que deux heures avant le coucher du soleil et mes options sont assez limitées : redescendre sur Leinstar et passer par Mount Magnet, ce qui reviendrait à avoir roulé la moitié de la journée dans le vide, ou continuer sur Meekatharra, comme je l'avais envisagé dès le départ.

Je trouve un panneau informatif à la sortie de la ville qui indique que Meekatharra ne se trouve qu'à 180 kilomètres vers l'ouest. Il est maintenant 16h45. En 1h45, c'est jouable. En revanche, je vais devoir traverser un territoire aborigène, ce qui veut dire que je ne pourrai pas m'arrêter. Il est également signalé que je dois prévenir les autorités (ou un proche) au départ et à l'arrivée. *Le panneau à l'air vétuste, ils ont dû oublier de le retirer.* Je ne vais pas inquiéter inutilement, ni Claudine, ni mes parents pour « ça ».

La route est goudronnée sur les cinq premiers kilomètres. Un nouveau panneau indique : *Open to all traffic.* Puis une portion de piste *gravel road* de trois ou quatre kilomètres s'ouvre devant moi, et à nouveau, je roule sur de l'asphalte. Je me conforte dans l'idée que mes cartes sont effectivement obsolètes.

Nouvelle section de piste. Mon van n'étant pas 4x4, je fais une rapide estimation des risques, réalise que je n'ai ni roue de secours ni réseau téléphonique (je ne parle même pas de radio CB), et que je n'ai averti personne. En outre, une piste en terre m'obligera à rouler beaucoup plus doucement que ce que j'avais initialement prévu, car elle est glissante et irrégulière, repoussant ainsi mon heure d'arrivée. Je choisis de continuer encore 10 kilomètres avant d'aviser. Cela me semble une bonne idée, puisque trois kilomètres plus loin, je retrouve une route goudronnée... pour 20 kilomètres. Je dois prendre une décision, l'heure tourne. Détermination ou inconscience, mon instinct préfère poursuivre.

Finalement, je conduirai pratiquement en intégralité sur de la piste, avec, tous les 30 ou 40 kilomètres, de petites sections goudronnées sur cinq kilomètres, juste de quoi me permettre des pointes d'accélération. Je roule la peur au ventre. Impossible de tomber en panne et de passer la nuit dans cet endroit. Si je crève un pneu, tant pis, je roulerai sur la jante, mais je ne m'arrêterai pas.

J'ai rarement prié dans ma vie, mais ce soir-là, j'ai prié Dieu (*ou qui que ce soit*) de ne pas percer mon réservoir et de ne pas tomber dans une embuscade. Je parle au Van, le suppliant de tenir le coup et de ne pas me lâcher. Pour l'encourager, je le baptise, consciente qu'à cet instant précis, nous ne faisons plus qu'un lui et moi et que notre destin est lié. Voici donc comment Archie a gagné ses lettres de noblesse.

18h00, je vois le soleil qui se couche droit devant moi. Il me reste encore 15 minutes pour rejoindre Meekatharra. Maintenant, je prie pour que cette ville ne ressemble pas à Wiluna. Les sept derniers kilomètres sont goudronnés, je fonce.

18h17, je m'enregistre dans le seul camping du coin. Pour 10 dollars, je peux y passer la nuit et prendre une douche chaude. Comme dans un film, après avoir conduit 729 kilomètres en une journée. Mon record personnel est aujourd'hui de 1'100, mais en 2014, je n'avais encore jamais conduit sur une aussi grande distance, seule, dans la même journée. Je me gare sur mon emplacement et retire la clé du contact au moment où le soleil disparait à l'horizon.

Toute cette tension nerveuse m'a épuisée. Je sors pour fumer une cigarette. Et là... Surprise ! J'ai pour voisine une jeune Française de mon âge en voyage depuis plus d'un an dans le pays. J'ai des bières, elle a des pâtes, une amitié de globe-trotteuses se crée instantanément. Ce soir-là, j'ai dégusté un plat de spaghettis carbonara au milieu de nulle part (un rêve éveillé), cuisiné par Nelly, une authentique cheffe gastronomique française, avec qui je suis toujours en contact aujourd'hui.

En une seule soirée, à l'autre bout du monde, sa gentillesse et sa bienveillance m'ont marquée pour toujours. Elle qui m'a réconfortée après tant d'émotions, qui m'a offert de partager son repas, qui m'a fait me sentir « à la maison » le temps de quelques heures. Pour cela, je lui en suis reconnaissante encore aujourd'hui. Car nous avons gardé le contact durant toutes ces années malgré nos vies bien remplies et nos nombreux voyages respectifs et sommes toujours amies.

Une connexion particulière s'est créée entre nous ce soir-là. Nous sommes sur la même longueur d'onde, la même longueur d'âme. Outre une passion commune pour l'Australie, nous partageons également la même vision de la vie, la même philosophie. Nelly, c'est l'amie à qui je peux exposer mes plans les plus farfelus et qui les trouve géniaux quand même. Elle me comprend, m'encourage quoi qu'il arrive et trouve toujours une solution pour m'épauler lorsque j'en ai besoin. D'ailleurs, s'il y a des illustrations dans ce livre, c'est grâce à elle, car c'est son frère Jérémy qui les a réalisées.

Pour l'anecdote, lorsque je suis allée la voir en juillet 2021 pour lui annoncer que j'avis terminé l'écriture de ce livre, elle est allée chercher (pour me l'offrir) un petit soldat en plastique, qu'elle avait ramassé sur le sol du camping d ce fameux soir de 2014, et qu'elle avait conservé durant toutes ces années.

A Meekatharra, Nelly m'explique qu'elle finance son voyage en faisant du *Woofing*, sorte de travail bénévole dans les fermes en échange du gite et du couvert. En général, il n'est demandé que quelques heures de présence par jour. Nelly, elle, préfère les propositions où il faut travailler dur, 10 heures par jour dans des endroits reculés, de manière à percevoir, en plus, un petit salaire, et ainsi reprendre la route. Le lendemain, elle a justement prévu de se rendre à un événement incontournable dans la région : un mixe entre un rodéo de cowboy et une *Color Run*, ces courses où l'on se fait asperger de peinture de couleur. Elle me propose de me joindre à elle. Je décline poliment la proposition. Même si l'idée de passer plus de temps en sa compagnie m'attire, je préfère me rendre au parc national de Karijini et me couper du monde civilisé.

En souvenir de cette journée mémorable, des décisions hasardeuses que j'ai prises et de ma magnifique rencontre avec cette fille géniale, j'ai fait l'acquisition d'une ancienne plaque d'immatriculation australienne, portant l'inscription en lettres argentées sur fond noir « MK 509 ». *MK* pour Meekatharra. Elle aussi est maintenant accrochée au mur de mon entrée, bien en évidence.

Je parle de décisions hasardeuses car, cette nuit-là, lorsque je retourne dans mon Van pour dormir, je réalise la chance dont j'ai bénéficié et en tire les leçons qui s'imposent. Désormais, je me renseignerai correctement sur l'état des routes qui m'attendent avant de les emprunter et, dans le doute, je prendrai le trajet le plus long mais le plus sûr. J'aurais pu avoir une panne mécanique ou crever les pneus du Van (qui n'est pas fait pour rouler sur les pistes) et me retrouver immobilisée pour la nuit ou pour plusieurs jours en plein milieu de nulle part. Même si les aborigènes sont foncièrement pacifiques, l'alcool et la drogue font des ravages dans leurs campements et ces derniers auraient pu profiter de la situation pour me détrousser. Pire que tout, j'aurais pu avoir un accident et personne ne se serait inquiété avant... longtemps. Mon entêtement du jour était stupide, je le réalise pleinement à présent. Je ne suis pas fière de moi sur ce coup. Être libre oui, être inconsciente non ! L'expérience forme la jeunesse, paraît-il.

Mais, parce qu'à toute chose, malheur est bon, j'ai aussi appris à repousser mes propres limites. J'ai découvert que je suis capable de gérer la pression et la peur et d'agir au lieu de rester figée. Je suis forte et courageuse, maintenant je le sais et je le ressens.

Le lendemain matin, en quittant le camping, je découvre le panneau d'information installé au début de la route qui mène, cette fois, à Wiluna. Celui-ci indique que la Goldfield Highway est un projet du gouvernement de Western Australia et qu'il est partiellement financé par les fonds dévolus aux régions. Je vois aussi trois couleurs réparties comme des traitillés sur le plan : autoroute non goudronnée, section proposée au goudronnage et section goudronnée existante. Apparemment, ce morcellement est volontaire. Etrange manière de procéder, je ne comprends pas la logique de la méthode. Renseignements pris, en 2020, la situation n'a pas vraiment évolué. Toujours est-il qu'en fin de compte, ce sont mes cartes qui avaient raison et non *Google*. Comme quoi, le géant du web ne sait pas tout.

En franchissant la ligne imaginaire du 26ème parallèle Sud, je m'arrête brièvement pour prendre quelques photos de moi dans ce paysage grandiose fait de terre rouge et de buissons à perte de vue. Qu'est-ce que je l'aime, ce désert australien !

Ce que j'apprécie dans le fait de conduire durant de longues heures, c'est que j'ai le temps de penser, de mettre de l'ordre dans mes idées, d'échafauder des plans et des projets de vie. Par exemple ce jour-là, je me souviens m'être dit que je me verrais bien vivre ici, racheter sa ferme à un cowboy à la retraite, apprendre le métier avec lui deux ou trois ans, et vivre recluse dans *l'Outback* avec pour seule compagnie le personnel d'exploitation. Une vie solitaire, en autonomie, un retour à l'essentiel, la définition même du bonheur selon moi.

Je fais une halte à Kumarina pour remplir le réservoir d'Archie, qui commence à avoir soif. Trois routiers fument à l'ombre du *roadhouse*. Forcément, ils me dévisagent de la tête au pied. Je commence à avoir l'habitude. Pour entamer la conservation l'un d'eux m'explique que je dois faire attention si je continue en direction du Nord, car il y a du bétail sur la route. Le tout, avec un accent terrible qui me force à me concentrer pour comprendre ce qu'il raconte. *Merci mon grand, j'avais déjà remarqué, je n'en suis pas à mon coup d'essai dans ces contrées*. Je m'installe sur un banc un peu plus loin, mais en restant dans le champ de vision du personnel de la superette, pour profiter moi-aussi d'une cigarette et de la boisson fraiche que je viens de m'acheter. Les routiers remontent dans leur camion et reprennent la route, dans la direction opposée à la mienne. Je peux donc repartir, sans inquiétude.

Je franchis ensuite le Tropique du Capricorne. Lorsque j'arrive à Newman, j'ai déjà roulé plus de 400 kilomètres. J'y achète quelques produits frais. Cette fois, ce sont des épinards surgelés qui me reviennent en mémoire. Je prends aussi des tacos pour préparer des wraps, des tomates, du fromage à tartiner, des œufs, des fruits, des chips, et... forcément, des bières.

En Australie, les bières ne s'achètent pas à l'intérieur du magasin, mais dans un *drive* dédié à l'alcool. Le concept est assez surprenant. On avance en file indienne avec son véhicule et le vendeur vient prendre la commande, tout en vérifiant l'âge du conducteur sur sa pièce d'identité. Ensuite, il apporte les boissons et les dépose dans le coffre. Simple, efficace, il suffisait d'y penser.

Il ne me reste plus que 200 kilomètres à parcourir pour rejoindre Karijini. Lorsque j'arrive à la dernière intersection, à 40 kilomètres de l'entrée du parc, un panneau très semblable à celui de la veille entre Wiluna et Meekatharra est installé au bord de la route. Il est inscrit que la route est *Open with caution* (ouverte avec prudence).

Après les événements d'hier, je ne prends pas de risques et choisis de dormir dans le camping du Munjina roadhouse. Celui-ci m'escroque (c'est le terme) la somme de 40 dollars pour la nuit et je dois encore payer un supplément si je veux prendre une douche. Je suis fatiguée et n'ai pas la force de me battre. J'accepte de payer, et déclare que la douche est incluse.

Une fois installée, comme je ne peux pas faire de feu pour manger à cause de la sécheresse, j'envisage de me pencher, pour de bon, sur le fonctionnement de la cuisinière à gaz d'Archie. Je sors le mode d'emploi, fais le tour du véhicule pour trouver la trappe de la bonbonne de gaz, mais n'ai pas la force de la desserrer. Je demande alors de l'aide à mon voisin de campement. Marco, heureux retraité qui en est à son sixième tour de l'Australie en camping-car, se fait une joie de m'expliquer comment utiliser mes équipements. Désormais, fini les petits-déjeuners composés de chips et de tranches de cheddar tartinées de *Vegemite* ou de beurre de cacahuète. Je vais pouvoir me cuisiner des œufs et des haricots blancs à la sauce tomate quelle que soit la météo.

De fil en aiguille, il me dit que c'est dommage de passer ma soirée seule alors qu'il y a un groupe de jeunes de mon âge un peu plus loin et qu'ils sont originaires de Nouvelle-Zélande. Il me propose d'attendre là, pendant qu'il va aller les chercher. Marco revient 10 minutes plus tard en compagnie de deux garçons d'une vingtaine d'années. Il fait les présentations puis nous laisse discuter. L'un d'eux me demande en anglais pourquoi je suis seule ici et si c'est vrai que je viens du Venezuela. J'éclate de rire et lui réponds, en français, que je viens de Suisse et qu'il peut me parler normalement, car j'ai compris à son accent qu'il n'est pas anglophone.

Personne ne saura jamais pourquoi ce vieux monsieur nous a attribué ces nationalités farfelues, mais au moins, cette histoire aura eu le mérite de détendre l'atmosphère. Les deux garçons m'expliquent qu'ils sont en réalité quatre et que je suis la bienvenue après mon repas pour passer la soirée avec eux, et les deux filles qui les accompagnent. J'accepte bien volontiers cette compagnie inattendue.

C'est ainsi que j'ai rencontré Cécile et Jonathan, en *Working Holiday Visa* (WHV) en Australie pour un an, et leur frère et sœur Anthony et Ségolène, venus leur rendre visite pour les vacances depuis Paris. Je n'ai plus jamais eu de nouvelles d'eux, mais j'ai beaucoup apprécié la soirée que nous avons passée.

Je me mets en route aux aurores pour rejoindre le Karijini National Park. Situé dans la région du Pilbara et d'une superficie de plus de 6'200 kilomètres carrés, il est particulièrement connu pour ses gorges et ses cascades, ainsi que pour ses piscines naturelles et ses paysages pittoresques. De tous les endroits que j'ai été amenée à visiter en Australie, Karijini est, à mes yeux, un concentré de ce qu'il y a de plus beaux dans ce pays-continent. Mon fragment de Paradis terrestre. Ni hôtels, ni infrastructures hormis le centre d'information, ni réseau téléphonique. Loin des grands circuits touristiques, ce lieu dégage une paix et une sérénité que j'ai rarement ressenties ailleurs sur la planète. Si je ne devais te conseiller qu'un seul endroit à visiter, ce serait assurément celui-ci. Uluru est certes le rocher le plus célèbre d'Australie, mais Karijini est le reflet véritable de l'âme des terres aborigènes.

Si beaucoup de *backpackers* se contentent de remonter la Gold Coast entre Sydney et Cairns et d'écumer les plages de surf, je pense, personnellement, que l'on n'a pas vu l'Australie, la vraie, tant que l'on n'est pas venu se perdre dans le bush du Western Australia.

A l'entrée du parc, il faut payer une taxe pour le véhicule, quel que soit le nombre d'occupants, comme pour la majorité des parcs nationaux en Australie. Une manière de contribuer à leur entretien et à la préservation de la faune et de la flore, ce que j'estime tout à fait normal. Avant de partir et sachant que j'allais visiter plusieurs parcs, je m'étais renseignée sur l'existence d'un *pass* éventuel. Il en existe en effet plusieurs, que l'on peut facilement acheter auprès des guichets de l'office de tourisme un peu partout dans l'Etat. J'avais acquis le mien à Busselton, lorsque j'avais visité l'immense jetée en bois, au tout début de mon voyage. Mon choix s'était porté sur une entrée illimitée dans l'ensemble des parcs nationaux de *Western Australia* pendant quatre semaines, pour la somme raisonnable de 60 dollars. Sachant qu'une journée dans le parc coûte 15 dollars, mon investissement a très vite été amorti.

Le premier *campsite* à l'intérieur du parc, nommé *Dingoloop*, ne peut pas être réservé à l'avance (du moins en 2014). Ici c'est : premier arrivé, premier servi. Je me dis soudain que j'ai vraiment bien fait de m'y rendre en cette heure très matinale, car je suis la première sur les lieux pour récupérer la seule place qui se libérera de la journée. Encore une fois, il n'y a pas de hasard. J'annonce tout de suite à l'employée en charge de collecter les taxes (10 dollars par jour) que je compte rester plusieurs nuits.

Une fois installée, je glisse deux bouteilles d'eau et une serviette dans mon sac à dos, enfile mes chaussures de randonnée et mon maillot de bain. Direction Circular Pool, une piscine naturelle creusée dans la roche, à l'extrémité de la Dales Gorge.

Cette fois, c'est sûr. J'y suis. Je me sens à ma place. A l'endroit exact où je suis censée être en cet instant précis. Je pars faire une randonnée en plein cœur du bush, seule, coupée de tout, et enfin connectée avec moi-même. C'était ce que j'étais venue chercher durant ce voyage. J'étais venue *me* chercher, *moi*, et je viens de me rencontrer. Je suis face à moi-même, seule, vraiment, réellement seule, et prête à découvrir qui je suis !

Le chemin pour descendre au fond de la gorge est composé de roches, polies par le temps et les visiteurs. Je dois même utiliser une échelle métallique sur quelques mètres à certains endroits. Lorsque j'arrive dans le fond du canyon, un petit ruisseau apporte de la fraicheur et de la verdure le long du sentier.

Après une bonne heure de marche, je découvre un décor grandiose. Une falaise orangée due à la présence de fer, avec, en son centre, un minuscule lac de forme arrondie, dont l'eau turquoise est délicieusement chauffée par les rayons du soleil.

Ni une ni deux, je dépose Kenny le sac à dos contre une grosse pierre, me déshabille et me glisse doucement dans ce bassin naturel. Je profite longuement de ces moments uniques, hors du temps. Ici, je ne risque pas de croiser un crocodile, je me suis bien renseignée.

Un peu plus tard, de retour au camp, je fais la connaissance de Marie-Anne et Max, deux Français, eux aussi en WHV depuis plusieurs mois. Ce duo est assez surprenant : venus en couple en Australie, leur union n'a pas résisté au voyage, mais leur amitié est restée intacte. Si bien que, malgré le fait qu'ils soient séparés, ils continuent à sillonner le pays tous les deux. Pour s'autofinancer, ils ont choisi de travailler dans les champs de récolte. Ainsi, ils viennent de passer plusieurs semaines à ramasser des framboises pour la grande distribution et la production de confiture. Et pour limiter au maximum leurs dépenses, comme ils n'étaient pas logés gratuitement par leur employeur, ils ont tout simplement campé dans une forêt avoisinante. Le confort était spartiate, mais l'idée, elle, ingénieuse. J'accroche très vite avec eux et nous passons la soirée à discuter et à refaire le monde.

Le jour suivant, nous découvrons Fern Pool et Fortescue Falls ensemble. Fern Pool est un lieu sacré aborigène, auquel il est possible d'accéder dans le calme et le respect. La chaleur est déjà bien présente en ce matin printanier, aussi nous nous autorisons une rapide baignade. Près de nous, un arbre abrite des centaines de chauve-souris géantes, en plein sommeil.

Fortescue Falls est une cascade d'environ 20 mètres de haut, au milieu de la Dales Gorge. Les rochers qui la composent, faits de nombreuses couches superposées, offrant des gradins naturels pour se prélasser au soleil. Nous passons un long moment à jouer dans l'eau, puis continuons notre balade et redescendons le long de la gorge. En fin de journée, nous nous rendons à l'un des belvédères proches du camp pour admirer le coucher du soleil, avant de partager un nouveau repas tous les trois. Le lendemain, Marie-Anne et Max reprennent la route pour découvrir une autre partie du parc.

Une après-midi, je planifie une visite à Kalamina Gorge. Deux itinéraires permettent de s'y rendre : emprunter une piste de 25 kilomètres ou sortir du parc et revenir par l'entrée ouest, qui, elle, propose une route goudronnée tout le long, ce qui représente tout de même un détour de plus de 75 kilomètres. Je teste la piste sur 5 kilomètres et me rends vite compte que c'est une mauvaise idée. La route est tellement irrégulière que je ne peux pas dépasser les 10 kilomètres à l'heure et tout tremble terriblement dans le Van, au point que le rétroviseur central se détache. Je prends alors la sage décision de faire demi-tour et d'effectuer cette visite lorsque je serai de l'autre côté du parc.

A la place, je me rends au *visitor center*. Les bénéfices des ventes vont dans un fond de conservation du parc de Karijini. J'achète un mug thermos (que j'ai utilisé durant toute la suite du voyage et que j'emporte encore régulièrement au bureau), deux tasses en métal émaillées (les tasses jaunes que tu vois parfois sur les réseaux sociaux, sur mes photos de randos ou de camping), une serviette de plage brodée avec le nom et le logo du parc et de nombreux souvenirs pour mes parents, ma nièce et mes amies.

Puis, je prends le temps de m'intéresser aux affichages et autres éléments accrochés et en apprends ainsi beaucoup sur l'histoire naturelle et culturelle du parc grâce à la visite didactique proposée. En outre, le centre offre des emplois aux aborigènes de la région, ce qui donne une occasion unique aux visiteurs du parc de discuter avec eux et d'en apprendre plus sur leur culture et leurs liens avec la nature.

C'est ainsi que j'ai fait la connaissance d'Eddy, un aborigène d'âge moyen de la tribu Banyjima, qui, en échange d'une cigarette, m'a expliqué avec des mots simples pour que je les comprenne, les coutumes et traditions de son clan, et l'attachement tout particulier qu'il porte à cet endroit et à ces terres. C'était un moment poignant, empli de bienveillance, et de générosité de l'âme.

Je ressors chamboulée de cette rencontre. Je ressens beaucoup de gratitude envers Eddy d'avoir partagé son temps et ses ondes positives avec moi. Je me sens apaisée, sereine, légère. Il s'est passé quelque chose de fort durant notre conversation, au-delà des mots et des regards qui ont été échangés. Peut-être m'a-t-il sentie suffisamment réceptive et respectueuse pour partager avec moi une autre forme de communication ?

Quoi qu'il en soit, je passe le reste de la journée à méditer sur la vie et ses connections cosmiques, paisiblement installée sur les roches de Fortescue Falls. En fin d'après-midi, un groupe de Hollandais s'installe près de moi et nous bavardons un long moment. Quand vient le temps de remonter au camp, Dany, un militaire des Pays-Bas en permission venu passer ses 10 jours de vacances dans le *Down Under*, tente un timide rapprochement avec moi. Il me propose de m'emmener boire un verre. J'éclate bruyamment de rire, avant de comprendre, à son air gêné, qu'il était sérieux.

Confuse, je lui demande « *But... Where do you want to go ?? The nearest city is 200 km far.* » (Mais... Où veux-tu aller ?? La ville la plus proche est à 200 km.). Devant son regard hébété, je l'informe que, sans vouloir le vexer, si je suis venue seule ici, c'est pour le rester, avant de lui souhaiter une bonne continuation pour la suite de son séjour. Sur ce, je presse le pas pour les devancer dans la remontée de la gorge.

Depuis le début de ce voyage, je vis au rythme de la nature, et cela me plait. J'aime me réveiller aux premières lueurs du jour et découvrir le *bush* sortir doucement, lui aussi, de son sommeil. J'aime cet instant magique où le monde s'anime peu à peu, où les animaux sortent de leur cachette, s'étirent, se risquant à pointer le bout du museau hors du terrier. J'aime entendre les premiers gazouillis des oiseaux, le bruissement du vent dans les feuillages. J'aime observer la nature qui se révèle au fur et à mesure de l'ascension du soleil à l'horizon. Pour cette seule sensation, je refuse de faire la grâce matinée lorsque je pars à l'aventure. Ces instants sont beaucoup trop précieux et trop rares pour les gaspiller en échange de quelque confort et paresse.

Lorsque je quitte finalement le Dingoloop campground, c'est pour me rendre à celui de Savannah, un camping écologique, et le seul autre endroit autorisé pour dormir à Karijini. Ici, il n'y a pas d'électricité, mais il y a des toilettes sèches, des douches chauffées à l'énergie solaire et un espace cuisine avec barbecue, lavabos et eau courante pour la vaisselle. Un vrai luxe après le site que je viens de quitter qui, lui, ne disposait que de deux toilettes sèches et d'un barbecue (les feux étant, évidemment, interdits dans le parc). En réalité, les « douches » se résument à de maigres filets d'eau, permettant tout au plus de se « mouiller le corps ». Lorsque j'ai tenté de me laver les cheveux, lasse d'attendre pour rincer mon shampoing, j'ai fini par remplir un grand seau d'eau froide à l'évier du coin cuisine et tremper ma tête dedans. *Ça fait le job, comme on dit*. Un autre soir, j'ai également pris ma douche en compagnie d'une sympathique petite araignée *redback*. Après ça, j'ai décrété que la douche n'était plus nécessaire jusqu'à ce que je quitte cet endroit.

Avant de partir explorer Weano Gorge, je prends soin de préparer un pique-nique à emporter avec moi. Wraps composés de fromage à tartiner aussi liquide que de la mayonnaise, feuilles de salade et tranches de tomate, jambon au miel, cheddar. *Delicious* ! J'emporte également le plan de la gorge que m'a fourni la réception du camping et cinq litres d'eau. La règle ici, en raison de la chaleur, c'est de boire un litre par heure de randonnée. J'ai prévu de marcher entre deux et trois heures, je préfère avoir un peu de marge. De toute façon, c'est moi qui porte, alors je fais comme je veux !

Lorsque tout est prêt, je m'élance, à grandes enjambées, me faufilant entre les roches et les herbes. Il n'y a personne, ni devant moi, ni derrière. Les seuls bruits que j'entends sont ceux de mes pas et les chants des oiseaux. Il est 10h00 du matin et il fait déjà plus de 40 degrés. Lorsque je le peux, j'essaie de marcher à l'ombre.

Un mince filet d'eau s'écoule le long de la gorge. Soudain celui-ci laisse place à un bassin naturel d'environ 30 mètres de long. Je vérifie le plan : le sentier passe bien ici, il n'y a pas d'alternative. J'essaie ensuite d'escalader une paroi de la falaise pour avancer au sec, mais cela se solde par un échec, cette dernière est trop lisse et trop glissante. Il ne m'est pas possible d'y prendre appui de manière satisfaisante. Seule solution, traverser dans l'eau. Je cherche un bâton pour sonder la profondeur de l'eau mais n'en trouve pas d'assez grand.

Que faire : renoncer ou continuer ? L'eau n'est pas stagnante, il n'y a pas de risque de dengue. Je me déchausse et accroche mes chaussures de marche sur le haut de Kenny. Puis, j'avance prudemment, prenant bien soin d'assurer la stabilité de chaque pas avant d'en faire un nouveau. Le courant est faible. Finalement, le niveau de l'eau monte jusqu'à ma taille et je peux apprécier le reste de la randonnée dans le calme et la fraicheur relative de mes habits trempés. Mes pieds, eux, sont au sec et c'est la seule chose qui m'importe. Si j'attrape des cloques maintenant, elles vont gâcher une bonne partie de mon séjour.

Le dédale de la gorge se resserre, jusqu'à ne plus offrir qu'une fente si étroite que deux personnes ne peuvent s'y tenir côte à côte. Je continue ma progression, lentement, pour profiter de ces moments de solitude et du décor tout autour de moi. Le filet d'eau coule toujours au sol, entre mes pieds. J'ai l'impression d'être une exploratrice et de découvrir un nouveau monde jamais foulé. Et puis, au détour d'un énième angle droit, se dresse maintenant devant moi Handrail Pool, piscine naturelle à laquelle on accède en descendant le long de la paroi en se tenant à une main courante (*handrail* en anglais).

Sur place, un petit groupe de cinq ou six Français est déjà présent. Pour cette fois, je ne souhaite pas de compagnie et préfère rester dans ma bulle. Aussi, je fais semblant de ne pas comprendre quand ils parlent pour qu'ils n'entament pas la conversation avec moi et m'installe une dizaine de mètres plus loin. Avant de manger, je m'offre un moment de détente bien mérité et patauge gaiement dans l'eau laiteuse du bassin. Puis, je profite du reste de la journée en lisant au soleil, avant de reprendre le même chemin en sens inverse pour retourner au campement.

Karijini me plait. Je randonne, j'explore les gorges, je me baigne dans les cours d'eau et les cascades, je perds la notion du temps et nourris mon âme. Cet endroit me ressource de l'intérieur, c'est presque une renaissance après mes années de mariage faites de compromis, de sacrifices et de renoncement à moi-même. Depuis que je suis ici, je ne pense plus du tout à cette « vie d'avant ». J'ai l'impression d'avoir laissé ce poids derrière moi, comme un vieux sac rempli de choses inutiles, que l'on déposerait au sol et que l'on abandonnerait, sans se retourner, et sans jamais le regretter.

Un autre souvenir que j'affectionne, ce sont les longues heures que j'ai passées à admirer la *Milky Way* (la Voie lactée, pas le chocolat). Ici, à Karijini, il n'y a pas de pollution lumineuse, ce qui rend l'observation des étoiles d'autant plus grandiose. La Voie lactée est l'autre nom que l'on donne à notre Galaxie. En forme de spirale, lorsqu'elle est observée depuis la terre, elle a l'aspect d'une bande laiteuse, d'où son nom. Notre système solaire, qui en fait partie, se trouve en périphérie de cette galaxie, à environ 27'000 années lumières du centre de la Voie lactée, autour duquel nous tournons à une vitesse de plus ou moins 230 kilomètres par seconde.

Même si l'on peut voir la Voie lactée depuis n'importe quel point de la planète, l'endroit idéal pour profiter de sa splendeur reste le Tropique du Capricorne. Ici, les étoiles ne sont plus juste des étoiles. Le ciel prend vie, il scintille, s'anime, si bien que je pourrais presque le toucher. Un monde entier s'ouvre devant mes yeux. Je plonge à corps perdu dans cette sensation étrange, presque métaphysique, de faire partie d'un tout, au-delà de toute conception rationnelle.

Le jour où je visite Hancock Gorge, je m'attendais à tout, sauf à la rencontre que j'y ai faite. Là encore, le sentier dans le fond de la gorge se rétrécit assez rapidement, et le niveau de l'eau monte proportionnellement. Alors que je suis en pleine réflexion pour déterminer si je préfère marcher sur l'étroite corniche de la paroi ou nager dans le lit de la rivière, j'entends crier « *Youhouuuu !! Ca-Ro-Liiiiiinnnnnne* !! » Je me retourne, ahurie : Marie-Anne et Max, tout sourire, viennent à ma rencontre en sens inverse ! Trop heureux de nous retrouver de manière inespérée, ces derniers m'accompagnent jusqu'à Kermits Pool. Ce bassin est sans conteste le plus beau que j'ai eu la chance de voir à Karijini. Creusé dans la roche tout au fond de la gorge telle une grotte, il donne le sentiment d'être coupé du monde et du temps. Pour ajouter un peu de magie à ce moment, nous sommes seuls dans ce le lieu d'ordinaire très fréquenté.

J'effectue quelques brasses pour rejoindre l'autre extrémité du plan d'eau, qui est également la fin de la gorge. L'ouverture mène à une chute d'eau impressionnante, accessible seulement aux personnes équipées pour l'escalade et accompagnées d'un guide professionnel. Seule une petite chaîne et un panneau accroché au mur en « bloquent » l'accès.

Sur le chemin du retour, je glisse lors de la remontée du passage de *spider walk* (la marche de l'araignée). Ici, il faut utiliser ses mains et ses pieds en s'appuyant de chaque côté de la paroi pour avancer. Cette chute ravive une douleur déjà présente depuis quelques jours. En effet, mon genou, qui a gardé quelques séquelles de mon accident de scooter, se manifeste parfois en fin de journée. Il faut dire que je lui en demande beaucoup ces derniers jours. Aussi, pour m'exprimer son mécontentement, il gonfle, parfois jusqu'à doubler de volume. Pourtant, je refuse de « lever le pied », ce que je vis ici est trop exaltant. Sur les conseils de mon médecin, j'avais emporté dans mes bagages des bandes élastiques de *taping*, cette espèce de gros scotch que les sportifs utilisent pour soulager les articulations. Mon physiothérapeute m'avait montré en détail comment l'apposer si nécessaire et cela m'apporte un réel soulagement. C'est moche, ok, mais si ça peut me permettre de continuer...

Ce soir-là, Marie-Anne et Max reprennent la route, moi, je retourne à mon campement car je veux encore visiter Joffre Falls avant de quitter le parc. Le parking se situe en haut de la falaise. J'ai beau chercher, le seul itinéraire est un cheminement directement le long de la roche. Bon bah... y'a plus qu'à !

Je descends prudemment le long des cailloux, tout en admirant l'amphithéâtre naturel qui se trouve autour de moi. Je croise quelques lézards, trop occupés à se chauffer au soleil pour se soucier de ma présence. Puis, la descente se transforme en session d'escalade, et je réalise que mon sac me déséquilibre dangereusement et manque à plusieurs reprises de me faire partir à la renverse. Je sors ma corde et attache ce bon vieux Kenny, pour le faire glisser le long de la paroi, sur plusieurs dizaines de mètres. Arrivée dans le fond du vallon, je longe le cours d'eau jusqu'à la cascade, partiellement asséchée en ce début de printemps.

L'endroit est circulaire et ombragé. En son centre, une petite gouille est présente, avec une plage de galets. Encore une fois, je suis seule pour en profiter. Encore une fois, je savoure à leur juste valeur ces moments uniques de communion avec la nature, coupée de tout et pourtant si connectée.

Lorsque je me sens prête, je reprends la route, toujours vers l'Ouest, pour rejoindre la côte. J'effectue un premier arrêt dans la bourgade de Tom Price, pour me rendre au supermarché et à la station-service. Je projette maintenant de rejoindre Exmouth à 630 kilomètres, en traversant le Pilbara Desert.

Au moment de quitter la ville, un panneau sur le bord de la chaussée attire mon attention : « *Caution. Isolate Aera. Carry Water supply. Inform reliable person of your destination and arrival time.* » (Attention. Zone isolée. Emportez de l'eau. Informez une personne fiable de votre destination et de l'heure d'arrivée). Je n'ai pas fait tout juste ce jour-là, puisque je n'ai averti personne, mais à ma décharge, même si j'avais voulu le faire, je n'avais pas de réseau. De toute façon la route est goudronnée cette fois-ci, donc dans l'absolu, j'ai déjà fait pire. Voilà. Et pis c'est tout !

Je passe par le village minier de Paraburdoo pour rejoindre Nanutarra, que je pense être un village de moyenne importance. Ce n'est clairement pas l'itinéraire le plus court, ni le plus rapide. Je ne comprends pas, aujourd'hui encore, pourquoi le GPS a tenu à me faire passer par là.

Soudain, alors que deux minutes avant, ce dernier m'indiquait qu'il me restait encore 160 kilomètres de trajet, j'entends la voix robotisée de l'appareil m'informer « Vous êtes arrivée à destination ! ». *Hein ??? Comment ça je suis arrivée à destination ? Hé Ho mon coco. T'es bien gentil mais là, autour de moi, je ne vois que du sable, des cailloux et des buissons séchés. Alors je peux être à beaucoup d'endroits, mais certainement pas « à destination » !*

Je m'arrête sur le bas-côté de la route et sors les cartes de Martial. J'estime ma position avec les dernières données valables du GPS, ainsi que le kilométrage du Van depuis mon départ de Tom Price et découvre que je devrais arriver à Nanutarra pour la tombée de la nuit. *Encore !* De toute façon, il n'y a qu'une seule route, et elle va toujours tout droit.

Lorsque j'arrive enfin à Nanutarra, il ne s'agit en rien d'un village pittoresque de cowboy, mais uniquement d'un *roadhouse*. La nuit au camping coûte plus de 30 dollars sans aucun confort. Cette nuit, je ne me ferai pas avoir. *Wikicamp* me propose une *Rest Area* 40 kilomètres plus loin, je fonce.

Le parking se résume à une grande étendue de terre caillouteuse, avec ça et là, quelques timides brins d'herbe. Pourtant une dizaine de camping-cars et caravanes sont déjà installés. J'aperçois un espace libre dans le fond, près des arbres. Je roule lentement sur le sol accidenté. Une voiture est déjà présente, avec une tente, mais je n'ai pas le choix, c'est le seul endroit disponible sans gêner les autres voyageurs. J'ouvre la fenêtre pour vérifier que tout est OK avant de couper le contact et ...

NON ! Je rêve ! Ce ne peut pas être EUX ! Un couple sort de la tente pour m'observer. Marie-Anne et Max ! Cette coïncidence ne peut pas en être une ! Pour fêter dignement ces nouvelles retrouvailles improbables, nous entamons un apéro qui se prolongera assez tard dans la nuit. Ce sera notre dernière soirée ensemble sur le sol australien.

A mon réveil le matin suivant, ils ont déjà repris la route. Je me fais rapidement chauffer de l'eau et des œufs au plat avant de reprendre mon périple, moi aussi. Arrivée à Exmouth, je commence par remplir le réservoir d'Archie, qui commençait à tirer la langue. Comme le carburant est très cher en dehors des villes, je tire un peu sur la réserve lorsque cela est possible. C'est ainsi que je fais le plein en maillot de bain et pieds nus, à l'australienne. Cela fait bien longtemps que je ne sais absolument plus quel jour nous sommes et je me délecte de cette sensation.

Si j'ai choisi cette destination, c'est pour visiter le Ningaloo Reef National Park, réputé pour sa « petite » barrière de corail de 300 kilomètres de long et classé au patrimoine mondial de l'UNESCO.

La Grande Barrière de corail, j'ai eu la chance de l'admirer en janvier 2011, lors de mon voyage de noces. C'était d'ailleurs durant les inondations du Queensland. Tu te souviens certainement d'avoir vu ces images de crocodiles nageant tranquillement au beau milieu de quartiers résidentiels. Ces inondations nous ont également valu un retour décalé de quelques jours, ainsi qu'un changement d'aéroport de dernière minute, car le nôtre était sous l'eau. Mais, pour en revenir à la Great Barrier Reef, nous avons pris un bateau depuis les paradisiaques Whitsunday Island jusqu'à la plateforme maritime de la zone de *Reefworld*. De là, nous avions, à la demande de Monsieur, pris place dans un hélicoptère.

Nous avons survolé le célèbre récif en forme de cœur. J'ai vu des raies géantes nager entourées de corail. Je ne vais pas critiquer cette excursion, car il est vrai qu'elle a été grandiose, sincèrement. J'ai eu la chance de voir de mes propres yeux, ce que l'on qualifie de huitième merveille du monde et qui, malheureusement, n'existera peut-être plus d'ici quelques décennies. Cependant, si c'était à refaire aujourd'hui, je refuserais cette formidable opportunité, parce que je préfère me priver d'une chose qui n'est de loin pas indispensable si cela permet de préserver un peu notre belle planète. Ou, en tout cas, de ne pas la polluer davantage. Après cela, nous avons enfilés des combinaisons anti-méduses et fait du *snorkeling* (palmes, masque, tuba), au-dessus des coraux.

J'ai évolué, pendant plus d'une heure, dans un aquarium géant, aux formes et aux couleurs plus belles que tout ce que j'avais pu imaginer. Même les reportages télévisés ne rendent pas justice au spectacle qui déroulait sous mes yeux, me laissant sans voix. Enfin... sans voix, c'était jusqu'au moment où, nous étant éloignés du petit groupe de touristes, nous avons vu une imposante masse noire remonter le long de la falaise sous-marine que nous observions.

J'ai toujours eu peur de croiser des requins, même dans la Méditerranée. De ce fait, lorsque j'ai senti la main de Monsieur se resserrer sur la mienne et que j'ai vu l'inquiétude dans ses yeux à la découverte de l'aileron sur la forme de plus en plus précise qui se dessinait devant nous et qui mesurait près de deux mètres de long, j'ai été prise de panique et, sans demander mon reste, j'ai foncé jusqu'à la plateforme pour me mettre en sécurité. *Monsieur* ? Je l'ai laissé se débrouiller avec le squale. Pour les mauvaises langues, non, ce n'est pas la raison de notre divorce ! Depuis, j'ai recroisé la trajectoire d'autres requins, mais des plus petits, aux Seychelles.

L'avantage d'Exmouth, c'est que l'on peut accéder à cette « petite » barrière directement depuis la plage, à marée haute. J'avais envie de revoir ces fonds marins riches et colorés, seule (et en sécurité), pour m'approprier ces souvenirs. Je réserve deux nuits dans le camping officiel, car les *campgrounds* ont été rendus inutilisables par les récents glissements de terrain. De plus, une douche chaude ne me fera pas de mal.

Pour la fin de journée, je m'offre la plus belle terrasse du monde pour un petit apéro en tête à tête avec moi-même : la plage de Turquoise Bay, seule, face à l'océan Indien, pour admirer le coucher de soleil. Quel que soit le continent, j'aime voir le soleil se coucher sur l'océan, je trouve ce moment très particulier. Apaisant, moelleux... c'est « mon » moment.

Sur le retour, je croise plusieurs wallabies, une maman kangourou avec son petit dans la poche et même une maman émeu avec ses poussins.

J'y arrive le matin de très bonne heure à Oyster Stacks (les piles d'huîtres), Il n'y a encore personne. Ici, on ne peut se baigner qu'à marée haute, pour ne pas blesser les coraux. J'ai vérifié la veille au soir et dans deux heures, le niveau devrait atteindre son maximum, ce qui va immanquablement attirer de nombreux vacanciers. Je jette un coup d'œil au repère placé dans l'eau : le niveau est suffisant, je peux y aller.

Mais avant ça, puisqu'il n'y a personne, je retire tous mes vêtements et profite de me baigner nue dans ce décor de rêve. Tu penses certainement que la surface couverte par le tissu du maillot de bain ne change pas grand-chose, mais tu te trompes. La sensation de liberté absolue que j'ai ressentie à ce moment-là, je ne l'oublierai jamais. Je n'étais plus en train de me prouver que j'étais capable de faire quelque chose, ce n'était même pas un défi que je m'étais lancé à moi-même. Juste une pulsion, une envie, un élan du cœur que j'ai suivi. J'étais moi, juste moi, nue dans l'océan. Ce sentiment était grisant.

Depuis, c'est devenu un rituel. Si je campe au bord de l'océan, de la mer, d'un lac ou d'une rivière, je me régale d'un petit plongeon matinal. Aujourd'hui, Cosmos m'accompagne et nous courrons de toutes nos forces sur plage avant de nous jeter dans les eaux fraiches, dans le plus simple appareil. Et je crois qu'il y prend autant de plaisir que moi.

Pendant ma session de *snorkeling*, j'ai l'immense privilège d'être accompagnée pendant près de 10 minutes par deux tortues de mer, qui nagent près de moi et me suivent. C'est la première fois que j'en observais d'aussi près en nageant. J'ai évidemment repensé à celles sauvées à Tortuguero, au Costa Rica

Je passe près de trois heures dans l'eau, tellement le spectacle est fabuleux : poissons, algues, coraux, tous revêtent des couleurs chatoyantes. Je prends bien soin de ne pas m'approcher des récifs, d'une part pour ne pas les blesser avec un coup de palme et d'autre part, pour ne pas me blesser moi-même.

J'en ai fait la douloureuse expérience aux Seychelles. Ça, c'est une anecdote de voyage que ma Maman ne connait que partiellement (pardon Maman pour ce qui va suivre). Pour ce voyage, j'étais accompagnée de Monsieur, qui avait absolument tenu à m'emmener sur une plage pourtant déconseillée à la baignade en raison de ses courants très forts. Etant d'anciens nageurs d'élite tous les deux, il estimait que nous ne prenions pas un risque inconsidéré.

Une fois dans l'eau, j'ai refusé de m'éloigner du bord et suis restée dans la zone où j'avais « pieds ». Malgré mes réticences, lui a décidé d'aller nager au loin. Je ne me sentais pas à mon aise dans les vagues, qui devenaient de plus en plus fortes. En quelques secondes, le ciel s'est couvert et j'ai senti venir l'orage. Je me suis alors logiquement dirigée vers la plage, lorsqu'une première vague m'a tirée en arrière. J'ai attendu la suivante pour « surfer » dessus et regagner la rive. Lorsque je me suis retournée pour voir la prochaine arriver, c'est un rouleau que j'ai vu s'abattre sur moi. J'ai juste eu le temps de prendre une grande bouffée d'air avant qu'il ne m'entraîne vers le fond, me trainant contre le sable et la roche. Sur cette roche, étaient accrochés quelques coraux. Je savais que je ne devais pas me débattre, alors je n'ai pas cherché à lutter contre la force titanesque de l'océan déchainé. J'ai ainsi réussi à remonter à la surface et à reprendre mon souffle avant une nouvelle salve de rouleaux. Cette fois, lorsque je me suis retrouvée contre le sable, j'ai réussi à effectuer une puissante brasse pour me sortir de cette mauvaise passe. Immédiatement, j'ai pris appui sur mes pieds et me suis redressée. J'avais encore de l'eau jusqu'à la taille, alors j'ai effectué un plongeon en avant pour m'assurer un retour sur la terre ferme.

Une fois en sécurité, j'ai réalisé que mon maillot de bain était sur mes chevilles et que l'eau salée coulait toute seule de mon nez. J'ai craché celle que je pouvais cracher et ai repris doucement mes esprits, consciente que je venais d'avoir beaucoup de chance. Quant à Monsieur, je l'ai vu réapparaitre cinq minutes plus tard, l'air de rien. Lui aussi avait vu le mauvais temps arriver et avait préféré escalader la jetée un peu plus loin et revenir en marchant. C'est à ce moment-là que nous avons remarqué que mon pied saignait, à cause d'une plaie ouverte conséquente. Je ne l'avais pas senti sur le moment, mais un morceau de corail avait entamé ma chair.

Le corail fait partie de la famille des méduses. Au contact d'un agresseur potentiel, il libère une toxine particulière, qui brûle sur le moment et continue à ronger les tissus humains, rendant impossible une cicatrisation totale. Je le sais de source sûre car près de deux mois après notre retour, j'ai dû me rendre chez mon médecin de famille pour faire « raboter » la zone atteinte. Durant ce voyage, j'ai aussi attrapé des parasites en mangeant du poisson cru, mais ça, c'est une autre histoire...

Je passe le reste de la journée à Turquoise Bay, pour profiter de son sable fin et blanc. Après tout, j'ai aussi droit à une journée de détente et de *farniente*. Le soir au camping, alors que je prépare mon repas dans la cuisine collective, je fais la connaissance d'un jeune homme (dont j'ai totalement oublié le nom) qui travaille comme gardien dans le parc pour la saison d'été. J'ai une quantité de questions à lui poser sur la région.

La première concerne les nombreux « mémoriaux de la seconde guerre mondiale » dont j'aperçois parfois les panneaux le long de la route. Je lui explique que d'où je viens, on ne nous parle pas du rôle de l'Australie dans ce conflit et suis curieuse de savoir de quoi il retourne.

Il m'explique alors, le plus sérieusement du monde, que c'est grâce à l'Australie que l'Europe a battu les Allemands. *Pardon* ? Je suggère qu'il veut parler du fait que son pays fait partie du *Commonwealth* et qu'à ce titre de nombreux soldats ont été envoyés en Angleterre. Mais non, il me détaille alors la bataille contre le Japon, dont le bombardement de Darwin, communément appelé le « Pearl Harbor de l'Australie » et maintient fermement que c'est grâce à la défaite des Japonais que la seconde guerre mondiale s'est achevée. Ce n'est pas tout à fait la version que j'ai lue dans les livres d'histoire, mais soit.

Je lui demande ensuite quel événement est fêté le 26 janvier, jour de l'*Australia Day*, l'équivalent de notre fête nationale. Il m'explique, très fier, qu'il s'agit de la date anniversaire de l'arrivée du premier navire en Australie, en 1788. Je pousse la réflexion plus loin, en lui demandant si, effectivement, tout le pays fête ce jour-là l'invasion par les colons d'une terre aborigène et, au passage, le massacre de milliers d'entre eux. Le voilà qui se vexe, me rétorquant que je vois les choses avec mes yeux d'Européenne et que je ne peux pas comprendre. Puis, il se lance dans un long monologue relatif au « fléau » que représente les populations aborigènes dans la culture moderne australienne et les grandes villes, argumentant qu'ils ont un penchant prononcé pour l'alcoolisme et qu'ils sont incapables de garder un travail.

Ce discours raciste et suprémaciste me choque. Mais c'est sans doute dû à mon éducation, qui se veut bienveillante et ouverte aux autres. Plus sérieusement, ce type est un abruti ! Je n'ai pas d'autres mots. Pour mettre fin au calvaire que mes oreilles endurent, je simule une crampe soudaine dans le bas-ventre, lui explique que mes règles viennent d'arriver et que je dois aller me changer. Il s'en va sans demander son reste. Bon débarras !

J'entends alors éclater de rire derrière mois. Un couple de Français vient d'assister à toute la scène et me félicite pour la manière dont je me suis sortie de cette situation délicate. Eux aussi ont eu affaire à lui la veille et se demandaient combien de temps j'allais tenir. A eux, il est allé jusqu'à raconter qu'il existait une loi (abolie dans les années 1970) qui autorisait les Australiens « blancs » à tirer sur un aborigène qui se seraient approchés de leur propriété. Effarée, je fais des recherches sur internet et ce que je trouve m'écœure.

Techniquement, aucune loi n'a jamais autorisé cela. Cependant, il semblerait que la justice ait été particulièrement clémente sur le sujet durant quelques décennies. L'Australie a toujours été considérée comme un territoire vacant, sur lequel les aborigènes n'avaient aucun droit de posséder leurs propres terres, ni de droits humains tout court. Le terme de « problème aborigène » est récurrent dans les documents qui s'affichent sous mes yeux. *The Killing Time* est un épisode de l'histoire australienne entre 1788 et 1927, marqué par le massacre de milliers d'aborigènes, et encouragé par les gouvernements coloniaux, comme une « sélection naturelle sur une race inférieure ». Episode honteux et pour le moins minimisé dans les livres d'histoire.

Je découvre également de nombreux articles relatifs à la « Génération volée », ces enfants aborigènes métissés (nés très souvent de mère aborigène et de père « blanc »), arrachés de force (mais légalement) à leurs parents entre 1869 et 1969 et placés dans des orphelinats chrétiens ou des familles « blanches », de manière à les couper de leurs racines et, petit à petit, éliminer cette culture. Des excuses officielles n'ont finalement été présentées qu'en... 2008. Enfin, il existe des témoignages « d'expéditions punitives », jusque dans les années 1960, visant à abattre des aborigènes et enterrer leurs dépouilles dans des endroits isolés et désertiques. Enfin, les articles relatifs à l'*Australia Day* indiquent que cette commémoration, rendue « jour férié officiel » en 1994 (!) est de plus en plus controversée, car publiquement reconnue comme la date marquant la colonisation britannique du continent. Mais les consciences peinent à évoluer aussi rapidement qu'il le faudrait.

Toutes ces informations me glacent le sang. Le fait est que ce problème de racisme est loin d'être éradiqué en Australie. Une certaine proportion de la population (qui décroit heureusement d'année en année) estime encore aujourd'hui que les aborigènes posent un problème dans la société actuelle en refusant de s'adapter au monde moderne. Ce qui est sûr, c'est qu'il est plus facile de les décrire comme dangereux, alcooliques et fainéants, plutôt que de se remettre en question et d'avouer les horreurs qui ont été commises. Le peuple aborigène est pacifique et vit en communion avec la nature depuis des milliers d'années. Nous aurions tant de choses à apprendre d'eux.

Ces découvertes me laissent chamboulée et pensive. J'ai peine à concevoir cette mentalité colonialiste et raciste. Pas au XXIème siècle. Pas dans un monde où le mariage pour tous est en train de devenir la norme. Ce continent à 50 ans de retard. Je découvre assez brutalement une autre facette de l'Australie, et elle ne me plait pas. On dit souvent que l'herbe n'est pas plus verte ailleurs, que la vision que l'on se fait d'un lieu pendant des vacances n'est pas le reflet de la réalité. On dit qu'il faut résider dans un pays pour en découvrir sa face cachée. Je suis en train d'en faire l'expérience. Je commence à me demander sérieusement si j'ai vraiment envie de faire grandir mes futurs (et hypothétiques) enfants dans un environnement aussi ... intolérant et archaïque. M'installer ici reviendrait à cautionner le traitement réservé aux natifs de ce pays. Comment me faire des amis et construire une vie entière si nous n'avons pas les mêmes valeurs ?

Avant de reprendre le cours de mon récit, je te partage encore un proverbe aborigène, certes connu, mais qui me parle énormément : *Nous sommes tous des visiteurs de ce temps, de ce lieu ; nous ne faisons que les traverser. Notre but ici est d'observer, d'apprendre, de grandir, d'aimer... Après quoi, nous rentrons à la maison.*

Le lendemain, je reprends la route après une dernière journée de plage. J'effectue un arrêt au phare d'Exmouth, réputé pour l'observation des baleines qui nagent au loin. Depuis Albany, je n'ai pas perdu espoir d'en apercevoir au moins une. Et ce jour-là, j'ai de la chance, car je n'aperçois pas un, ni deux, mais bien trois évents simultanés, les fameux jets d'eau qu'elles expulsent pour respirer. Je suis heureuse. Finalement, j'ai beaucoup plus de plaisir à les voir de cette manière, au loin et sans les déranger, que depuis la petite embarcation touristique.

Je reste là un long moment, avant de quitter définitivement Exmouth et de redescendre la côte en direction de Coral Bay. Cette nuit, je dors sur une *Rest Area*, quelques kilomètres avant la station balnéaire. Le réveil qui s'est ensuivi a été mouvementé !

Lorsque j'ouvre les yeux, il fait déjà jour. Suffisamment du moins pour que je distingue très nettement les contours d'une énorme araignée velue, à environ 15 centimètres de mon visage, accrochée à la paroi interne du Van. Mon sang ne fait qu'un tour et mon esprit se met en alerte. *Ne surtout pas paniquer !* Le pire qui puisse m'arriver serait que je m'affole et que je perde sa trace dans le véhicule. *Caro, c'est le moment de réfléchir vite, et bien* ! Je prends une profonde inspiration, avant de rouler sur le côté, très délicatement, dans la direction opposée à ma nouvelle (et éphémère) colocataire. Une fois de l'autre côté du lit, je me redresse doucement, laisse glisser le sac de couchage le long de mon corps et ouvre lentement la porte latérale pour sortir, tout en attrapant mon téléphone portable au passage.

Me voici à présent en culotte et débardeur au milieu du parking. J'inspecte mes mains, mes bras, mes épaules, mon ventre, mes cuisses, mes mollets, mes pieds. Aucune trace de morsure. J'utilise ensuite le rétroviseur pour vérifier mon visage. Puis, je me contorsionne pour prendre en photo les parties de mon corps que je n'arrive pas à visualiser autrement. Les occupants du véhicule voisin finissent par venir me demander si tout va bien. Je leur explique alors la situation afin qu'ils m'aident à vérifier mon dos, ma nuque, mon cuir chevelu et l'intérieur de mes oreilles.

Je suis saine et sauve. La situation la plus critique étant écartée, je me mets alors en tête d'attraper la passagère clandestine pour la prendre en photo avant de la relâcher dans la nature. Munie d'un *tupperware* vide dans une main et de son couvercle dans l'autre, je rassemble tout le courage dont je dispose à ce moment-là et retourne à l'intérieur.

L'araignée n'a pas bougé de son poste de surveillance. *Parfait, continue comme ça.* Je m'approche aussi discrètement que possible, tends le bras et… Hoooooo ! Incroyable mais vrai, Bernie (c'est le petit nom que je lui ai donné) a sauté par-dessus ma tête ! Je me retourne, stupéfaite, et la vois maintenant bondir encore deux fois avant de retrouver sa liberté par elle-même.

J'apprendrai plus tard par Martial, qu'il s'agissait d'une *huntsman spider* (araignée chasseuse), inoffensive pour les humains. Elles sont connues pour ne pas tisser de toile. A la place, elles chassent pour se nourrir, et sautent très bien.

Ce que je retire comme leçon de cette anecdote, c'est qu'encore une fois, malgré la potentielle gravité de la situation au réveil, j'ai réagi avec sang-froid et n'ai pas cédé à la panique. Si j'avais hurlé et tout envoyer valser, je l'aurais perdue de vue, ce qui aurait impliqué deux situations catastrophiques : les médecins n'auraient pas su quel antidote me donner et… j'aurais dû entièrement vider Archie pour la retrouver, car il était hors de question qu'elle s'incruste pour le reste du voyage.

Coral Bay n'est pas du tout à mon goût. C'est touristique, bruyant, moche. Le contraste avec ce que je viens de vivre ces dernières semaines est flagrant et je ne me suis pas préparée à retrouver la réalité de la « civilisation » et de la foule. Je réserve deux nuits dans le camping, ainsi qu'un tour en bateau le lendemain pour aller nager avec les baleines et les raies manta. L'excursion, payable d'avance, coûte 200 dollars et dure la journée entière. Ce qui me convainc, c'est que le bateau n'accueille qu'une dizaine de clients à la fois, et que le départ est garanti car nous sommes déjà cinq inscrits.

Puis, je profite de faire un peu de lessive, car je n'ai plus aucun sous-vêtement propre. Je n'ai pas encore parlé de ce point logistique, mais il est important en *roadtrip*. J'ai emporté du rechange pour une dizaine de jour. Mais il arrive souvent que je doive me changer deux fois dans la même journée, particulièrement après une randonnée dans ces régions désertiques. Même si je n'ai pas la possibilité de me laver, je déteste passer la soirée avec une culotte encore moite de sueur.

Ainsi, tous les deux ou trois jours, je lave mes habits dans l'évier du Van et les mets ensuite à sécher en les accrochant au-dessus de mon lit. Pas à l'extérieur, pour éviter qu'un insecte ne vienne s'y loger. Dans ce camping, il y a un espace *laundry,* avec une salle fermée qui fait office de séchoir, alors j'en profite pour nettoyer correctement un maximum de vêtements. En tout et pour tout, il me reste deux t-shirts propres, en incluant celui de « secours ». Le concept ? Mon t-shirt préféré, hermétiquement emballé dans un sachet zip, qui ne doit être ouvert qu'en cas de coup dur. Ainsi, si j'ai besoin de réconfort, je pourrai l'enfiler et sentir l'odeur de la maison m'envelopper.

A la plage. L'eau est cristalline et le sable est d'un blanc éclatant. J'ai l'impression d'être dans les Caraïbes. Le soir, je sors chercher un *fish and chips* au *take away* proche du camping, puis vais me coucher tôt. Il y a trop de monde, trop de bruit et je n'ai envie de voir personne, surtout pas des touristes dont la seule préoccupation est de faire la fête en picolant. Je suis dans un tout autre état d'esprit et je n'ai nullement l'intention d'en sortir. Je profite quand même du wifi pour relever mes emails et effectuer le paiement de mon loyer et de mes charges fixes, via ma banque en ligne. La technologie a aussi du bon, quelques fois.

Le départ de mon expédition étant planifié en milieu de matinée, je ne me presse pas pour prendre mon petit-déjeuner et ranger mes affaires. Alors que je reviens du bloc sanitaire où j'ai récupéré mes vêtements propres et secs, mes voisins m'expliquent qu'un employé du camping est venu me chercher et que je dois me rendre de toute urgence à la réception.

Inquiète, je m'y dirige au pas de course. On m'informe alors que le tour que j'ai réservé est annulé et remplacé par une sortie en catamaran (dont le départ est prévu dans 10 minutes), regroupant 50 personnes et qu'il me faut payer un complément pour y participer.

Non mais de qui se moque-t-on ? Hier, cette même nana m'a assurée que le départ était garanti et que la sortie se faisait en groupe restreint. Je me dis alors que l'excursion n'a jamais existé et qu'il s'agit probablement d'une pratique malhonnête pour forcer la main des touristes.

N'étant pas de nature à me laisser faire dans ce genre de situation, nous entamons une discussion animée et tendue. Elle refuse de me rembourser, car, d'après elle, une autre solution m'est proposée et que c'est moi qui la refuse. Je monte le ton. J'ai alors la possibilité de partir « gratuitement » avec le catamaran (gratuitement veut dire « sans frais supplémentaires »). Je refuse toujours, car ce n'est pas ce pour quoi j'ai payé. Derrière moi, d'autres touristes attendent pour réserver leur propre aventure aquatique. Je saisis l'occasion et les prends à témoin, en leur expliquant la situation. La technique fonctionne, on me rend immédiatement mon argent, si j'accepte de m'en aller. Quelle bande de filous ! J'ai au moins découvert que mon anglais n'est pas si mauvais, puisque j'ai pu défendre mes intérêts sans chercher mes mots.

Après ça, je n'ai aucune envie de rester plus longtemps à Coral Bay. Je plie rapidement bagage et quitte ce lieu pour d'autres aventures plus réjouissantes. Je n'ai aucun regret sur ma décision. Je préfère mille fois ma matinée de *snorkeling* à Exmouth en compagnie des tortues, plutôt que de barbotter avec 50 autres personnes dans une zone ultra touristique où les poissons sont probablement habitués à être nourris pour s'assurer de leur présence. Je veux de l'authenticité, sinon rien.

Je redescends vers le Sud en longeant la côte. Lors d'une pause sur une *Rest Area*, je sors me dégourdir les jambes. Une dizaine de mètres devant moi, le cadavre d'un kangourou gît au sol, sans doute victime d'un accident sur la route, comme il y en a tant dans ce pays. A ses côtés, se tient une masse noire. Je m'approche lentement pour ne pas effrayer l'animal et ainsi pouvoir l'identifier. Un magnifique aigle d'Australie est affairé à dépiauter ce qui reste du marsupial pour en faire son repas. Aujourd'hui, je n'ai pas vu de raie Manta, mais j'ai vu un aigle sauvage. Je suis contente.

Plus loin, je rattrape une moto, lourdement chargée de nombreuses sacoches de voyage, en plus de ses deux passagers. J'hésite à dépasser, car quelque chose m'est familier sur ce véhicule. Mais bon sang... C'est bien sûr !

La moto est immatriculée en Suisse, dans le canton de Zoug (l'équivalent d'un département en France). Un compatriote a été assez fou pour traverser la planète avec sa moto ! En arrivant à sa hauteur, je m'écarte pour ne pas l'effrayer, puis klaxonne et lui fais de grands signes, mon passeport rouge à croix blanche dans la main. Il me retourne mon geste et le passager me fait lui aussi de grands signes. A l'autre bout du monde, cette rencontre est amusante.

A Carnarvon, je m'arrête pour faire le plein de produits frais. Je m'autorise un petit extra, en achetant du bacon pour accompagner mes œufs du petit-déjeuner et de la préparation lyophilisée pour pancakes. Je ne m'attarde pas plus longtemps.

Arrivée au golfe de Shark Bay (la baie des requins), inscrit au patrimoine mondial de l'UNESCO, je m'installe au camping de Monkey Mia, en début de soirée. Une petite routine s'est maintenant mise en place dans mon quotidien. Une heure avant le crépuscule, je glisse une bière et un paquet de chips dans mon sac, puis prends la direction de la plage. Ce soir, c'est un pélican qui me tiendra compagnie.

Celui-ci me fait penser à Riki dans la bande dessinée danoise *Petzi*. Mais oui, tu te souviens forcément de *Petzi*, ce petit ours brun qui voyage sur un bateau chalutier, avec sa salopette rouge et son bonnet bleu, en compagnie de *Pingo* le manchot et du phoque *Amiral*. *Riki*, c'est le pélican dont le bec n'a rien à envier au sac de *Mary Poppins*. Et puis, il y a la torture *Caroline*... Non, vraiment ? Suis-je donc la seule à avoir eu une enfance bercée de bandes dessinées qui avaient toutes pour thème central : le voyage autour du monde avec un animal ?

Puis, je me dirige vers la réception pour réserver un tour en bateau pour le jour suivant. Monkey Mia est tout particulièrement prisée des touristes, du fait que de nombreux dauphins y ont plus ou moins élu domicile et sont facilement visibles depuis la plage. Mais moi, ce que je rêve de voir, ce sont des dugongs.

Le dugong, c'est un animal qui mesure entre trois et quatre mètres, et qui pèse 500 kilos. Avec le lamantin, ils sont les derniers représentants de la famille des siréniens. C'est un animal totalement inoffensif et herbivore. Pourtant, il s'agit d'une espèce menacée. Et il se trouve justement que Shark Bay est une sorte de sanctuaire pour les dugongs. C'est une occasion unique, que je saisis avec plaisir.

Le soir, je mange en compagnie de deux *backpackers* brésiliens. Et le moins que je puisse dire, c'est qu'ils ont de l'imagination. Pour économiser l'argent d'une casserole (et éviter de faire la vaisselle), ils font chauffer leurs boîtes de conserve directement sur leur réchaud à gaz (en prenant soin de retirer l'étiquette en papier pour éviter qu'elle ne brûle), et mangent ensuite à même le récipient. Je ne suis pas certaine qu'à terme, cela soit vraiment bon pour la santé, mais eux me jurent que le goût des aliments est exactement le même.

Au petit matin, je vais profiter d'un moment de solitude sur la plage avant qu'elle ne soit prise d'assaut par la foule venue en nombre « admirer » le « nourrissage des dauphins ». Le concept ? Des touristes bénévoles, en poste pour quelques semaines sous la supervision des *rangers*, demandent aux vacanciers de s'aligner en rang d'oignon sur le bord de la plage. Ensuite, ils sortent de grands seaux remplis de poissons, ce qui fait venir les dauphins « sauvages » habitués des lieux. Pour les touristes les plus « chanceux », certains sont tirés au sort et ont le privilège de donner un poisson eux-mêmes au dauphin le plus proche. Et ce petit spectacle ridicule se reproduit à trois reprises, tous les matins.

Je m'entends. C'était incroyable de voir des dauphins d'aussi près sans qu'ils ne soient enfermés dans un aquarium. Mais bon… S'ils sont nourris trois fois par jour, de la main de l'homme, ils sont, au mieux, domestiqués. Certainement pas sauvages. Même si l'on nous promet qu'ils gardent leur instinct de chasse, dans la mesure où ils ne reçoivent pas plus d'un dixième de leurs besoins quotidiens en nourriture. C'est le concept même qui me dérange, l'interaction forcée entre l'humain et l'animal à des fins commerciales. Même si l'observation du nourrissage est gratuite, il y a toute une activité commerciale qui s'est développée autour. Depuis, j'ai revu des dauphins sauvages, des vrais, au large de l'Espagne et en Bretagne. Encore une fois, j'ai préféré ces instants uniques à ceux planifiés ici en Australie.

Vient enfin l'heure de mon excursion. Je prends place sur le voilier. Nous sommes huit ou dix participants et l'ambiance est bon enfant. En deux heures, nous apercevons plusieurs tortues marines, des dauphins (*off course*) et un dugong. Quelle joie indescriptible lorsque je l'ai aperçu la première fois remonter à la surface de l'eau pour respirer. La rencontre est brève, l'espace de quelques instants tout au plus. Néanmoins, elle me laissera un magnifique souvenir, empreint d'authenticité.

Pour la suite du voyage, je me rends à Denham, l'ancien port perlier, Eagle Bluff et Shell Beach. Comme son nom l'indique il s'agit d'une plage formée à partir de minuscules coquillages, l'une des deux seules au monde. Je continue en direction de Kalbarri National Park, où je dois rejoindre Martial.

Avant les retrouvailles, je pars explorer l'arche naturelle de Nature's Window, l'une des attractions les plus connues de Western Australia, de laquelle j'ai une vue d'ensemble sur le lit de la Murchison River en contrebas. Je m'assieds sur le rebord et laisse aller mes jambes dans le vide. La tentation est trop grande, je prends une photo de mes pieds suspendus à plusieurs centaines de mètres au-dessus du vide.

Puis, je continue ma randonnée sur le Loop Trail, formant une boucle de 9 kilomètres. A mi-parcours, le chemin descend dans le fond de la gorge. Je me retrouve alors sur une plage, face à une paroi spectaculaire, qui détonne avec le calme de la rivière. Je reste un long moment sur place en profitant de ce havre de paix. Pour le retour, j'emprunte le même chemin en sens inverse au lieu de terminer la boucle. La chaleur devient étouffante et je ne veux pas prendre de risque.

En fin de journée, je programme dans mon GPS l'adresse transmise par Martial et stationne Archie sur son emplacement pour l'heure de l'apéro.

C'est sa réaction lorsque je vais à sa rencontre pour le saluer qui me fait soudainement prendre conscience que ma dernière vraie douche remonte à ... heu.... plusieurs jours. Manifestement, se laver à l'aide d'une bassine avec du savon écologique et biodégradable n'est pas aussi efficace que je l'imaginais. Par ailleurs, j'ai fait une grosse randonnée aujourd'hui, durant laquelle j'ai passablement transpiré.

Le soir, après un sympathique barbecue à l'australienne, nous passons un appel en visio à mes parents. C'est presque surréaliste de pouvoir tous se retrouver ainsi, grâce à un simple téléphone.

Je passe les deux jours suivants en famille, à découvrir les alentours, profiter du marché artisanal et manger des *fish and chips* sur la plage au coucher du soleil. Le dernier soir, Martial me tend une enveloppe, tout en me souhaitant un bon anniversaire avec un peu d'avance. Il est vrai que je vais avoir 29 ans d'ici peu. Je l'ouvre et découvre un bon pour faire un tour en avion au-dessus du parc de Kalbarri. Il était tellement déçu pour moi que je n'aie pas pu faire ma plongée avec les raies Manta qu'il a voulu m'offrir autre chose pour que je garde un souvenir inoubliable de la région. Wahou ! Je le remercie chaleureusement pour ce magnifique cadeau inattendu et me réjouis déjà d'être le lendemain.

Encore une fois, je n'aurais pas cautionné le tourisme aérien en achetant moi-même un billet d'avion pour survoler un parc national. Mais l'intention de Martial était belle alors j'ai choisi de faire honneur à sa générosité, me promettant que c'était la dernière fois que je prenais part à ce type d'activité. Alors autant en profiter à fond.

Au petit matin, je me rends à l'aérodrome et monte à bord d'un avion de tourisme à hélice, en compagnie de quatre ou cinq autres passagers. Les paysages qui défilent sous mes yeux sont somptueux. Nous survolons le parc, où je reconnais les endroits visités deux jours plus tôt, puis l'océan, pour atteindre l'archipel Abrolhos. Le récif corallien vu des airs est à couper le souffle. Je suis enchantée de cette magnifique découverte et ne vois pas le temps passer. J'aperçois au loin Hutt Lagoon, le célèbre lac rose, avant que l'avion ne prenne le chemin de l'aérodrome pour se poser.

Nous passons une dernière soirée tous ensemble avant que je ne continue le cours de mon voyage. Martial m'informe que dans quelques jours aura lieu une éclipse lunaire et me montre les détails dans le journal. Il me suggère de me rendre dans le désert pour profiter au mieux de ce spectacle.

Ces retrouvailles m'ont fait un bien fou. C'est revigorée moralement que je continue ma descente en direction de Perth. Blue Holes, Jack Point, Mushroom Rock, Natural bridge… A Eagle Gorge, je ressens soudain l'envie de m'arrêter et de profiter. J'ai déjà parcouru tellement de kilomètres et admiré de si nombreux paysages… J'ai envie d'un moment « à moi ». J'enfile un maillot de bain en vitesse, attrape une serviette de plage et descends au bord de l'eau. L'endroit est désert, je me l'approprie. Le décor n'a plus rien à voir avec celui de l'*Outback*, ni avec Ningaloo Reef ou Shark Bay. Ici, les vagues viennent se fracasser contre les falaises composées de roches orangées, amoncelées en stries, un peu comme des mille-feuilles géants. Je pénètre prudemment dans l'eau et ne m'aventure pas plus loin que le niveau de mes cuisses. Entre le courant et la peur des requins… Je ne joue pas les héroïnes.

Je passe un très agréable moment de détente sur le sable chaud, à profiter du soleil. Et soudain... Sans crier gare, le mal du pays me gagne. Ma famille et mes ami(e)s me manquent. Est-ce le fait d'avoir passé du temps avec Martial ? Ou bien ai-je simplement fait le tour de ce que j'avais à vivre *ici ?* Quoi qu'il en soit un sentiment de mélancolie m'envahit.

En fin de journée, je fais le tour de Hutt Lagoon, le lac que j'ai vu au loin lors de mon *scenic fly* à Kalbarri. Il s'agit d'un lac marin. Je ne m'y attarde pas car le jour est déjà en train de décliner.

En prenant la direction de Jurien Bay, je devine au loin un nuage un peu particulier près de la côte. Ce qui est étrange, c'est que plus je me rapproche, plus le nuage grossit et s'assombrit. Jusqu'au moment où je réalise qu'il s'agit d'un incendie de forêt et qu'il ne me reste que deux options : rebrousser chemin et parcourir 50 kilomètres pour rejoindre la dernière ville ou continuer pour atteindre la prochaine à 30 kilomètres devant moi.

Je n'ai pas vraiment le temps de réfléchir, je dois agir. Je prends une profonde inspiration, ferme les fenêtres, l'arrivée d'air extérieur et mouille un t-shirt, que je pose sur le siège passager. Si besoin, il me servira de masque pour ne pas inhaler trop de fumée. Puis, je roule aussi vite que possible sur la route sinueuse à travers la forêt. Je passe près du foyer principal mais ne m'arrête pas. Je donne l'alerte à la première station-service, qui n'était pas encore au courant, puis continue ma route.

Arrivée à destination, j'appelle Claudine, lui explique ce qui vient de se passer et l'informe que je vais bien. Je sais qu'elle et mes parents lisent les faits divers australiens depuis que je suis partie, donc je ne veux qu'ils s'inquiètent s'ils entendent parler de cet incendie. Pour autant, je ne veux pas raconter à ma Maman ce que je viens de vivre, car elle comprendrait vite, au son de ma voix, que cette fois, j'ai vraiment eu peur. A la réflexion, ma décision était peut-être légèrement irresponsable. Je lui détaillerai cet épisode à mon retour, ce sera bien assez tôt.

Je flâne une petite heure sur la plage et prends des photos devant l'ancienne jetée en bois désaffectée. Jurien Bay est un haut lieu de la pêche à la langouste et ces dernières s'achètent à bas prix un peu partout. Pourtant, je fais l'impasse. Le simple fait de savoir qu'elles sont jetées vivantes dans l'eau bouillante me coupe l'appétit (*cette pratique est d'ailleurs interdite en Suisse*). Une colonie de *sea lions* vit également dans la baie, mais je n'aurai pas la chance d'en croiser ce jour-là.

En milieu de journée, je m'installe au camping proche de Nambung National Park. L'idée est de passer la soirée dans le Pinnacles Desert, pour observer la fameuse éclipse lunaire qui a lieu ce soir. Mais, comme je ne serai certainement pas la seule à avoir cette idée, il faut que je sois sur place assez tôt pour réserver un bon emplacement. En m'enregistrant au camping avant de m'y rende, je m'évite bien des tracas pour dormir, car je ne peux pas passer la nuit dans le parc.

Les Pinnacles, ce sont des formations calcaires naturelles, provenant de coquillages marins réduits en poussière par le temps et compressés pour former des menhirs naturels, dont certains sont plus hauts que moi. Ici, le sol est jaune et la couleur des Pinnacles s'intensifie au fur et à mesure que le soleil disparait à l'horizon.

Avec la tombée de la nuit, le décor prend des allures lunaires. Je m'amuse de la coïncidence. Assise par terre, seule avec ma couverture, cela fait trois heures que je suis installée lorsque j'entends des bruits de pas dans les buissons sur ma droite. Un homme mal rasé, la cinquantaine, en sort et me sourit. Il s'appelle Chris. C'est un photographe professionnel venu immortaliser l'événement, et le hasard veut que ce soit également son anniversaire. Nous partageons ce moment (ainsi que quelques bières). Je découvrirai sur ma boîte email, quelques semaines plus tard, les photos qu'il a prises ce soir-là, sa manière à lui de me remercier pour ma compagnie.

Avant d'arriver à Perth, je m'arrête à Yanchep National Park. Je ne garde pas un souvenir impérissable de cet endroit. C'est surtout pour « occuper le temps ». Je prends tout de même part à la visite guidée de Cristal Cave, une grotte remplie de stalactites et de stalagmites, puis fais un tour dans la partie réservée aux koalas, qui vivent dans des enclos. *Voilà voilà*... Déçue, je choisis de rejoindre Perth et de dormir dans l'allée devant la maison de Martial, qui lui, est toujours à Kalbarri. En chemin, je m'arrête au supermarché acheter un gâteau. J'en choisis un pour quatre personnes, au goût chocolat-cookies.

Mon réveille sonne à 4h30 ; direction la plage de South Beach Fremantle. J'installe une couverture sur le sable et attends le lever du soleil, une tasse de thé chaud à la main. Aux premières lueurs, je déballe soigneusement mon gâteau, et y plante deux bougies. C'est mon anniversaire, j'ai 29 ans. Je suis seule sur la plage, à l'autre bout du monde. Je suis seule et pourtant, je suis comblée.

Gandhi a dit « *Le plus grand voyageur n'est pas celui qui a fait dix fois le tour du monde. Mais celui qui a fait une seule fois le tour de lui-même* » et il avait raison. J'ai réalisé mon rêve. J'ai découvert de quoi j'étais capable. J'ai vécu des moments forts et des joies intenses. J'ai eu des moments de doute, j'ai eu peur aussi parfois. Je suis allée au bout de mon idée, et j'ai compris que ce que j'aime, en Australie, va au-delà des paysages et de l'apparente décontraction du mode de vie des habitants. Ce qui me plaît tant, ici, c'est mon propre état d'esprit, lorsque je me sens libre et que je n'ai plus de contraintes.

C'est cela, le véritable lâcher-prise : assumer qui l'on est, ne pas se soucier de ceux qui ne l'acceptent pas, faire ce qui nous plait, comme on le vit, comme on le ressent, sans se préoccuper des conséquences.

Décider qu'à partir de ce jour, on ne se force plus à faire plaisir, à faire ce que l'on attend de nous, à prendre en considération toutes les attentes et envies de chacun pour ne surtout blesser personne. Juste *vivre* !

J'ai appris à aimer ma parfaite imperfection et à vivre le moment présent pour ce qu'il est, sans regret, ni attente. Juste « être ». Alors au lieu de tout plaquer pour m'installer sur un nouveau continent, peut-être que le plus simple, et le plus sage finalement, c'est de me donner les moyens d'être aussi heureuse chez moi, en Suisse, entourée de ceux que j'aime. Je prends ainsi la décision de me laisser six mois pour transformer ma vie. Si ça ne marche pas, je garde l'Australie en plan B.

Je découpe une part généreuse dans mon cake d'anniversaire et y mords à pleines dents. Il est vraiment mauvais. J'éclate de rire. Qu'importe, depuis toute petite, je rêve de ce moment. J'offre ce qu'il en reste aux mouettes et savoure cette sérénité nouvellement acquise. Je rentre chez moi changée à jamais, libérée du passé et de ses tourments. Quelque chose en moi est différent. Tout semble pareil et pourtant plus rien ne sera jamais comme avant.

Je passe le reste de la journée à faire du shopping et rejoins Martial, qui vient de rentrer, pour le repas du soir. J'apporte des plats chinois pour tout le monde et accepte bien volontiers sa proposition d'occuper la chambre d'amis pour ma dernière nuit en Australie. Une page s'est définitivement tournée dans ma tête, je n'ai même plus envie de dormir dans le Van.

En préparant mes bagages, je me rends compte que j'ai acheté trop de souvenirs et que tout ne pourra pas aller en soute. Pour éviter des frais inutiles liés au poids de ma valise, je porterai donc ma paire de *Uggs*, deux pantalons, cinq t-shirts, deux vestes, une écharpe et mon chapeau de Kalgoorlie sur moi dans l'avion. L'escale sur le tarmac de Dubaï sera caniculaire.

J'ai un pincement au cœur en ramenant Archie à l'agence de location. Nous en avons vécu des aventures, lui et moi. 7'500 kilomètres à sillonner le Western Australia, ce n'est pas rien. Martial s'est proposé pour me déposer ensuite à l'aéroport.

Nos adieux sont émouvants, je n'ai pas envie de le quitter. Il m'accompagne jusqu'à la sécurité pour entrer en zone internationale. Au fond de moi, je pense qu'il a peur que je change d'avis et que je fasse demi-tour. Mais je sais, en montant dans l'avion, que je quitte l'Australie pour de bon, avec beaucoup de souvenirs mais sans regret. J'y ai vécu ce que j'avais à y vivre, maintenant, je dois aller de l'avant.

En arrivant à Genève, mes parents sont venus me chercher. Ils sont heureux, et soulagés, de me revoir. Leur plus grande crainte, c'était que je ne rentre pas.

Pour fêter mon retour, ils m'ont acheté un caquelon à fondue, du fromage et du pain. Entre le voyage et le décalage horaire, je suis totalement déphasée. Ce n'est que le lendemain, lorsque j'ai les idées claires, que je comprends qu'ils espéraient la manger avec moi, cette fondue !

8

AFRIQUE ADIEU

Au printemps 2015, je casse ma tirelire pour réaliser un autre rêve d'enfant : aller à la rencontre des chimpanzés et des gorilles sauvages en Afrique de l'Est. Avec l'aide de mon agence de voyage, nous planifions un itinéraire personnalisé à travers le Kenya, l'Ouganda et le Rwanda. Le franchissement des frontières se fera à bord d'autobus touristiques, pour ma sécurité, et le reste du temps, je serai autonome avec un guide privé.

Au programme, visites du Parc National ougandais de Kibale pour observer les chimpanzés, randonnées et safaris dans le Parc National Queen Elizabeth pour découvrir les éléphants, les hippopotames et les fameux lions couchés dans les arbres, et rencontre avec les gorilles des montagnes dans le Parc National des Volcans au Rwanda. Le tout, en mode camping et bivouac, partout où cela est possible.

Pour la partie rwandaise, nous avons réussi à m'obtenir un permis spécial, qui coûte 900 dollars et me permet, en échange, de passer du temps avec les biologistes et les rangers du parc et d'approcher les gorilles sauvages, tout en respectant leurs besoins et la distance requise. Malgré le prix, je ne rechigne pas à payer, car l'argent sert à faire vivre toute la communauté aux alentours, et ainsi s'assurer que les habitants prennent soin de la nature, puisque c'est elle qui leur garantit un revenu confortable. En outre, l'entrée du parc est limitée à quelques touristes seulement chaque jour, sous la surveillance d'un guide officiel. Ici, les gorilles sont réellement sauvages. Les rangers les habituent peu à peu à la présence humaine et il faut parfois marcher des heures avant de les apercevoir.

Le Rwanda n'est certes pas le pays africain le plus stable, mais le génocide de 1994 a déjà plus de 20 ans. J'appréhende un peu. Je me réjouis énormément. J'effectue quelques recherches sur internet et découvre qu'il y a parfois des tensions avec des groupes rebelles armés à la frontière avec la République Démocratique du Congo, soit dans la région où j'ai prévu de me rendre.

Par sécurité, et puisque le gouvernement suisse déconseille la visite de certaines zones que j'ai prévu de traverser, je fais l'acquisition d'un téléphone satellitaire *Garmin InReach Explorer* (le même que celui de *Mike Horn*). L'appareil me permet de passer des appels depuis n'importe quel endroit de la planète et de programmer mon itinéraire sur une carte numérique, avec des repères et des horaires prédéfinis. Ainsi, je dois quittancer mes points de passage à intervalles réguliers via des impulsions satellitaires. Si j'en rate trois de suite, le système prévient automatiquement les secours en Suisse, avec ma dernière géolocalisation connue.

Le Parc National des Volcans héberge le centre *Dian Fossey*, un programme de protection des gorilles, créé par la biologiste californienne du même nom. Son histoire est racontée dans le film *Gorilles dans la brume*.

Pour la petite fille de sept ou huit ans que j'étais et qui sommeille toujours en moi, la perspective de ce voyage est aussi grandiose que si l'on m'avait offert un billet pour aller sur la lune. C'est le Saint Graal !

Fait rare dans mon organisation lorsque je pars en voyage, je boucle mes bagages plus d'une semaine avant le départ. Trois jours avant, je me rends à l'ambassade pour récupérer mon visa. J'ai même déjà commencé mon traitement contre la malaria. Tout est prêt.

Deux jours avant le décollage, je quitte le travail de bonne heure pour me rendre à mon entrainement de Krav Maga. J'en fais depuis mon divorce. Je me dis que c'est une bonne précaution quand on est une femme qui voyage seule. J'ai parcouru environ un kilomètre avec mon scooter, lorsque, sur un axe limité à 60 kilomètres-heure, le feu devant moi passe à l'orange. Je freine de manière un peu sèche. La voiture derrière moi choisit d'accélérer, certaine que j'allais en faire de même.

La suite, on me l'a racontée, car je ne m'en souviens pas. Apparemment, j'ai été propulsée dans les airs à plusieurs mètres du sol, avant d'effectuer une rotation sur moi-même et de retomber au sol, tête la première. Ce récit coïncide avec les traces d'impact sur mon casque. Mon scooter, lui, a continué sur sa lancée seul, jusqu'à rencontrer une voiture de Police qui passait par là en sens inverse.

Je me souviens être couchée par terre. Tout est étrangement calme. Je comprends immédiatement que j'ai eu un accident. J'essaie de bouger mes pieds, mes mains, tout semble réagir normalement. Je me redresse et m'assieds. A ma gauche, une voiture est arrêtée, avec une femme encore assise au volant. Je lui hurle de sortir, de peur qu'elle ne prenne la fuite. Je vois la Police arriver en courant, et réalise que tous les véhicules sont à l'arrêt autour de moi. Alors, par reflexe, je sors mon téléphone de ma poche et prends des photos de la scène, pour avoir des preuves de l'emplacement des véhicules (et l'immatriculation de la voiture) avant que tout ne soit déplacé.

Toujours assise par terre, j'appelle mon Papa, pour lui expliquer ce qui vient de se passer, mais que je vais bien. Ensuite seulement, j'accepte d'être placée en sécurité sur le trottoir. J'ai mal, je n'arrive pas à marcher et dois m'appuyer sur le policier. Je demande que Claudine soit contactée. Une chance qu'elle soit dans le coin, elle arrive en moins de cinq minutes sur place. Lorsque je vois son visage et entends sa voix, tout devient soudain réel. Je peux arrêter d'être forte, elle est là pour prendre le relais et gérer la situation à ma place. Je sens l'émotion et la douleur m'envahir d'un coup.

Le problème, chez moi, c'est qu'en état de choc (comme lorsque j'ai un peu trop bu d'ailleurs), je suis joyeuse. Je ne pleure pas, je ne panique pas. Je suis joyeuse, vraiment. C'est rare, mais chez moi c'est comme ça. Du coup, je plaisante avec les ambulanciers, rigole de la situation qui va certainement m'empêcher de partir en safaris deux jours plus tard et... drague ouvertement l'un des policiers qui vient d'arriver en renfort (cette partie, c'est Claudine qui me l'a racontée, car je ne m'en souviens pas). Et puis, j'insiste pour souffler dans un éthylotest. Mon Papa m'a toujours répété deux choses en cas d'accident : prendre des photos des véhicules avant de les déplacer et demander un éthylotest pour prouver que l'on n'a pas bu.

Tout ça fait que l'on ne me prend pas franchement au sérieux lorsque je dis que j'ai mal, que j'ai de plus en plus de peine à bouger le côté droit de mon corps et que je sens que quelque chose ne va pas à l'intérieur. Je demande à Claudine d'aller chercher ma Maman, car mon Papa n'est pas avec elle. Je ne veux pas qu'elle apprenne par téléphone que je suis partie en ambulance. Je préfère la savoir en sécurité avec mon amie, et, qu'elle ne conduise pas en état de stress.

Lorsque j'arrive aux urgences, je passe rapidement dans la zone « prioritaire » et le personnel médical commence à me faire des prélèvements sanguins pour préparer le bloc opératoire. Au vu de ce qu'on leur a raconté de mon accident et des signes cliniques qu'ils constatent, ils s'attendent à devoir gérer des hémorragies internes. Il ne leur manque que la confirmation du scanner. Lorsque j'entends le diagnostic, j'appelle une amie qui a le don de stopper les hémorragies. C'est le même principe que les coupeurs de feu, tu sais, ces gens qui arrivent à guérir les brulures à distance. Je me dis qu'au pire, ça ne fonctionne pas, et qu'au mieux, je m'épargne une opération.

Ma Maman et Claudine me rejoignent alors que j'attends les résultats des examens. Je commence doucement à reprendre mes esprits. Finalement, les images montrent bien de légers saignements, mais ils ne sont pas aussi importants que ce que les médecins craignaient, et ils me gardent en observation pour la nuit.

Je m'en tire avec le tibia désaxé, le bassin et la hanche partiellement fissurés, trois côtes cassées, une compression de l'épaule et un important traumatisme crânien. Et... C'est tout. C'est déjà pas mal, tu me diras. Mais en prenant en compte le fait que je me suis fait percuter en scooter par une voiture lancée à plus de 60 kilomètres-heure, sur un axe routier important en pleine heure de pointe et juste devant un bus, moi, je trouve que je m'en sors bien.

Lorsque j'arrive dans ma chambre, je réclame à manger. Toutes ces émotions m'ont ouvert l'appétit. Ensuite, je prends appuis sur mon fauteuil roulant pour partir me balader dans les couloirs. L'infirmier de garde étant plus rapide que moi, il me rattrape à trois reprises et menace de m'attacher à mon lit si je ne me tiens pas tranquille. Je lui explique qu'avec le stress, je n'ai pas sommeil et que, surtout, je suis convaincue qu'il faut que je me remette en mouvement rapidement pour accélérer ma guérison. Même si j'ai mal, il faut que je marche pour faire circuler les énergies dans mon corps.

Il n'est pas très réceptif à ce que je lui raconte, mais comme il en a marre de m'entendre parler et de me courir après, nous trouvons un compromis pour qu'il puisse avoir la paix. Il m'accompagne sur la terrasse du personnel, me laisse fumer autant que je veux pendant une heure et après ça, j'accepte de passer le reste de la nuit dans mon lit.

Le lendemain matin, mon Papa vient me chercher et me ramène à la maison. J'ai mal, mais c'est supportable. Je passe au bureau donner mon certificat médical et informe mon chef que je pars tout de même en Afrique le lendemain. Pour info, il me raconte encore aujourd'hui cette anecdote en rigolant. Ce n'est que le soir, soit environ 24 heures après l'accident, que les endorphines liées au stress et au choc cessent de faire effet. A partir de là, je passe 10 jours avec des douleurs insupportables. Je n'ai évidemment pas pris mon vol pour le Kenya.

Le simple fait de sortir de mon lit pour aller aux toilettes me fait pleureur et parfois hurler. Malgré cela, je m'accroche et mets un point d'honneur à me débrouiller seule chez moi. Je fais livrer mes courses au début, puis achète un caddie à roulette, que j'attache autour de ma taille pour aller au supermarché en béquilles. Il me faudra trois mois pour retrouver une vie plus ou moins normale.

La conductrice fautive, quant à elle, prendra de mes nouvelles, une fois, par téléphone. Et du moment que je lui ai confirmé que je ne porterais pas plainte contre elle, elle ne m'a plus jamais recontactée. Je ne m'attendais pas à recevoir des fleurs ou du chocolat, mais j'aurais quand même apprécié un peu plus de sincérité dans sa démarche.

Le hasard n'étant qu'une manifestation anonyme du destin, je découvrirai dans les journaux quelques jours plus tard que des violences ont éclaté au Rwanda le jour-même où j'aurais dû moi-même franchir la frontière. Merci l'Univers, message bien reçu. En revanche, la prochaine fois, si tu pouvais trouver un mode de communication moins douloureux entre nous... ce serait sympa.

En 2019, une nouvelle attaque a été perpétrée par des membres des *Forces démocratiques pour la libération du Rwanda*, à la frontière avec le parc national. Depuis, les gouvernements européens déconseillent fortement de se rendre dans la région et il n'est plus possible de réserver des excursions pour partir à la rencontre des gorilles.

Voici deux fois que je prévois de me rendre sur le continent africain et les deux fois, mon départ doit être annulé à la suite d'un accident de scooter. J'en tire deux leçons : abandonner l'idée d'aller en Afrique, et vendre cet engin qui n'est visiblement pas fait pour moi.

Si l'Univers m'empêche d'y aller, c'est qu'il a une bonne raison. Forcer les choses ne m'apportera rien de bon. J'accepte que, parfois, je ne peux pas avoir ce que je veux, parce que quelque chose de mieux m'attend ailleurs.

CALL OF THE WYOMING

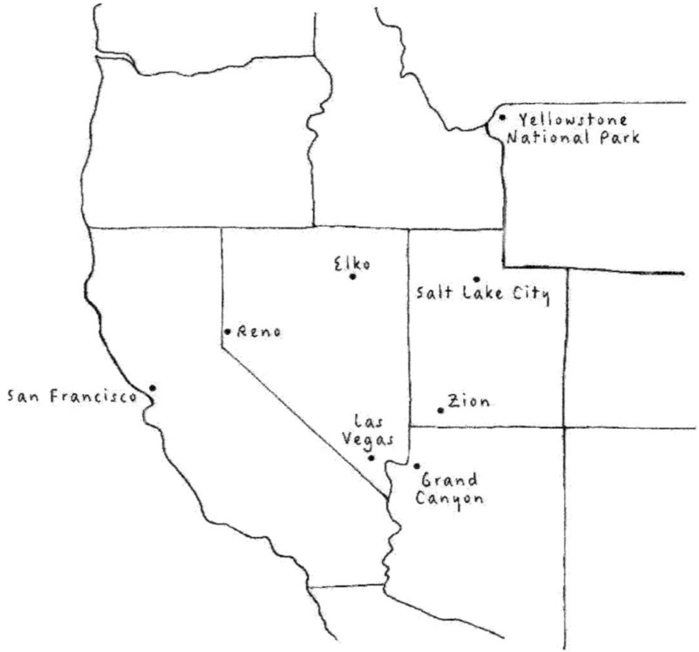

JV

9

CALL OF THE WYOMING

Mon voyage africain s'étant annulé de lui-même, il me faut un nouveau projet. Mai 2015, mon choix se porte sur le continent Nord-Américain, que je n'ai encore jamais visité. Ce sera un *roadtrip* depuis San Francisco en passant par le Yellowstone National Park, les parcs nationaux de l'Utah, Las Vegas et la Death Valley (Vallée de la Mort), avant de reprendre l'avion depuis Los Angeles pour rejoindre les Îles Fidji, dans le Pacifique Sud. Départ courant septembre, et retour à la fin du mois d'octobre.

Cette année, je vais fêter mes 30 ans. Pour l'occasion, j'envisage de réserver une suite dans un palace de *Sin City* (le surnom de Las Vegas, la ville du péché). Objectif : convaincre *Elvis* de célébrer un mariage avec moi-même, juste pour le fun.

Je voyagerai en monospace aménagé, plus petit qu'un Van, moins confortable mais également moins cher. Je n'ai pas besoin de beaucoup d'espace. Cela me permet d'économiser sur les nuits d'hôtel (j'en ai tout de même prévu deux à San Francisco avant de prendre la route) et de dormir en pleine nature dans les parcs nationaux, ce qui est un luxe dont je compte bien profiter.

Juin 2015, trois mois avant le départ. Je fais la connaissance de celui qui, bien malgré lui, apportera un tournant décisif dans ma vie deux ans plus tard. Encore une fois, par soucis d'anonymat dans ce livre, je l'appellerai « Hervé ». C'est bien, Hervé. Je lui explique mon projet, il trouve ça génial. Il se réjouit pour moi et se propose même de m'emmener à l'aéroport le jour du départ. Loin d'être un frein dans mes projets, il m'encourage et me soutient. J'apprécie. On s'entend bien, j'accepte de lui faire une place dans ma vie.

Mon vol pour San Francisco se fait de jour, ce qui a pour conséquence de me faire arriver en fin d'après-midi. Je passe plus de 30 minutes en zone internationale, à attendre mon tour pour franchir la douane. Lorsque le guichet se libère enfin devant moi, l'agent fédéral me scrute de la tête aux pieds. Il vérifie mon passeport et s'énerve lorsque je pose mal ma main sur le scanner pour l'enregistrement de mes empreintes digitales. Il a de la peine à comprendre ce que je viens faire ici, toute seule, avec pour seul bagage un énorme sac à dos. Mon fidèle Kenny est de la partie. Les formalités durent 10 bonnes minutes, puis, ne trouvant rien à me reprocher, le fonctionnaire me laisse passer la frontière, presque à contre-cœur.

C'est une maison bleue, adossée à la colline, on y vient à pied, on ne frappe pas, ceux qui vivent là, ont jeté la clé… Je connais cette chanson de Maxime Le Forestier par cœur depuis que je suis enfant. Elle m'a toujours parlé, sans que je ne puisse trop en expliquer la raison. Peut-être était-ce l'esprit hippie qui s'en dégage, peut-être était-ce une prémonition que je m'y rendrais un jour…

J'arrive à l'hôtel à la tombée de la nuit. Situé dans le quartier d'Union-Square, le centre touristique de la ville, il me permet de tout visiter à pied et en transports publics. De nombreuses rues piétonnes regroupent les principaux magasins et lieux culturels. Je m'enregistre rapidement à la réception et monte déposer mes affaires dans la chambre. J'y reste moins de trois minutes avant de redescendre en réclamer une autre.

Pour le prix, je ne m'attendais pas à une chambre luxueuse, mais je pense être en droit d'exiger qu'elle soit propre. L'employé, de mauvaise foi, remonte avec moi vérifier mes dires. Il ne peut que constater, qu'en effet, les toilettes sont sales et que des rognures d'ongles sont présentes dans le fond de la baignoire. Quant au lit, je n'ai pas osé soulever les draps.

Après une âpre discussion, il refuse de changer ma chambre, mais me dit de revenir dans deux heures. Entre-temps, il aura fait venir la femme de ménage. Je ne suis pas contente, mais je n'ai pas envie de perdre plus de temps. Je laisse mes affaires dans la bagagerie et sors me balader.

Je commence par acheter une puce téléphonique américaine pour mon portable. C'est un modèle prépayé, comme en Australie. Puis, je flâne un peu dans les rues. J'avais toujours entendu dire que la première fois que l'on se promène au milieu des gratte-ciels, on ressent un certain tournis. Je suis déçue de constater que ce n'est pas le cas. Les immeubles sont hauts, c'est vrai, mais ne m'impressionnent pas autant que je l'avais imaginé.

Ce soir, je suis fatiguée, énervée et je sens mauvais du fait que je n'ai pas encore pu prendre de douche. Aussi, pour le souper *(en Suisse, on ne dîne pas, on soupe),* je ne m'embarrasse pas et me rends dans un fast-food. Après tout, c'est la spécialité du pays, et un voyage aux USA sans burger ne serait pas complet. Je suis surprise de découvrir que ce dernier est surveillé par un agent de sécurité, armé. J'avais oublié ce détail. C'est le pays de la malbouffe et des armes à feu. Aucun risque que j'aie envie de rester y vivre.

Je rentre épuisée. Ma chambre est prête. La propreté laisse toujours à désirer, mais c'est acceptable. Les draps ont été changés et la salle de bain désinfectée. Je garderai mes chaussures pour marcher sur la moquette. Une douche et au dodo, demain un *tour operator* vient me chercher à 6h00 pour une visite de la ville.

J'ai réservé une matinée en mini-bus pour voir les principaux lieux d'attraction de la ville. Cela me permet de gagner un temps précieux par rapport aux bus et aux *cable cars*. Les distances sont importantes et je ne compte pas passer plus de 15 minutes par endroit, donc c'est parfait pour cette fois.

Le passage qui suit n'est pas le plus agréable que j'aie vécu en voyage. Mais ça fait partie de l'aventure. Il est 5h45 je suis sur le trottoir devant l'hôtel, tasse de thé dans une main et cigarette dans l'autre. Sur le trottoir d'en face, se tient un homme qui ressemble curieusement à Jésus. Cheveux longs assortis à sa barbe, guenilles en guise de vêtements, pieds nus. Il est crasseux sur lui et a les yeux vitreux. Lorsque mon regard croise le sien, il plonge sa main dans son pantalon et le baisse pour se ... enfin tu vois quoi ! Dans la mesure où j'ai une nièce de 10 ans et qu'elle va probablement lire ce livre, je ne vais pas rentrer dans les détails. Cet épisode m'a coupé l'appétit pour le reste de la matinée. Le pire, c'est que lorsque je suis retournée à la réception de l'hôtel pour qu'ils appellent la police, l'employé a éclaté de rire en me disant que c'était normal et que ce SDF était tout le temps là. Décidément, ce pays n'a pas les mêmes valeurs que les miennes.

Le minibus touristique arrive pile à l'heure et je me hâte de monter à son bord. Le guide a plus ou moins mon âge. Au détour d'un arrêt photo qui s'éternise, il saisit sa chance en me demandant une cigarette pour « me tenir compagnie ». Il me questionne sur la durée et l'itinéraire de mon voyage, me glisse qu'il sera en vacances dans 10 jours et qu'il n'a pas encore de plans définis, qu'il vient de quitter sa copine et insiste pour que je prenne son numéro de téléphone « au cas où j'aurais besoin d'aide ». J'espère qu'il ne m'aura pas cherchée trop longtemps sur la côte entre San Francisco et Los Angeles, moi qui avais subitement prévu d'y faire du surf pendant les trois semaines à venir.

Nous passons devant la maison de *Madame Doubtfire*, film culte que nous avons regardé 30 fois au moins mon frère et moi étant enfants. Puis, c'est au tour de la fameuse Lombard Street, élue rue la plus sinueuse des Etats-Unis. Après un tour dans les différents quartiers, nous montons sur les collines Twin Peaks qui offrent une vue imprenable sur la ville et le Golden Gate Bridge (le pont rouge-orangé emblématique). J'ai bien vu la ville, mais pas le pont, à cause de la brume qui n'était pas encore levée. Tant pis. Nous reprenons le minibus pour nous rendre au pied du pont suspendu le plus célèbre du monde. D'après certains, il ferait même partie des sept merveilles du monde moderne (avec l'Empire State Building et le tunnel sous la Manche).

Enfin, nous traversons les deux kilomètres que mesure le Golden Gate, pour nous rendre à Sausalito. Au moment de franchir le tablier du pont, je suis impressionnée et excitée comme une enfant. Sausalito a été un haut lieu de vente d'alcool pendant la prohibition, puis un village de hippies durant les années 60. C'est ici que s'est développée la communauté de *house boats*, soit des bateaux-maisons. Aujourd'hui, c'est un quartier plutôt bourgeois. C'est là que j'abandonne mon guide, pour rentrer en ferry et profiter d'une vue unique sur le pont et la baie.

De retour sur les quais, je me rends à pied au Fisherman's Wharf, le quai des pêcheurs, la zone touristique la plus animée en journée. Des dizaines de boutiques de souvenirs se mêlent aux restaurants. J'y découvre le *clam chower*, une soupe traditionnelle à base de palourdes, pommes de terre et crème, servie dans un pain rond creusé en forme de bol. Je passe également devant une arcade *Bubba Gump*. Pour la petite histoire, il s'agit d'une chaîne de restaurants de fruits de mer, dont le nom a été inspiré par le film *Forrest Gump*, et non l'inverse. Du coup, cela n'a pas grand intérêt à mes yeux.

Je recroise un couple de retraités néo-zélandais qui avait participé à la même excursion que moi ce matin. J'ai une heure à patienter avant ma prochaine visite, ils ont du temps libre, nous partageons un café au bord de l'eau. Ils m'expliquent qu'ils sont venus voir leur fils médecin qui vit maintenant à New York, et qu'ils se sont accordé quelques jours de vacances ici avant de le rejoindre. D'ailleurs, si je passe dans le coin, ils seront heureux de me le présenter. Je préfère changer de conversation et leur raconte mes précédents périples. Nous nous quittons avec un selfie, en souvenir de cette tranche de vie partagée.

Puis, je me dirige près du Pier 39, le quai connu pour abriter une colonie de *sea lions.* Ces derniers sont au rendez-vous. Une bonne cinquantaine, de mémoire, se prélasse au soleil pour se réchauffer. Je reste un moment à les observer. J'aime toujours autant ces rencontres, même si ici, je sais que ces animaux n'ont plus grand-chose de « sauvage ».

Vient enfin le moment d'embarquer pour la prochaine aventure. Celle-ci, je l'ai réservée depuis Genève, pour être certaine d'avoir mon billet. Les visites quotidiennes sont limitées et si je ne devais voir que deux choses à San Francisco, c'était le pont et... Alcatraz !

Cette ancienne prison fédérale de haute sécurité, je rêve de la visiter depuis que j'ai vu le film *Rock*, avec Sean Connery et Nicolas Cage, à l'âge de 11 ou 12 ans. Tu te dis sûrement que j'ai beaucoup de références cinématographiques pour visiter cette ville, et je l'assume. Pour une fois, j'ai envie d'être une touriste presque classique. Depuis, en grandissant, j'ai appris l'histoire de cette prison, dont le fait qu'elle a accueilli Al Capone et qu'il était impossible de s'en évader vivant.

Je garde un bon souvenir de ma visite, même l'île était bondée de touristes, pas toujours très agréables. J'ai découvert il y a deux ans, presque par hasard, que j'y étais en même temps que Manu, l'un de mes collègues, nouvellement engagé. Nous nous connaissions déjà depuis quelques années à l'époque et je l'avais perdu de vue depuis. Il me raconte qu'il m'avait aperçue de loin, alors qu'il y était en vacances avec sa conjointe. Intriguée, j'ai ressorti mes photos et mes vidéos et, incroyable mais vrai, en faisant un arrêt sur image, j'ai réussi à obtenir un selfie, où on le voit également en arrière-plan. Qu'est-ce que l'on a pu rigoler de cet épisode !

Finalement, San Francisco, c'est sympa, mais ces deux jours sont bien suffisants. Le lendemain, je choisis de prendre le train et le bus pour me rendre à l'agence de location, située à San Leandro et récupérer mon Van. J'avais refusé de prendre le taxi par principe pour effectuer les 30 kilomètres de trajet, parce que je voulais vivre l'expérience à fond. Eh bien : je n'aurais pas dû. Après m'être trompée de train (oui oui), j'ai évidemment raté mon bus et ai dû attendre près d'une heure en plein soleil dans une gare routière. Lorsque je monte enfin dans le véhicule, je suis distraite et je rate mon arrêt, deux fois. Je me retrouve dans une sorte de banlieue, où je comprends rapidement que je ne suis pas la bienvenue. Surtout avec mon énorme bagage. Je presse le pas, appelle l'agence pour l'avertir que j'arrive et demande qu'ils envoient quelqu'un à ma rencontre. Je crains un peu pour ma sécurité.

Après toutes ces péripéties, il est déjà plus de midi lorsque je prends (enfin) la route. Et je dois encore m'arrêter au supermarché pour faire des provisions. Je découvre des pots de beurre de cacahouète (mon péché mignon) aussi gros que ma tête. Pour de vrai ! Ce jour-là, entre autres courses, j'ai acheté des pommes. Je les ai conservées tout le séjour sans frigo, et sans qu'elles ne flétrissent malgré les importantes variations de température. La raison ? Sans doute l'épaisse couche de cire qui les enrobe. Ou les OGM qu'elles contenaient. Je préfère ne pas savoir, je crois.

Une chose qui m'a beaucoup marquée dans les différents supermarchés que j'ai visités, c'est la pauvreté des rayons de fruits et légumes. J'ai eu le sentiment qu'ici, les légumes ne sont que des accompagnements, que l'on ajoute aux plats pour se donner bonne conscience. De tous les voyages que j'ai faits, c'est de manière certaine celui où j'ai eu la plus mauvaise hygiène de vie au niveau de mon alimentation. Les boissons sont vendues dans des bouteilles de trois litres (pas très pratique pour boire cela dit), le fromage est conditionné en boîtes de conserve, et tous les produits sont transformés avec des colorants chimiques et/ou des exhausteurs de goût. J'ai même vu du fromage en tube, type crème Chantilly. Lorsque je suis rentrée à Genève, je crois que je n'ai mangé que de la soupe et de la salade pendant trois semaines.

Il me faut une heure pour sortir de la ville, tellement la périphérie est gigantesque. Je passe Sacramento et continue en direction du Lake Tahoe. Il se situe dans le massif de la Sierre Nevada, à cheval entre la Californie et le Nevada. C'est le lac que l'on aperçoit dans le film *Le Parrain 2*. Avec le recul, je regrette un peu de ne pas m'y être arrêtée, pensant qu'il s'agissait d'un simple lac de montagne comme on en a aussi en Suisse. Dommage. Ce sera pour le prochain voyage. En 2015, je n'ai qu'une idée en tête : Yellowstone National Park.

Le jour commence à décroître, je roule maintenant en direction de la ville de Reno, petite sœur de Las Vegas, moins extravagante, mais réputée pour ses procédures de divorce express. J'y arrive à la tombée de la nuit et continue ma route. Visiter des casinos entourés de montagnes : très peu pour moi. J'ai déjà parcouru 350 kilomètres aujourd'hui, mais je profite de rattraper un peu mon retard de la journée. Les règles aux Etat-Unis ne sont pas les mêmes qu'en Australie. Ici, j'ai le droit de conduire de nuit.

Deux heures plus tard, je sens la fatigue me gagner. Je m'arrête dans une station-service pour faire le plein et cherche un endroit où camper sur mon application *Wikicamps* version *USA*. Un terrain est disponible à quelques kilomètres, adossé à un *roadhouse*. Je suis assez mitigée après mon expérience survenue en Australie, mais je tombe de sommeil. La destination se trouve au bout d'un chemin de terre sans le moindre éclairage. Je stationne le monospace devant l'établissement et entre demander où je peux m'installer.

Ce qui m'attendait derrière la porte était un peu angoissant, je dois bien l'avouer. Trois types accoudés au bar, fortement alcoolisés, le regard terne et une barmaid, dont le sourire laisse entrevoir plusieurs dents manquantes. Ils paraissent avoir entre 45 et 55 ans. Tous tournent la tête dans ma direction et me dévisagent. Je suis presque sûre que l'un des types a un fusil appuyé contre son tabouret. *Ma fille, c'est le moment de bluffer comme jamais dans ta vie. Demande ce que tu es venue demander, ne montre pas de signe d'inquiétude. Comporte-toi comme si tout était normal et casse-toi de là !*

Je salue poliment tout ce petit monde et questionne la responsable sur l'emplacement réservé aux campeurs. Elle éclate de rire, lance de drôles de regards aux autres et m'indique que je n'ai qu'à installer mes affaires derrière le bâtiment, pour ne pas être visible depuis la route. Pour ma sécurité. *Mais bien sûr !*

Deux types s'esclaffent. Le troisième me propose de l'aide pour monter ma tente. J'explique que je dors dans mon van et que je vais me débrouiller pour manœuvrer. La serveuse me propose de m'asseoir avec eux pour boire un coup. Je réponds que je préfère aller préparer mon véhicule pour la nuit avant, car ensuite, je n'en aurai plus la force. Je ressors dans un calme apparent qui semble donner le change. Pourtant, mon cœur bat si vite et si fort dans ma poitrine que j'ai peur qu'ils l'entendent.Je remonte dans le monospace et quitte cet endroit cauchemardesque. *Note à moi-même : ne plus jamais tenter de dormir à côté d'un roadhouse isolé ! Jamais !*

Avec la dose d'adrénaline que mon corps vient de produire, j'ai assez d'énergie pour conduire durant des heures. Toutefois, je fais preuve de sagesse et m'arrête 45 minutes plus tard sur une aire de repos pour routiers. Je fais un tour du site à pied, les chauffeurs sont encore dehors à discuter entre eux. Je les salue de loin, ils me répondent amicalement. Lorsque je regagne ma voiture, l'un d'eux vient me demander si je compte passer la nuit ici. Je lui réponds que j'hésite encore. Il comprend vite la situation et mes réticences et me propose de m'installer près d'eux, pour qu'ils puissent garder un œil sur moi pendant la nuit. Au point où j'en suis, je leur fais confiance. Mais je glisse mon couteau dans mon sac de couchage. On n'est jamais trop prudent(e).

Le matin, je suis réveillée par des coups de klaxon. Ce sont mes voisins qui veulent s'assurer que je vais bien avant de prendre leur service. Ils n'ont pas osé toquer à la vitre pour ne pas me faire peur. Je les remercie chaleureusement pour leur gentillesse et nous démarrons tous au moment où le soleil apparait derrière les montagnes. Je traverse maintenant de vastes plaines herbeuses et totalement inhabitées. Seule distraction dans le paysage, un train de marchandises passe de temps à autre le long de la route rectiligne. Je m'arrête à Elko pour prendre mon petit-déjeuner dans un *Diner*, ces restaurants ouverts 24 heures sur 24. Quelques pancakes et une assiette d'œufs brouillés plus tard, je suis d'attaque pour la suite du trajet.

De là, je continue à remonter vers le Nord, et quitte le Nevada par la ville de Jackpot, ça ne s'invente pas. C'est vieillot et plutôt glauque, je ne m'attarde pas. Plus loin, alors que je fais une pause, un coyote vient à ma rencontre, intrigué par ma présence. Je traverse ensuite l'Idaho par Twin Falls, Pocatello, située sur la chaîne des Rocheuses et Idaho Falls.

Je continue par le Montana, jusqu'au village de West Yellowstone. Dès que je change d'Etat, les paysages se transforment. Les champs font place à la forêt, les maisons deviennent des chalets en rondin et des ranchs, les supermarchés font place à des échoppes de pêche et de matériel de camping. Je suis dans mon élément. C'est « ça » que je suis venue chercher. Les USA, pour certains, ce sont les mégapoles surpeuplées et leurs gratte-ciels. Pour moi, ce sont les parcs nationaux et les grands espaces du Nord. Je veux voir les USA des cowboys et des trappeurs. Ici, je pourrais y vivre. Tout en conduisant, je m'imagine acheter une maison, posséder quelques chevaux et vivre au grand air, avec des gens qui partagent mes valeurs et mon amour de la nature. Amusée, je me fais la réflexion que j'ai changé de continent, mais que je garde les mêmes envies qu'en Australie. Je veux vivre loin de la frénésie citadine. Et si possible, loin de la foule.

Si je rêve de me rendre au Yellowstone National Park, c'est parce que j'ai grandi avec les reportages animaliers d'*Arte*. Quand ce n'était pas ceux sur l'Afrique, la savane et les singes, je regardais ceux sur les loups et les ours, tournés ici. Ma Maman nous les avait enregistrés sur des cassettes VHS. Mes grands-parents aussi. Ce côté sauvage, pittoresque, m'a toujours attirée. Toujours. Depuis toute petite, j'ai le sentiment profond que la vie n'a vraiment de sens que dans la nature. Et je suis intimement convaincue que c'est là que se trouvent les réponses que nous cherchons, l'essence de la Vie. Loin de la foule, loin du capitalisme, loin de la folie de la vie « moderne ». Au contact du *Wild*, de la forêt et des animaux. Une connexion avec l'Univers, avec le

Tout. Il y a une citation que l'on voit parfois sur les réseaux sociaux et que j'aime beaucoup : *Dans la nature, il n'y a pas de Wifi, mais je t'assure que tu y trouveras une meilleure connexion*.

A cet effet, je te conseille de lire un jour le livre de l'écrivain précurseur de l'écologie moderne et fervent défenseur du transcendantalisme Henry David Thoreau, *Walden ou la Vie dans les Bois*.

Ces quelques jours que je m'apprête à passer dans le parc, je les vois comme une sorte de pèlerinage, un retour à l'essentiel. En Australie, j'étais partie me retrouver moi-même. Ici, je viens chercher autre chose. Un instinct sauvage encore enfouis en moi peut-être ?

Je me permets ici une seconde citation, tirée du livre *The Call of the Wild* de Jack London : *But especially he loved to run in the dim twilight of the summer midnights, listening to the subdued and sleepy murmurs of the forest, reading signs and sounds as a man may read a book, and seeking for the mysterious something that called - called, waking or sleeping, at all times, for him to come*. (Mais surtout, il aimait courir dans le crépuscule sombre des nuits d'été, écoutant les murmures tamisés et endormis de la forêt, lisant des signes et des sons comme un homme peut lire un livre, et cherchant le mystérieux quelque chose qui appelait - appelait, éveillé ou endormi, à tout moment, pour qu'il vienne.)

Yellowstone est le plus ancien parc national du monde. Il a été créé en 1872 et fait maintenant partie du patrimoine mondial de l'UNESCO. Sanctuaire pour la vie sauvage, sa superficie est de 8'900 kilomètres carrés et il s'étend sur trois Etats : le Montana, le Wyoming et l'Idaho. C'est également une réserve de chasse, dans laquelle vivent des grizzlys, des ours noirs, des loups (tu as déjà dû voir le reportage *Le loup noir de Yellowstone,* dans le cas contraire, tu le trouves facilement en *streaming* sur internet), des coyotes, des bisons, des wapitis (sorte de cerf), des orignaux (sorte d'élan), des carcajous (aussi appelés gloutons).

J'ai réservé un emplacement de camping à l'intérieur du parc, pour être sûre de pouvoir y dormir. Cela m'offrira la possibilité de me déplacer facilement au lever du jour.

Une autre particularité de Yellowstone, c'est qu'il se trouve sur une caldeira. En gros, cela veut dire que le parc se situe sur un ancien volcan, lequel s'est effondré sur sa chambre magmatique, la zone souterraine qui contient le magma. Cela se produit dans le cadre d'une très forte éruption, provoquant l'explosion de la couche supérieure, et entrainant ainsi l'écroulement de la croute terrestre et du « volcan », ou cône volcanique. Un peu comme les immeubles que l'on fait imploser et qui s'affaissent sur eux-mêmes. Ce n'est donc pas la même chose qu'un cratère.

Cette particularité géologique permet de mieux comprendre pourquoi on y trouve la plus grande concentration de geysers au monde (près des deux tiers de tous les geysers de la planète, soit entre 400 et 500), ainsi que de nombreuses sources d'eau chaude, dont certaines sont connues pour leurs anneaux aux couleurs de l'arc en ciel, ou des chakras.

J'arrive au Madison campground, dans le Wyoming, en fin de journée. De quoi profiter encore de quelques heures de luminosité. J'ai roulé plus de 800 kilomètres aujourd'hui. J'en ai déjà parcouru 1500 depuis San Leandro. Sur le dernier kilomètre, j'ai dû faire preuve de patience car la route était bloquée par un troupeau de bisons sauvages en plein milieu de la chaussée. Ici, les gens ne s'énervent pas. Ils attendent, simplement. Les touristes, comme moi, sortent de leur véhicule lorsque cela est possible et prennent des photos, des vidéos. Je vis un rêve éveillé. J'ai la chance de pouvoir camper en plein milieu du parc national le plus prestigieux qui soit. Le temps s'arrête, je savoure chaque instant.

Je place mes provisions en sécurité dans la *bear box* qui m'est dédiée. Les *bear boxes*, ce sont des boîtes métalliques spécialement conçues pour résister aux attaques des ours. Ces animaux sont attirés par l'odeur de la nourriture. Mais également par celle du savon, du parfum, et de tout ce qui a une odeur comestible. Il est donc important de ne rien laisser dans une tente ou dans un véhicule. Dans le cas contraire, l'ours risque de venir se servir, et briser une vitre de voiture ne lui fait pas peur.

Outre le danger que cela représente pour le campeur concerné, les animaux risquent de s'habituer à trouver des aliments près des humains et cela n'est bon pour personne. Donc dormir dans la nature, oui, mais toujours en la respectant. Une évidence pour moi.

Le *campground* se trouve proche de la rivière, agréablement ombragé par d'imposants conifères. Je pars explorer les alentours à pied pour effectuer un premier repérage. A la tombée de la nuit, je mange rapidement, puis étudie les différents documents qui m'ont été remis à l'entrée du parc. Un en particulier attire mon attention. Celui relatif aux recommandations de sécurité. J'y apprends qu'il est interdit de se baigner ou de nager dans les sources (présence d'eau bouillante et d'acide), de nourrir les animaux sauvages, qu'il ne faut pas tenter de prendre des selfies avec eux non plus (distance minimale à respecter), qu'il est impératif de marcher sur les sentiers balisés, qu'il ne faut pas ramasser de « souvenirs » ni végétaux, ni minéraux, etc. Que des règles de base en somme. Ou pas. Car un peu plus loin, je découvre deux *rules* qui me plaisent nettement moins.

Premièrement, je dois faire l'acquisition d'un spray anti-ours, sorte de spray au poivre géant, conçu spécialement pour les repousser. Le produit chimique irrite les yeux et le système respiratoire de l'animal, ce qui le contraint à s'enfuir. Pour que le répulsif soit efficace, il faut se trouver à moins de 10 mètres du plantigrade. Ce n'est pas son prix (50 dollars) qui me retient, mais le concept. Je viens ici pour rendre hommage à la nature et entrer en communion avec elle. Pourquoi chercher à lui faire du mal ? Ma Maman dirait que je suis inconsciente et que si je suis amenée à devoir l'utiliser, c'est que ma vie est en jeu. Et elle aurait sûrement raison. Moi, je me dis que l'Univers veille sur moi, et que si je suis chargée d'intentions positives, la situation ne se produira pas.

Deuxièmement, je découvre que les randonnées doivent être effectuées en groupe de trois personnes minimum. J'entends par randonnées les vraies marches de plusieurs heures dans la forêt, loin de toute assistance et surtout, loin des lieux de passage fréquentés. Celles qui m'intéressent en somme. La raison ? En cas d'accident (ou d'attaque d'ours), il faut une personne pour rester avec la victime et une pour aller chercher des secours. Apparemment, les *rangers* veillent au grain sur ce point. Le lendemain, je me renseigne sur les guides disponibles pour m'accompagner en expédition, mais les groupes sont tous composés d'au moins 10 touristes (impossible de voir des animaux dans ces conditions). Quant aux guides privés, ces derniers sont hors de prix (du genre 1'200 dollars la journée).

Finalement, je maintiens ma préférence pour la randonnée en solitaire. Si je croise un *ranger*, je dirai que j'ai perdu mon groupe, ou qu'ils en ont eu marre de m'entendre chanter et qu'ils se sont barrés. C'est la solution pour laquelle j'ai opté, afin d'éloigner les ours. Je me dis que s'ils m'entendent arriver, il n'y a pas de risque de confrontation. En étant réaliste, je chante suffisamment mal pour que ma technique porte ses fruits.

La nuit, je dors dans mon sac de couchage, enroulée dans une grosse couette et avec mon bonnet péruvien. Parce que la température flirte avec les -8 °C. Yellowstone se trouve à plus de 2'000 mètres d'altitude. Lorsque mon réveil a sonné à 5h30, je suis bien contente d'avoir eu l'idée de placer mes vêtements au fond du sac, pour les garder au chaud.

Un souvenir que j'ai vraiment envie de partager avec toi, à propos de ce voyage, s'est déroulé aux aurores. Le jour n'est pas levé, mais les premières lueurs sont perceptibles. Je suis installée sur les bords d'une des rivières qui traversent le parc. Les brumes sont encore présentes sur les berges. Les herbes de la plaine, asséchées par l'été qui touche à sa fin, sont givrées. Le tout est entouré de collines, de sorte à former une petite vallée. A l'horizon, la lune est encore présente dans le ciel, qui s'éclaire de minute en minute. Je suis là, seule, à savourer le bruit de l'eau et de la vie sauvage qui sort doucement de l'obscurité. *Existe-t-il un instant plus parfait que celui-ci dans la vie d'une globe-trotteuse ?*

Ces moments hors du temps valent tous les risques que l'on prend, tous les efforts que l'on fournit et tous les désagréments que l'on subit pour les vivre. Qu'ils durent une journée, une heure ou une minute, l'enchantement est au rendez-vous.

Mes parents m'ont appris que l'argent ne fait pas le bonheur, et ils ont raison ! Je sais, pour l'avoir expérimenté dans le passé, que les touristes qui choisissent de dormir à l'hôtel et de démarrer leur journée par un copieux petit-déjeuner continental au buffet commun avant de rejoindre leur groupe pour une visite organisée ne connaissent pas cette sensation unique de plénitude, de chaleur intérieure, de sérénité absolue. Je ne verrai peut-être pas d'ours, ni de loups. Mais j'aurai connu ce matin-là, qui n'appartient qu'à moi. Ce matin où j'ai senti une force bien plus grande que moi m'envelopper de son amour et de sa bienveillance.

Plus loin, je croise un troupeau de bisons, occupé à paître dans la plaine. J'en compte une vingtaine. Des adultes et quelques petits. Je profite de les observer un moment, puis me déplace lorsqu'ils viennent dans ma direction. Enfin, pour conclure cette matinée en beauté, je croise la route d'un coyote solitaire. Le temps d'une photo et le voilà qui disparait dans la forêt.

Dans le parc, il n'y a pas de réseau. Le wifi est toutefois disponible aux points touristiques majeurs, à savoir les boutiques de souvenir ou auprès des centres d'information. Du coup, je profite de ma visite au geyser de Old Faithful pour échanger quelques messages avec Hervé. Avec le décalage horaire, c'est l'après-midi pour lui, donc il devrait être disponible. Le réseau fonctionne, mais n'est pas très puissant. Je tente un appel *WhatsApp*. La conversation coupe, je n'entends qu'un mot sur trois. Tant pis. J'envoie quelques photos et un message vocal.

Old Faithful est l'un des plus grands geysers au monde. Il est directement relié à une source d'eau bouillonnante, elle-même chauffée par la chambre magmatique du supervolcan de Yellowstone. Le site est ultra-développé pour le tourisme de masse. Larges parkings, boutiques, hôtels, restaurants, double rangée de bancs... Tout ce que je déteste. Mais ce geyser, je veux le voir, alors je compose avec.

Les éruptions, de 30 à 55 mètres de haut, sont très précises, d'où son nom « Vieux fidèle » en français. La prochaine est dans un peu plus d'une heure, je profite de ce temps pour faire le tour des différents bassins en suivant le ponton de bois spécialement aménagé pour protéger les sols.

Je trouve un spot sympa, au calme, avec une jolie vue sur le geyser. J'y dépose mon sac en attendant LE moment. Et là, comme un cadeau de la Vie, un bison sauvage s'installe, à mi-chemin entre moi et la source prête à entrer en éruption. Les photos que j'ai prises de cette scène sont fabuleuses. On y voit l'herbe jaunie de la plaine, le bison couché, les fumerolles du geyser et en arrière-plan, la colline boisée. Lorsque Old Faithful se réveille, je suis subjuguée par le spectacle. Je me sens si petite face à la puissance de la Terre. C'est grandiose, je n'ai pas d'autre mot.

De retour à mon monospace, mon téléphone affiche plusieurs notifications. Hervé a essayé de me téléphoner à plusieurs reprises et m'a laissé des notes audios. J'appuie sur la touche pour les écouter, me réjouissant d'entendre sa voix. Je déchante vite. Au lieu de me remercier d'avoir donné des nouvelles, il s'énerve de ne pas réussir à me joindre, car je lui manque et qu'il veut me parler. J'essaie de rappeler. Il ne décroche pas. Tant pis. Je retenterai ma chance à un autre moment.

Le soir, une éclipse lunaire à lieu dans le ciel et sera visible depuis le Wyoming. C'est normalement un phénomène rare. Voilà que j'en vis deux à 12 mois d'intervalle. Comme j'ai un peu de temps devant moi, je sors du parc pour avoir du réseau et téléphoner à Hervé. Nous réussissons enfin à nous parler. Je lui raconte mon périple de ces derniers jours. Il coupe court à mon récit pour me raconter sa propre journée, faite de frustrations professionnelles. Je suis vexée mais le laisse parler, visiblement il en a besoin. L'heure tourne et il me tient la jambe. Je finis par prétexter une batterie déchargée pour raccrocher. *Non mais !*

Les sources chaudes sont un autre phénomène incontournable de Yellowstone. La plus connue est le Grand Prismatic Spring. Son diamètre dépasse les 110 mètres et sa profondeur peut atteindre 50 mètres. Son eau, dont la température avoisine les 70 degrés, permet la vie de micro-organismes, que l'on appelle des thermophiles, car ils ont besoin de chaleur pour se développer. Ce sont eux qui créent les anneaux de couleurs vives au bord du bassin.

Grand Prismatic Spring est certes impressionnant, mais il est trop vaste pour en avoir une vue d'ensemble satisfaisante. En outre, il est particulièrement prisé des touristes, ce qui a pour effet qu'il est presque impossible de s'y retrouver seul(e) en journée. Je préfère m'attarder autour des sources plus petites et plus intimistes. Malgré la forte odeur d'œufs pourris qui s'en dégage à cause de la présence du souffre, j'apprécie énormément ces visites. Les bassins ne ressemblent en rien à ce que j'ai déjà pu voir ailleurs sur la planète. Je m'y sens bien.

En partant découvrir Mammoth Hot Springs, je fais une halte dans la zone couverte par le réseau téléphonique. Hervé est content de m'entendre. Il me répète à quel point je lui manque et se réjouit de me revoir. Moi, j'ai seulement envie de lui raconter mes journées ici. Cela peut te paraitre égoïste, mais je regrette de l'avoir appelé. Ce n'est pas qu'il ne me manque pas. C'est simplement que je vis l'instant présent, et que je n'ai pas envie de me projeter au moment de mon retour, ni de gâcher mon voyage à me morfondre. J'ai juste envie de savourer ce que je suis en train de vivre, et de partager cela avec lui. S'il n'est pas capable de le comprendre, autant espacer nos conversations. Je finis par raccrocher, agacée.

Sur la route, j'ai la chance d'apercevoir un nouveau coyote, ainsi qu'un wapiti. Mammoth Hot Springs, est une source chaude en forme de cascade, avec des terrasses en travertin (roche calcaire). Je suis un peu déçue par le site. Je m'attendais à quelque chose de plus impressionnant, de plus grandiose. J'en avais tellement entendu parler. J'en fais tout de même le tour à pied.

Avant de rentrer au camp, je complète le plein de mon véhicule. Il m'en reste encore la moitié, mais c'est une habitude que j'ai prise en voyage. En cette fin de journée, je suis particulièrement fatiguée. J'ai beaucoup conduit, beaucoup marché et je dors mal dans le monospace. Distraite, j'empoigne machinalement la pompe verte et remplit le réservoir. Je paie en cash et reprends la route.

Après quelques kilomètres, un voyant s'allume sur le tableau de bord. Je suis en pleine montée et effectivement, je trouve que le moteur peine un peu. La voiture derrière moi fait des appels de phares. Je jette un coup d'œil dans le rétroviseur central et découvre qu'une épaisse fumée noire se dégage de mon pot d'échappement. Bon... C'est peut-être un vieux véhicule et il a un peu de peine. Après tout, il a déjà plus de 100'000 kilomètres au compteur. Je vais terminer cette montée et j'aviserai sur le plat. Le campement n'est plus qu'à 45 kilomètres et la nuit tombe.

Je traverse à présent une plaine magnifique, bercée par les couleurs rose orangé du crépuscule. Le moteur est toujours fatigué, mais il fonctionne. Je me dis que c'est peut-être l'essence qui était ancienne et comportait un certain nombre d'impuretés. L'essence... B*** de M*** !!! J'ai pris la pompe verte ! La p*** de pompe verte !

Pour que tu comprennes ce que je viens de réaliser, si tu n'as jamais fait de *roadtrip* aux USA, il faut que je t'explique une chose. Dans ce pays qui ne fait rien comme tout le monde, la pompe à essence (*unleaded*) est rouge ou noire. Le diesel, lui est ... vert ! Exactement l'inverse de chez nous ! Je viens de mettre du diesel dans un moteur à essence !

J'ai quelques notions de mécanique et je sais que ce que je viens de faire, c'est mauvais. Très mauvais. Dans un sens, cette erreur se règle avec une grosse vidange. Dans l'autre, le mélange est hautement inflammable et détruit le moteur. Dans le stress, impossible de me rappeler quelle inversion est dangereuse. Cela fait plus de 30 minutes que je roule, et il me reste 50 kilomètres pour rejoindre West Yellowstone, à l'extérieur du parc, et trouver un garagiste. Je ne peux pas prendre le risque de dormir au Madison campground cette nuit. Si j'arrête le moteur, il ne redémarrera pas.

Encore une fois, j'en suis réduite à gérer la situation seule. Encore une fois, paniquer ne me sera d'aucune utilité. Encore une fois, je prends sur moi, et je prie. Je réduis ma vitesse mais ne m'arrête pas. Il faut que j'arrive à rejoindre la petite bourgade pour m'éviter un dépannage à 500 dollars. Lorsque j'aurai du réseau, je pourrai vérifier si une vidange est suffisante. Auquel cas, j'achèterai un saut et un tuyau, et je siphonnerai moi-même mon réservoir.

Le monospace m'amène jusque devant la première station-service et s'arrête net, refusant d'aller plus loin. Comme s'il avait rempli sa mission mais qu'il était arrivé au bout de ses forces. Immédiatement, je saisis mon téléphone et cherche les informations dont j'ai besoin sur internet. *Ouf* ! C'est l'erreur la moins néfaste que j'ai commise. En revanche, je découvre que mon véhicule est équipé d'une valve spéciale pour contrer les voleurs d'essence. Il me faudra l'aide d'un garagiste, je n'ai pas le choix.

J'arrive péniblement à redémarrer pour me garer devant le motel le plus proche, à 100 mètres de là. Il est déjà tard et personne ne viendra m'aider avant demain matin. Je prends une chambre pour la nuit. La réception est crasseuse, et empeste l'urine de chat. J'attends près de 45 minutes (véridique) avant qu'une vieille femme désagréable à souhait vienne enfin s'occuper de moi. La nuit me coûtera 50 dollars, payable d'avance et sans reçu. C'est cher, mais j'ai envie d'une douche chaude (il n'y en a pas au *campground*) et de dormir dans un vrai lit.

J'aurais sûrement mieux fait de dormir à la belle étoile. La chambre est à l'image de l'accueil, infecte. Je prends une douche rapide en gardant mes tongues. Je découvre des serviettes usagées, accrochées derrière la porte de la salle de bain. Les draps du lit semblent avoir été changés depuis le dernier client, heureusement. Mais ils ne m'inspirent pas confiance pour autant. Aussi, j'installe mon sac de couchage dessus, pour m'isoler. Le verrou de la porte, quant à lui, est cassé. Pour me sentir en sécurité, je tire l'imposante commode devant l'entrée. Il n'est que 4h00 ou 5h00 du matin à Genève. Je ne peux prévenir personne. Soudain, je craque et je fonds en larmes. Contrecoup de la situation, mêlé de fatigue, de colère et de sentiment d'impuissance.

Et si j'avais eu tort de rouler jusqu'ici ? Et si j'avais endommagé le moteur au point qu'il ne soit pas réparable ? Avec les lois particulières que les Américains appliquent, ont-ils le droit de m'empêcher de quitter le territoire tant que je n'ai pas remboursé les dégâts occasionnés ? Comment faire si je me retrouve sans moyen de locomotion pour rejoindre un aéroport international ? Autant de questions qui se bousculent dans ma tête. Je ne suis plus rationnelle, je le sais. J'ai peur. Je suis seule et j'ai besoin de réconfort. Je regrette à présent d'avoir été sèche avec Hervé. J'aurais bien besoin de lui en ce moment.

Lorsqu'il est 6h30 en Suisse, je l'appelle et insiste jusqu'à ce qu'il décroche. En pleurs, je lui explique toute la situation. Mal réveillé, il a de la peine à me comprendre. Il me dit de patienter quelques minutes et qu'il va me rappeler avec une solution. Ce qu'il fait rapidement. Il s'est renseigné et me jure que je n'ai pas pu casser mon moteur. Une simple vidange avec changement d'un filtre sera suffisante. Il prend ensuite le temps de me rassurer, longuement. Epuisée, je m'endors au son de sa voix.

Au petit matin, je fonce chez le garagiste pour qu'il prenne en charge ma maison roulante. Un peu bourru, le dépanneur m'explique qu'il n'a pas de place avant trois jours, et qu'il faudra en compter quatre de plus pour qu'il se fasse livrer les pièces nécessaires. *Pas de bol pour toi, mon gars, j'ai appelé mes amis mécaniciens avant de venir te voir, et je sais exactement le travail qu'il y a à faire. Là, tu es en train de m'escroquer. Il y en a pour moins de trois heures de boulot et aucune pièce à changer.*

J'ai deux options : sangloter et espérer sa compassion ou montrer ce que j'ai dans le ventre. Au pays des *cow-boys*, je choisis la seconde option. Dans le meilleur anglais dont je suis capable, je lui rétorque que s'il veut bien me prêter son lift et ses outils, je m'en occuperai moi-même, puisque la valve anti-retour m'empêche de siphonner. Je me ferai discrète et rapide et promets de libérer la place avant midi. Le type ouvre des yeux grands comme des soucoupes et reste sans voix. Pourvu qu'il ne me prenne pas au mot. Le but était de lui faire comprendre que je savais qu'il se moquait de moi. J'ai engagé un rapport de force, pas une reconversion dans la mécanique de dépannage.

Mon aplomb fait mouche. Il s'excuse, m'explique qu'il n'avait compris que j'avais mis de l'essence dans du diesel et non l'inverse, et me propose de repasser à 14h00. Je le remercie et l'informe que je reviendrai pour 13h00.

J'ai la matinée pour flâner dans les boutiques de West Yellowstone, ce qui n'est pas pour me déplaire. J'ai envie de ramener quelques souvenirs d'ici. La petite ville est exactement comme celles que l'on voit dans les téléfilms romantiques d'avant Noël. De petites maison de bois, accolées les unes aux autres.

Je prends un bison en bois sculpté pour moi, puisque c'est le premier animal que j'y ai vu, et le plus emblématique du parc. Pour mes parents, je prends un ours. Petit clin d'œil, car c'est la plus grande crainte de ma Maman ici. Que je me retrouve face à un ours. J'achète également quelques bibelots pour ma nièce, Claudine, Marisa et Hervé.

13h30, les réparations sont terminées. 13h35, je m'allège de 400 dollars. Pour ce prix, il a refait le plein avec le bon carburant et me remet une attestation, prouvant que mon mélange douteux a été éliminé comme il se doit dans une décharge prévue à cet effet. Ça aurait pu être pire.

Ma mésaventure m'a fait perdre une journée, mais il me reste un secteur à visiter à Yellowstone. C'est son lac. Je n'ai pas vu le Lake Tahoe, mais celui-ci, je ne veux pas le rater. Mesurant 32 kilomètres de long et 23 de large et situé à 2'357 mètres d'altitude, cela en fait le plus grand lac d'altitude de l'Amérique du Nord (USA et Canada). De nombreuses sources chaudes et colorées sont réparties le long de ses berges, ce qui offre un cadre splendide pour les observer.

Sur une aire de pique-nique, je suis rejointe par un bison curieux. Il s'approche de plus en plus de moi, me forçant à quitter mon emplacement pour m'éloigner. Je repère un arbre sur lequel me hisser en cas d'attaque. Je reste calme et l'observe. L'animal est plus intéressé par mon repas que par moi. Après avoir humé et inspecté mes affaires, le voilà qui rebrousse chemin. J'en profite pour dégainer mon appareil photo et prendre l'un des selfies les plus originaux, mais aussi l'un des plus risqués, que je possède de mes voyages. Sa tête en arrière-plan est à moins de cinq mètres de la mienne. Il est bien indiqué sur chaque plaquette de recommandations de ne pas s'approcher des animaux, car ils peuvent être dangereux. Mais dans mon cas, c'est lui qui est venu à moi.

En quittant Yellowstone, je passe par Grand Teton National Park, mais ne m'y attarde pas. Là encore, il faudra que je revienne pour explorer toute la région. Mais six mois n'y suffiraient pas, devant tant de beauté. Je repense beaucoup au dernier livre que j'ai lu avant de partir. C'est Claudine qui me l'avait prêté, convaincue qu'il m'apporterait plus qu'une simple histoire pour me divertir. Il s'agit de *Wild*, de Cheryl

Strayed. C'est le livre dont est tiré le film avec Reese Witherspoon. Le titre français est Wild : Marcher pour se retrouver. C'est l'histoire vraie d'une femme divorcée, totalement perdue dans sa vie et dans ses choix, qui décide de tout plaquer et de partir à l'assaut du Pacific Crest Trail (PCT), un sentier de grande randonnée américain (l'équivalent des GR français). Il part de la frontière mexicaine et remonte jusqu'au Canada, sur une distance de plus de 4'200 kilomètres. En chemin, elle rencontre des situations parfois cocasses, mais surtout, elle affronte ses démons intérieurs et trouve enfin le temps et le courage de faire de l'ordre dans ses pensées. Le chemin l'a transformée, guérie. Sans avoir pris des décisions aussi extrêmes, je ressens un certain parallélisme avec ma vie. Le PCT passe par Kennedy Meadows, en Californie, l'un des premiers *campground* cités dans le livre. J'ai prévu de m'y rendre après avoir traversé la Vallée de la Mort. Si tout se passe bien, je pourrai même randonner quelques jours sur les traces de Cheryl.

Je continue ma route en passant par Salt Lake City. Jusqu'ici, cette ville évoquait pour moi les Jeux Olympiques de 2002. En arrivant dans la capitale de l'Utah, je n'ai aucune idée de ce qui m'attend. Je découvre alors qu'elle a été fondée par des pionniers Mormons. Elle est aujourd'hui devenue le siège mondial de cette religion. Sur place, à part visiter le temple et le centre *FamilySearch* (la plus grande bibliothèque de généalogie au monde, tenue par les Mormons), il n'y a pas grand-chose à faire. Je dois dire que je me sens assez oppressée dans cette ville. Il y règne une atmosphère qui me met mal à l'aise.

Je projette de faire quelques provisions de nourriture avant de reprendre ma route. Mauvaise idée. En m'éloignant du centre pour trouver un supermarché, je traverse le mauvais quartier et, arrivée sur le parking, une voiture suspecte, avec à son bord quatre occupants du genre de ceux à qui l'on ne tient pas la porte de l'ascenseur, me fait face. Je sens bien que si je descends de mon véhicule, je vais avoir des problèmes. Je fais mine de chercher mon itinéraire sur le GPS puis redémarre, comme si de rien n'était. En réalité, je viens de programmer l'adresse du poste de Police le plus proche. J'ai eu le bon réflexe, car la voiture me suit pendant tout le trajet. Elle ne bifurque que lorsque je me stationne devant l'entrée du bâtiment, entre deux voitures de patrouille. Je reste sur place une demi-heure environ, avant de continuer mon chemin. J'effectue encore plusieurs demi-tours et changements de direction aléatoires, pour m'assurer de ne plus être suivie.

Ce soir, je dors dans un petit camping familial à Provo, au bord de l'Utah Lake. L'endroit est plutôt sympa et paisible. Les tenanciers, deux retraité forts sympathiques, me prennent rapidement sous leur aile. Je suis la première jeune Suissesse qu'ils hébergent. Ils ne comprennent pas comment mes parents ont pu accepter de me laisser partir seule. Me doutant qu'il s'agit de Mormons, j'évite soigneusement de mentionner mon divorce récent et me contente de leur expliquer que je n'ai pas encore rencontré la perle rare, ce qui est vrai.

De l'Utah, j'ai envie de découvrir ses parcs nationaux. En particulier ceux de Zion, Bryce Canyon et Canyolands. Le dernier sert d'ailleurs de décors au livre (et au film) *127 heures*, l'histoire vraie d'Aron Ralston, jeune homme de 27 ans qui est parti seul effectuer une randonnée dans le parc en 2003 et qui, après être tombé dans une crevasse, a dû s'amputer une main à l'aide de son couteau de poche, pour se libérer et ainsi ne pas mourir de faim et de soif. Un super bouquin, au passage, si tu cherches une nouvelle lecture.

Arrivée au village de Rockville, juste avant l'entrée du parc de Zion, je découvre que ce dernier est partiellement fermé, pour cause de … peste ! Je me dis d'abord que j'ai mal compris et sors mon traducteur. Même réponse. Je regarde alors sur internet, et les journaux me confirment l'information.

Depuis plus d'un mois, des cas de peste sont recensés dans l'Utah, en particulier auprès des animaux sauvages des parcs nationaux. Il y a même déjà eu des cas de transmission et au moins un homme en est décédé. Je tombe des nues et suis déçue. Pour moi, la peste est une maladie du Moyen-Age. Je sors alors mon carnet de vaccination pour voir si je suis protégée. La réponse est non. *Bon*. Le parc n'est que « partiellement fermé ». Ceci implique qu'une partie est tout de même ouverte. Je continue. Un embouteillage me bloque dans la circulation pendant près de 30 minutes. Lorsque je peux enfin avancer, trois fourgons utilitaires arrivent en sens inverse. Trois fourgons d'une société spécialisée dans le traitement des zones contaminées par la peste.

Je me gare sur le premier parking libre et fais davantage de recherches sur internet. Les trois sites que je veux visiter sont contaminés. La bactérie s'attrape par le biais d'une simple piqûre de puce infectée. Il n'est pas nécessaire d'être en contact direct avec un animal. Je réfléchis longuement à la situation. Quelle est la probabilité pour qu'une maladie aussi ancienne ressurgisse en 2015, aux Etats-Unis, exactement à l'endroit que j'ai prévu de visiter ?

Et que faire si je suis finalement contaminée ? Est-ce que je pourrai me faire rapatrier ou est-ce que je serai contrainte de suivre mon traitement et subir une quarantaine forcée dans ce pays ? Est-ce un risque que je suis vraiment prête à prendre et à assumer ? L'idée de fêter mes 30 ans, isolée dans une chambre d'hôpital américaine, ne me réjouit pas.

Je finis par accepter cette situation, totalement improbable, et demande un signe à l'Univers, pour valider ma décision. Le troisième arrive vite. Cette fois, c'est une banderole sur le bord de la route qui rappelle la menace pestiférée. Quand ça ne veut pas, ça ne veut pas. Je fais tout de même un tour rapidement, pour prendre quelques photos et profiter de la vue, mais, fidèle à ma ligne de conduite, je fais preuve de résilience et abandonne l'idée de visiter les parcs en question.

J'ai déjà parlé plusieurs fois de l'instinct que l'on développe avec les voyages. Il m'est arrivé 99 fois de foncer tête baissée alors que n'importe quelle personne sensée aurait fait demi-tour sans la moindre hésitation. Et puis, il y a cette centième fois où, tout au fond de moi, je sens que c'est le moment de savoir renoncer. Comme dit mon Papa, avec raison, « *savoir renoncer, c'est se donner l'opportunité de réessayer une autre fois* ».

Les lieux que je traverse sont plats, désertiques et mornes. Le sol est gris. Il fait une chaleur impressionnante. Il n'y a rien à voir. Seulement un sol rocailleux à perte de vue. Lorsque je franchis la frontière du Nevada, il me reste moins de deux heures de route avant d'arriver à Las Vegas.

Pour l'anecdote, cet Etat détient le triste record mondial (!) de la plus grande concentration d'essais nucléaires (928) entre 1951 et 1992. En cherchant un peu, on trouve facilement les coordonnées du site et les impacts au sol sont encore visibles sur *Google Map*. Un indice ? C'est tout proche de la mystérieuse base militaire secrète connue sous le nom de *Zone 51*.

Je suis frappée par l'ambivalence de la région. Alors que je roule depuis des centaines de kilomètres dans un paysage aride, se dresse soudain devant moi, comme sortie de nulle part, une ville gigantesque et luxuriante, en plein milieu du Désert des Mojaves.

D'un seul coup, les maisons résidentielles se succèdent, avec leur pelouse engazonnée et leur piscine. Il faut savoir que ce l'on appelle communément Las Vegas est en réalité une agglomération de plusieurs villes. Le célèbre *Strip* (le boulevard), s'étale sur le territoire de Las Vegas et celui de Paradise.

Je pénètre dans la ville du péché par North Las Vegas à 8h30 du matin. Tout semble encore endormi ici. Il n'y a personne dans les rues et très peu de circulation. J'arrive ainsi au *Circus Circus* avant l'ouverture de la réception. Parce que, je ne l'ai pas encore précisé, mais je me suis lancée un défi. Camper en plein centre-ville, de manière à visiter le *Strip* à pied. Et après avoir effectué des recherches, il s'avère que l'hôtel *Circus Circus* dispose justement d'un camping. J'ai effectué une réservation en ligne la veille au soir pour deux nuits, le temps de décider ce que je ferai ensuite. Je dois maintenant attendre près d'une heure pour m'enregistrer. J'en profite pour prendre mon petit-déjeuner dans le calme et au soleil.

Le camping n'en est pas vraiment un. Il s'agit d'un grand parking goudronné, avec des emplacements peints sur le sol et un bloc sanitaire. Une piscine est également à la disposition des clients. Pas terrible, surtout pour 40 dollars la nuit, mais ça fera l'affaire.

Une fois installée, je commence par une première découverte des palaces et casinos. J'alterne entre chaleur étouffante dans la rue et froid glacial dû à la climatisation dans les établissements. Je ne m'attarde pas car l'heure est au rangement et au nettoyage avant le retour des clients. Je profite de mon après-midi pour aller faire quelques courses et, surtout, me rendre dans la succursale de mon agence de location.

En effet, depuis ce matin, le voyant est à nouveau allumé sur mon tableau de bord. Pourtant, cette fois-ci, je suis certaine de ne pas m'être trompée de carburant. Pour deux raisons : désormais, je fais toujours appel aux services du pompiste. Et par acquis de conscience, je vérifie la pompe utilisée et le carburant facturé sur le ticket de caisse.

En arrivant sur place, je me garde bien d'expliquer ma mésaventure de Yellowstone, de peur que l'on me facture de nouvelles réparations. Si le monospace a tenu jusque-là, il n'y a pas de raison qu'ils s'en rendent compte. Puis, je suis prise d'un doute. Et si la vidange n'était pas suffisante ? Et si le diesel avait encrassé le moteur petit à petit au fil des kilomètres ? La réceptionniste m'envoie auprès du mécanicien de l'agence. Ce dernier, sud-américain, ne parle pas très bien anglais et peine à m'expliquer la panne avec des mots que je puisse comprendre. J'ai alors l'idée de téléphoner à Hervé qui, lui, parle couramment espagnol.

Nous avons ainsi une conversation atypique à trois, chacun s'exprimant dans une langue différente. Je parle au mécanicien en anglais, lequel me répond en espagnol. Hervé, 9'000 kilomètres et six fuseaux horaires plus loin, sert de traducteur. Nous arrivons à la conclusion que le moteur est sans doute fatigué à cause des conditions difficiles dans le désert. Le type change un fusible et me dit de revenir si le problème persiste. A peine ai-je roulé 300 mètres que le voyant se rallume. Bon, je verrai cela plus tard.

Le *Strip* est une véritable institution de Las Vegas. Long de 6.7 kilomètres, il est bordé par les plus grands palaces de la ville, avec leurs casinos et leurs salles de spectacle. J'aimerais beaucoup voir David Copperfield, Celine Dion et Britney Spears, mais aucun des trois n'est disponible durant mon séjour. Je me tourne alors vers les tournois de l'UFC (*Ultimate Fighting Championship*) mais je n'ai pas plus de chance.

D'autres attractions sont disponibles. Il existe par exemple *Slotzilla*, une tyrolienne qui permet de « survoler » Fremont Street, accroché tête la première à 35 mètres de haut. Sinon, il est possible de faire un tour sur des montagnes russes *Roller Coaster*, et même de s'y marier. Enfin, il existe une tour, tout en haut du *Strip*, nommée *Stratosphère*, de laquelle on peut faire un saut à l'élastique dans le vide, à 260 mètres du sol. Comme je l'ai déjà dit, j'ai le vertige. Mais je suis également le genre de femme à repousser ses limites. Aussi, après mûre réflexion, je me dis que s'il existe un endroit au monde qui soit sécurisé pour sauter dans le vide, c'est bien les Etats-Unis. Rapport au fait qu'ici, les victimes reçoivent des millions de dollars en dédommagement en cas d'accident. Les mecs doivent donc vérifier 8 fois chaque installation pour éviter tout incident potentiel. Ce sera ma manière de marquer le coup pour mes 30 ans et réserve la première plage horaire de la journée.

Je descends le *Strip* en direction du panneau à l'entrée de la ville : *Welcome to Fabulous Las Vegas*. Je ne suis pas la seule à avoir cette idée. Devant moi, une quinzaine de touristes font déjà la queue, en attendant leur tour. Sur place, il est possible de se faire prendre en photo avec un sosie d'Elvis Presley, moyennant quelques dollars. Pour ma part, je préfère être seule, gratuitement. Je tends mon appareil à la jeune femme derrière moi et elle m'immortalise devant l'écriteau.

Le lendemain, je démarre ma journée au bord de la piscine avant les grosses chaleurs de l'après-midi. Plus tard, je pars découvrir le *Venetian*, le palace construit sur le thème de Venise. Pour avoir visité la *Cité des Doges* quelques années auparavant, je dois admettre que le résultat est plutôt réussi. Tout y est : le canal, les gondoles, le campanile, le pont du Rialto. Le décor est également présent à l'intérieur de l'établissement. Les murs sont peints pour donner l'illusion de se trouver en Italie. J'y achète une part de pizza. Ni son aspect, ni son goût ne sont à la hauteur de mes attentes.

Plus loin, j'aperçois la Tour Eiffel. Plus petite que le monument parisien, mais un drapeau français flotte fièrement à ses pieds, à côté du drapeau américain. Le temps de fumer une cigarette en flânant sur le boulevard et me voici à présent devant la Statue de la liberté.

Chaque hôtel est décoré selon le thème de la ville qu'il représente. A Paris, le sol est composé de résine imitant les pavés et les devantures des boutiques reprennent l'architecture française. A New-York, ils ont reproduit les petits immeubles de briques, avec les échelles de secours extérieures. Je trouve ces ambiances très étranges. Je ne m'y sens pas vraiment à l'aise. Je préfère continuer ma promenade. Cette dernière m'amène maintenant devant une pyramide, celle du Luxor.

Arrivée au bout du *Strip*, je reviens sur mes pas, et remonte en sens inverse. Devant le *M&M's World*, je ne peux résister à l'appel de la gourmandise. Je ne sais plus où donner de la tête. Il y a des centaines de parfums différents, non-commercialisés en Europe. Goût café, bretzel, chili, noix de coco, pop-corn, citrouille, menthe… et mon péché mignon, beurre de cacahuète. Le magasin propose également des *goodies* à l'effigie de la marque, tous plus invraisemblables les uns que les autres. Il y a également un cinéma, qui projette une animation des deux personnages Jaune et Rouge, à *Las Vegas*. Je repartirai avec mon petit sachet *peanut butter* sous le bras.

Las Vegas était sans doute la précurseure du marketing moderne. L'ensemble du *merchandising* est conçu à la perfection. Les « 4 E » sont présents : Emotion, Expérience, Exclusivité et Engagement. Ici, tout est fait pour que le touriste vive une expérience unique, riche en émotion. Il doit « s'approprier » la ville, rien n'est laissé au hasard et on ne regarde pas à la dépense pour lui en mettre plein la vue.

En passant devant le *Bellagio*, je fais une pause à l'ombre sur un banc, en attendant le show des fontaines. Décrit comme un spectacle sons et lumières époustouflant, je me réjouis. Il a lieu toutes les 30 minutes, je n'aurai pas trop à patienter. Pour finir… je suis déçue. Je m'attendais à quelque chose de plus abouti, de plus grandiose. Le spectacle a duré moins de 10 minutes, la musique grésillait en sortant des haut-parleurs et les jets d'eau étaient bien moins impressionnants que ce que j'avais espéré.

Les casinos quant à eux se ressemblent tous. Une alignée de machines à sous, certaines avec des boutons, d'autres avec des écrans tactiles et d'autres encore avec un levier à abaisser. Puis, plus loin, les tables de jeux, où les boissons sont servies à discrétion. Les jeux d'argent, ça n'a jamais été mon truc. Comptable de formation, je connais trop bien les mécanismes des jeux de hasard pour y éprouver du plaisir. Toutefois, Vegas étant Vegas, l'expérience ne serait pas complète sans un petit frisson.

Je me contente des machines à sous. J'ai déjà eu l'occasion de tester la roulette à Genève et Melbourne et je me suis vite aperçue que cette activité n'était pas faite pour moi. Je choisissais uniquement la couleur pour limiter les risques et mettais de côté tous mes gains. Impossible pour moi de prendre des risques avec mon argent. Les machines à sous, elles, permettent de jouer plusieurs parties pour un seul dollars. Parfait. Le plaisir de jouer sans les dangers de l'excès. Je suis plutôt en veine ce jour-là. La machine affiche régulièrement les mêmes symboles et je récupère de nombreux tickets à échanger à la caisse. Heureuse de ma bonne fortune, je me rends auprès de l'hôtesse, curieuse de savoir combien j'ai gagné. J'apprends alors que les tickets ne sont pas échangeables contre du cash, mais contre des lots. *Ok*. Pour les 10 dollars que j'ai investis, je repars avec… un saut de bonbons. Je ne mange même pas de bonbons !

J'avais à cœur de visiter le Grand Canyon, mais comme mon minivan a refait des siennes, je n'ai aucune confiance dans sa mécanique pour parcourir les 900 kilomètres aller-retour qui me séparent de la destination phare de l'Arizona. C'est ainsi que j'opte pour un trajet organisé avec un *tour operator*. Le bus de ramassage est censé me récupérer à 6h00 du matin, derrière l'hôtel où je campe. 6h10, personne. 6h15, j'appelle la centrale, On m'informe que le bus a du retard. 6h30, toujours personne, je retéléphone. La standardiste m'explique que le bus est déjà passé mais qu'il n'y avait personne alors il a continué sa route. Je me fâche en lui expliquant toute la situation mais elle ne peut rien faire de plus pour moi. Seule solution : prendre un taxi et rejoindre la gare routière centrale pour participer à mon excursion, payée d'avance. Le temps étant compté, je n'hésite pas et monte dans le premier taxi que je croise. Lorsque j'arrive sur place, je demande à parler à un responsable et après une longue discussion ce dernier accepte de me rembourser les frais de taxi si je peux lui présenter mon reçu. Reçu que, bien évidemment, le chauffeur ne m'a pas donné. *La journée commence bien !*

Sur le trajet, nous visitons le barrage Hoover, sur le fleuve Colorado, à la frontière entre le Nevada et l'Arizona. Inauguré en 1935 par le Président Roosevelt en personne, il fournit eau et électricité aux deux Etats sur lesquels il est construit, ainsi qu'à la Californie. Passage obligé, je subis cet arrêt plus que je ne l'apprécie. Visiter un barrage en pleine nature, qui défigure le paysage en le bétonnant, ne me passionne pas. J'ai, de loin, préféré la section de route arborée de part et d'autre par les fameux Joshua Tree, arbre endémique de la region, resemblant vaguement à un cactus.

Arrivés sur place, on nous remet un billet d'entrée pour le parc, et un voucher à échanger dans l'un des restaurants pour le repas de midi. Puis, on nous explique qu'il y a trois « points de vue » différents, et qu'il faut prendre un bus navette pour se déplacer de l'un à l'autre. Enfin, les organisateurs insistent « lourdement » sur la possibilité de survoler le site en hélicoptère (avec supplément, évidement). Sachant qu'une bonne partie des terres est une réserve amérindienne, on repassera pour le respect des cultures.

Le premier arrêt est une reconstitution grotesque de village au temps du Far West et de la ruée vers l'or. Les bâtiments sont construits au milieu de nulle part, sans explication, sans animation. Juste posés là. Au centre, la seule maison « visitable » est celle… de la boutique de souvenirs ! C'est vraiment n'importe quoi ! Next !

Le deuxième arrêt me permet de m'approcher du bord et d'avoir une vue sur le fond du canyon. C'est impressionnant. D'autant que le seul élément censé m'empêcher de tomber est une simple corde tendue en travers. Impressionnant certes, mais… je reste sur ma faim. J'ai eu l'occasion de voir King Canyon, en Australie, et en faisant une rapide comparaison mentale, je trouve le Grand Canyon moins majestueux, moins authentique. Sans doute que les 300 touristes qui fourmillent autour de moi ne sont pas étrangers à ce sentiment.

Je me déplace et change de point de vue. J'en trouve un légèrement à l'écart et peux enfin m'isoler pour profiter de ma visite. Pourtant, même ainsi, je ne ressens rien. Aucune vibration des lieux ou du sol. Comme si la terre avait été dépouillée tout ce qu'elle avait à offrir et qu'elle était à présent épuisée.

Lorsque je veux aller manger, j'ai le choix entre un sandwich au jambon ou au fromage, arrosé de mayonnaise dans les deux cas. Celui-ci est accompagné d'un paquet de chips, ainsi que d'une boisson gazeuse et sucrée. Lorsque je demande si je peux remplacer les chips par une salade, on me répond que la patate est un légume. *Heu… !* Heureusement que j'ai emporté ma gourde d'eau fraiche.

Une fois encore, je suis déçue de ma visite. Tant par le lieu ultra-touristique (mais avec un *tour operator*, je n'avais pas vraiment le choix) que par le paysage en lui-même. Je m'attendais à mieux. J'ai trouvé que le Grand Canyon était fade, sans saveur, sans âme. Moi qui rêvais de descendre le fleuve Colorado en kayak comme Christopher

McCandless dans *Into The Wild*... Je suis loin du compte. J'ai pris de jolies photos, mais ne suis pas emballée par mon excursion.

Sur le chemin du retour, comme nous avons 4h00 de route, j'ai le temps de réfléchir. Suis-je arrivée au stade où j'ai vu tellement de choses incroyables sur la planète que je suis devenue incapable de m'émerveiller devant des paysages plus simples ? Suis-je devenue une de ces touristes blasées parce qu'elle a « déjà fait mieux » ? La situation me laisse perplexe. Que je n'accroche pas avec *Sin City*, j'arrive à y trouver une explication rationnelle. Cette ville est totalement hors norme, poussant aux excès en tous genres et la consommation à son extrême. Mais le Grand Canyon, c'est une institution quand même. N'importe qui serait heureux d'avoir la chance de le voir de ses propres yeux. Et moi, je suis dépitée. Pour le visiter à ma façon, j'aurais dû m'y rendre par mes propres moyens et dégoter un endroit isolé. Il existe d'ailleurs de nombreuses randonnées accessibles, lorsque l'on est libre de son itinéraire.

Lorsque je retrouve du réseau, je m'attelle à chercher sur internet une chambre d'hôtel pour mon anniversaire. Je voulais dormir une nuit au *Montecito*, l'hôtel que l'on voit dans la série *Las Vegas* avec James Caan et Josch Duhamel. En réalité, l'hôtel n'existe pas. Il s'agit de décors et d'images de synthèse, inspirés par le *Mandalay Bay*, situé tout au bout du *Strip*. Je me rabats sur le *Bellagio* et le *Caesars Palace*. Mais, même en acceptant de payer des sommes importantes, les chambres sont petites et n'ont rien d'exceptionnel. Surtout, aucune d'elles n'a de balcon. En fait, ici, les fenêtres ne s'ouvrent pas, principalement pour éviter les gestes désespérés des clients qui perdent des sommes d'argent importantes aux jeux. *Et si je reprenais la route et changeait mes plans ?*

Incroyable mais vrai, la *Death Valley*, réputée pour être la zone la plus aride de la planète, est momentanée fermée pour cause d'inondation.

La Vallée de la Mort, l'endroit où l'on peut faire cuire un œuf sur le capot de sa voiture à cause de la chaleur, est inondée à la suite des violents orages qui ont éclaté. D'abord la peste dans les parcs nationaux, maintenant ça. Il me reste encore Anteloppe Canyon et Monument Valley à voir dans la région avant de me diriger vers Los Angles, cela devrait laisser le temps aux autorités de dégager les routes. Mais pour cela, il faut que je fasse réparer, une fois encore, le moteur de mon véhicule. Je ne peux pas prendre le risque de rouler ainsi et je n'ai absolument pas l'intention de réserver un nouveau tour touristique.

Lorsque le monospace refuse de démarrer le lendemain matin, c'en est trop. Je prends la décision de rentrer en Suisse pour mon anniversaire. Je n'aime pas du tout Las Vegas, ni les énergies qui s'en dégagent. Loin des clichés que l'on peut voir dans les superproductions hollywoodiennes, cette ville m'a conduite de déception en déception. Elle est vieillissante et sa volonté affichée de pousser le touriste à l'excès de consommation dans tous les domaines possibles m'insupporte. Pour le prix d'une chambre sur le boulevard, je réussis à réserver un billet aller-retour à destination de Genève pour dans deux jours. Comme je n'avais pas prévu d'être chez moi, mes parents sont en vacances à Tahiti, mais qu'importe. Ici, tout va de travers. J'aurai au moins Hervé et mes amis autour de moi.

Je préviens l'agence de location que je vais leur ramener le véhicule et qu'ils auront trois jours pour faire les réparations nécessaires ou procéder à un échange.

Avant de partir, il y a une dernière chose que j'ai envie de faire ici : un tatouage. Ce n'est pas le premier, et ce ne sera pas le dernier. C'est simplement le cadeau que je me fais à moi-même pour mes 30 ans. J'aime énormément l'histoire du *Petit Prince* d'Antoine de Saint-Exupéry. Cette fois, c'est l'une de ses citations que j'ai envie d'inscrire dans ma peau : *On ne voit bien qu'avec le cœur. L'essentiel est invisible pour les yeux.*

Il existe un gigantesque salon de tatouage à la fin du *Strip*. Je m'y rends à pied, pour occuper la journée. Ici, on vient sans rendez-vous, et on se fait tatouer par le premier artiste disponible. Mais avant de conclure la transaction, je demande à pouvoir vérifier que le matériel est bien stérile et que l'aiguille est à usage unique. Le mec me regarde avec de grands yeux, fait une grimace d'incompréhension et se fâche en me disant qu'ici on n'est pas en Europe et qu'il faut que je lui fasse confiance. Merci mais non ! C'est ma santé et je ne joue pas avec ! Je tourne les talons et m'en vais. Vivement que je quitte cette ville. Echaudée, j'abandonne mon projet et préfère attendre de rentrer. Je me rendrai chez mon tatoueur habituel et j'aurai l'esprit tranquille.

Je passe mes deux derniers jours au bord de la piscine, à attendre que le temps passe. Lorsque je ramène mon véhicule, je récupère tous mes effets personnels, car j'ai réussi à négocier un échange de monospace pour mon retour afin d'éviter de nouvelles déconvenues. Comme ça, fini les risques de panne. J'en profiterai également pour tout laver avant de repartir, car je n'ai plus de vêtements propres et mon sac de couchage commence à sentir, lui-aussi. Ayant réservé le premier vol de la journée du lendemain, j'envisage de dormir par terre à l'aéroport. Je l'ai déjà fait, et si je choisis bien mon emplacement, je ne risque pas grand-chose. Mais la sécurité me déloge rapidement, en m'expliquant que le bâtiment ferme pendant la nuit. Je me vois contrainte de prendre une chambre dans le motel le plus proche (et le plus miteux). Au petit matin, je suis la première dans la file d'attente pour l'enregistrement. C'est bien la seule fois de ma vie que cela m'est arrivé.

Mon trajet prévoit une escale à Montréal. En franchissant la frontière canadienne, quelle joie d'entendre à nouveau parler français et de discuter avec des gens souriants et accueillants. Ce n'est pas un mythe, les Canadiens sont vraiment des gens bienveillants et serviables. A Genève, Hervé est venu me chercher, avec un énorme bouquet de roses rouges. Il a pris congé pour rester avec moi et nous passons les trois jours suivants ensemble, heureux de nos retrouvailles. Mon anniversaire est fêté comme il se doit et je profite de refaire ma valise avec des vêtements moins chauds. J'avais emporté tout le nécessaire pour Yellowstone et pour les Fidji, mais du coup, je peux me délester des vêtements d'hiver.

La nuit précédant mon vol de retour aux USA, j'ai un problème de santé qui me force à me rendre aux urgences. Le médecin que je consulte est formel, il est hors de question que je prenne l'avion dans les jours à venir, au risque d'être hospitalisée en arrivant sur place. Il me rédige un document à l'attention de mon assurance annulation après m'avoir fait promettre de renoncer à partir.

Je suis déçue, évidemment, mais au fond, je suis soulagée. Je réalise, une fois encore, que l'Univers veille sur moi et que j'ai bien fait d'écouter mon instinct. Le hasard n'existe pas. Tout arrive pour une bonne raison, même si nous ne la comprenons pas sur le moment. Si j'étais restée sur place, quelque part dans le Désert des Mojaves ou le Désert du Colorado, j'aurais dû appeler les secours pour venir me récupérer (en supposant que j'aurais eu du réseau) et me faire rapatrier en Suisse.

Les signes, toujours les signes. Parfois, je me dis qu'il a un sens de l'humour sacrément tordu, l'Univers, pour mettre la peste sur mon chemin et inonder l'un des déserts les plus secs du monde. Et d'autres fois, je me dis qu'il me connaît bien, l'Univers, car il sait qu'il fallait au moins ça pour me convaincre de rentrer à temps.

10

UN JOUR J'IRAI À NEW YORK

Novembre 2015, mon assurance annulation m'a remboursé près de la moitié de mon voyage aux USA. Les billets d'avion, les jours restants de location du monospace, et le séjour aux Fidji. J'ai également pu récupérer mes jours de vacances grâce à mon certificat médical. Du coup, je propose à Hervé de m'accompagner à New York une semaine.

Je trouve une bonne promotion sur internet et lui offre son billet. Cadeau d'anniversaire et de Noël combinés. Lui qui n'a jamais voyagé est aux anges. Pour ma part, j'ai toujours dit que le jour où je mettrais les pieds dans la *Big Apple*, cela marquerait la fin de mes voyages. Et à ce moment-là, je suis sincèrement convaincue qu'il s'agit de mon dernier « grand voyage ». Vu la manière dont s'est passé le précédent, je n'ai plus le même désir de repartir à l'aventure.

Notre hôtel est situé à 300 mètres de Times Square, juste derrière le *M&M's World* de New York. Il n'aurait pas pu être mieux situé car, de tout le séjour, nous n'avons pas pris une seule fois le métro. Nous avons beaucoup marché, vraiment beaucoup. La chambre n'est pas très grande, mais l'immense baie vitrée nous offre une vue grandiose sur la rue en contrebas et les silhouettes minuscules des piétons et des taxis jaunes new-yorkais. Sur le toit, un roof-top donne le sentiment de dominer la ville.

Cette fois, je suis impressionnée par la hauteur des gratte-ciels. Ils sont tels que je les imaginais. Interminables et majestueux. Les rues rectilignes ajoutent de la superbe à l'ensemble. Et, comme mon Papa me l'avait toujours raconté, il est des endroits dans New-York où, pour apercevoir le bleu du ciel, il faut lever la tête à 90 degrés.

Hervé étant un passionné d'architecture, nous visitons le Flatiron Building. Cet immeuble de 22 étages est construit en face du Madison Square Garden, à l'intersection de la 5th Avenue et de Broadway, la seule à ne pas respecter le quadrillage de la ville. De ce fait, l'immeuble est de forme triangulaire.

Ce voyage est l'occasion pour moi de réapprendre l'art du compromis. Dans le bon sens du terme. Alors que je suis libre et sans contrainte depuis près de trois ans, cette fois, il me faut composer avec les envies d'une autre personne. J'appréhendais un peu, je dois l'avouer, cette situation, mais finalement tout se passe bien.

Nous passons un long moment à la New York Public Library, la bibliothèque de la ville. Le bâtiment, construit au début des années 1900, est gardé par deux énormes lions de pierre. La décoration des différentes salles est à couper le souffle. Je prends énormément de plaisir à effectuer cette visite.

Nous effectuons ce voyage au début du mois de décembre. De fait, de nombreux bâtiments sont déjà décorés pour les fêtes de Noël à venir. Et comme aux Etats-Unis rien n'est fait dans la demi-mesure, nous assistons à un véritable spectacle de lumières, produit par des milliers de guirlandes, sur la façade d'une église. Le tout accompagné d'un fond sonore de musique classique. Tout simplement féérique.

Le clou de la soirée, c'est le sapin du Rockefeller Center. Il s'agit sans doute du sapin de Noël le plus célèbre au monde. Celui-ci mesure environ 25 mètres de haut et la légende raconte qu'il faut huit kilomètres de câblage électrique et 30'000 bougies pour l'éclairer. Si, comme moi, tu es né(e) avant la création de *Netflix*, le sapin du Rockefeller Center, c'est celui que l'on voit dans le film *Maman j'ai encore raté l'avion*.

Petite, mes parents ont toujours eu un sapin artificiel réutilisable, que nous ressortions chaque année de son carton. Hors de question pour nous de faire couper un arbre « juste » pour le mettre dans notre salon. Une année, nous nous apprêtions à fêter le réveillon dans notre résidence secondaire à la montagne. Pour l'occasion, ma Maman avait scotché une guirlande au mur en forme de sapin. Aujourd'hui encore, je refuse d'avoir un sapin naturel chez moi. J'en ai acheté un petit synthétique, et le sors de son emballage, trois semaines par année. Enfin... J'en ai un depuis qu'il y a Cosmos. A présent que mon *Partner in crime* est entré dans ma vie, nous avons chacun notre chaussette rouge, accrochée au mur.

Avant notre départ de Genève, j'avais pris soin de réserver nos billets pour visiter la Statue de la Liberté. Impensable pour moi de me rendre à New York sans la voir. J'aurais aimé monter jusque dans sa couronne, mais le nombre de visiteurs journaliers est très limité et les entrées sont vendues des mois à l'avance.

Le jour venu, nous rejoignons l'embarcadère à pied, depuis Times Square. Une balade d'un peu plus de six kilomètres, sans compter les détours. De quoi se mettre en appétit pour le petit-déjeuner que nous prendrons au bord de l'East River. Sur le chemin, nous découvrons la *County Supreme Court* (le palais de justice que l'on voit dans tous les films) et le *Federal Bureau of Investigation* (le siège new-yorkais du FBI).

Si tu ne le savais pas encore, la Statue de la Liberté se trouve sur une minuscule île, Liberty Island, elle-même située à l'embouchure du fleuve Hudson. Ce cadeau de la France, pesant tout de même 225 tonnes et mesurant plus de 90 mètres de haut, a été acheminé par bateau à l'occasion du centenaire de la Déclaration d'indépendance américaine, en 1886. Elle a été réalisée par le sculpteur Auguste Bartholdi et sa structure interne a été imaginée par Gustave Eiffel.

Lorsque notre bateau s'approche de la Statue, j'ai les yeux qui brillent. C'est encore un rêve d'enfant que je suis en train de réaliser. *Elle* est là, se tenant fièrement devant moi, symbole d'un nouveau départ que tous les migrants venus d'Europe découvraient en arrivant.

Car juste à côté de Liberty Island, se trouve Ellis Island, l'île qui servait au triage des immigrés. Ceux présentant des signes de maladie étaient placés en quarantaine. Quant aux autres, ils devaient remplir un questionnaire avant de pouvoir rejoindre le continent. En écrivant ces lignes, je réalise que, 120 ans plus tard, la situation n'a pas vraiment changé.

La *Statue* est à la fois imposante et somptueuse. Nous descendons du ferry directement à ses pieds, ce qui nous permet de prendre toute la mesure des lieux. De nombreux touristes sont déjà présents, mais la foule n'est pas trop dense. Nous faisons le tour à notre rythme, profitant de la vue panoramique sur la ville. Puis, nous partons explorer l'intérieur de *Liberty*. Je ne garde pas un souvenir exceptionnel de cette visite, mais je suis contente de l'avoir effectuée. Ce qui me tenait le plus à cœur, c'était de voir l'emblème américain de mes propres yeux et, si possible, de m'y rendre l'espace de quelques heures. Objectif atteint.

En repartant, le trajet en bateau me laisse le temps d'admirer la baie sous toutes ses coutures et de prendre de magnifiques photos des buildings.

Pour regagner l'hôtel, nous passons par Wall Street. Contrairement à ce que j'imaginais, il ne s'agit pas d'un quartier entier de la ville, mais d'une petite rue perpendiculaire, en direction de l'East River. Le *Charging Bull*, le taureau de la bourse, est quant à lui pris d'assaut par les badauds. Nous remontons par ChinaTown, Little Italy et SoHo.

Un soir, pour voir la *City* autrement, nous prenons des billets pour le bus panoramique. Nous pouvons ainsi découvrir les différents quartiers que nous avons déjà parcourus à pied mais cette fois, confortablement assis et en hauteur. Nous traversons le pont jusqu'à *Brooklyn*, puis passons devant l'*Empire State Building*. Nous choisissons cet arrêt pour descendre du véhicule.

Ce gratte-ciel, qui a longtemps été l'immeuble le plus haut du monde (381 mètres sans l'antenne), fait partie des sept merveilles du monde moderne (tout comme le *Golden Gate* de *San Francisco*). Sur 102 étages, seuls 85 sont occupés par des bureaux. Les autres étages constituent la flèche du bâtiment, juste en dessous de l'antenne (celle à laquelle s'accroche *King Kong*, dans le film). Pour donner quelques chiffres, l'Empire State comprend 1'860 marches d'escalier, 6'400 fenêtres, et 73 ascenseurs.

Nous mangeons dans le restaurant du building puis prenons l'ascenseur pour le 86ème étage. Je suis fascinée et un peu intimidée aussi par la vitesse à laquelle les étages défilent sur l'affichage digital de l'appareil. Lorsque ce dernier s'immobilise, je n'ai pas l'impression d'être montée de plus de 20 niveaux.

Nous sortons sur la plateforme admirer la vue et les rues en contrebas. Tout est si petit. Je suis subjuguée par ce que je vois. La sensation de hauteur est déconcertante et supprime l'acrophobie (la peur du vide). La *Grosse Pomme*, plongée dans la nuit, scintille de ses milliers de lumières, ce qui donne un aspect magique à la scène. Hervé, lui, trouve ça nul car « on ne voit rien ». Chacun sa vision des choses. Puis, nous prenons un autre ascenseur, direction le 102ème étage. Cette fois, l'observation se fait de l'intérieur, mais nous pouvons tout de même admirer les rues à travers les baies vitrées.

Pour rentrer à l'hôtel, nous passons par Broadway et Times Square. Les néons qui les éclairent et l'ambiance animée donnent tout son sens à l'expression de *La Ville qui ne dort jamais*.

Le lendemain, nous avons prévu la journée entière pour flâner dans Central Park. Sur le trajet, nous effectuons un stop à la Trump Tower, pour une petite séance de shopping. A cette époque, nous n'imaginions pas que son propriétaire deviendrait le 45ème Président des Etats-Unis moins de deux ans plus tard.

Dans le parc, nous passons devant la célèbre patinoire, puis arpentons les différentes allées arborées, jusqu'à la fontaine Bethesda.

En fin d'après-midi, nous visitons le zoo. Quelle déception pour moi de découvrir ce lieu. Je l'imaginais à l'image de la ville : imposant et prestigieux. Au lieu de cela, je me retrouve devant des enclos ridiculement sous-dimensionnés. Rien à voir non plus avec les images du dessin animé *Madagascar*. Une serre tropicale, quelques singes, des animaux des bois, un ours, une poignée de pingouins et des lions de mer. C'est tout. C'est tout, et c'est déjà trop. Quel intérêt de faire vivre ces pauvres animaux dans ces conditions, et en plein cœur de Manhattan ?

Le dernier soir, nous mangeons dans un restaurant gastronomique de Columbus Circle, dont les immenses baies vitrées donnent directement sur Central Park. Une idée romantique. Sauf qu'un paramètre nous avait échappé avant notre réservation : le parc n'est pas éclairé la nuit. Du coup, nous avons mangé face à une grande masse sombre. Un « luxe » très recherché dans l'ambiance folle de la ville. Un peu moins par nous. Mais qu'importe. Nous savourons ces derniers instants new-yorkais.

11

LE BOUT DU MONDE

Été 2016, Hervé m'emmène en vacances en Galice, au Nord-Ouest de l'Espagne, juste au-dessus du Portugal. Il y a ses origines et une maison de famille. Je ne connais pas la région, c'est l'occasion de la découvrir, avec un guide sur mesure.

La Galice a longtemps appartenu aux Celtes et de nombreux sites portent encore des traces de leur passage. Nous en visitons un en particulier, le Castro de Santa Trega, à Pontevedra.

Nous découvrons également une agréable petite crique à Cabo Home, au Nord de Vigo. Le lieu est calme et les énergies sont apaisantes. Nous y retournerons plusieurs fois durant notre séjour. Une après-midi, nous avons la chance d'y admirer des dauphins près des côtes.

L'excursion qui nous tient à cœur, à tous les deux, c'est Santiago de Compostela (Saint-Jacques-de-Compostelle). Il s'agit de la destination finale du chemin du même nom. Tu sais, celui qui traverse l'Europe et qui est parcouru chaque année par des milliers de pèlerins. Leur emblème est d'ailleurs la coquille Saint-Jacques. En réalité, il existe plusieurs chemins. Pour ne citer qu'elles, il existe plusieurs branches passant par Genève, Strasbourg, le Luxembourg, Bruxelles et Londres. Elles se rejoignent toutes à la frontière espagnole et traversent ensuite le pays par le Nord.

Santiago est réputée pour abriter le tombeau de l'apôtre Saint-Jacques, et ses reliques. Je ne suis pas très versée en religion, alors je te prie de ne pas m'en vouloir si j'utilise un terme maladroit pour en parler. Toutefois, j'ai effectué quelques recherches pour savoir ce que j'allais visiter. Saint-Jacques, aussi appelé Jacques de Zébédée, aurait été l'un des Douze Apôtres de Jésus. Il semblerait également que ce pèlerinage soit le troisième plus important pour les chrétiens, après Jérusalem et Rome. Voilà. Tu en sais (au moins) autant que moi maintenant.

Mais la visite qui m'intéresse vraiment, moi, c'est celle du Cap Finisterre, 80 kilomètres plus loin. Il s'agit, pour les puristes, de la véritable ligne d'arrivée du Chemin de Saint-Jacques. Pourquoi ? Parce que c'est littéralement la fin du chemin. On ne peut pas aller plus à l'Ouest en Espagne. C'est la fin de la Terre, d'où son nom. Et pendant longtemps, le Cap Finisterre a été considéré comme « Le bout du Monde », notamment par les Romains.

En mon for intérieur, je souris. Cette fois, ça y est. J'y suis parvenue. Me voici au Bout du Monde. J'aurai voyagé sur tous les continents, avec mon sac à dos, pour arriver à cet endroit précis. Quel meilleur endroit aurais-je pu espérer pour mettre un point final à mes aventures de globe-trotteuse solitaire et démarrer une nouvelle vie ? Il y a quelque chose de symbolique là-dedans. Car ce que je n'ai pas encore révélé c'est qu'à notre retour, une petite boule de poils intégrera nos vies.

12

ET DIEU CRÉA COSMOS

Pour raconter cette histoire, je dois revenir quelques mois en arrière. Printemps 2016, Hervé et moi discutons de l'avenir. Il me propose d'adopter un chien, je saute de joie. Nous discutons longtemps des responsabilités que cela implique. Moi, j'ai déjà eu le bonheur de partager une tranche de vie avec le plus incroyable des Golden Retriever, notre chien de famille, avec qui j'ai traversé toute mon adolescence. Je sais donc exactement ce qui m'attend et suis prête à apporter quelques ajustements à mon style de vie. Hervé quant à lui se lance dans l'inconnu. Aussi, je temporise quelque peu la décision finale pour m'assurer qu'il ne s'agit pas d'un caprice passager.

A l'époque, il était obligatoire de suivre un cours théorique pour devenir détenteur d'un chien à Genève. Je nous inscris tous les deux, dans le but d'effectuer les démarches à deux. La formatrice nous rappelle les obligations légales liées au bien-être animal, liste les frais vétérinaires auxquels il faut s'attendre, et la procédure à suivre pour obtenir l'attestation de suivi des cours d'éducation, eux-aussi, obligatoires.

Hervé en ressort emballé. La décision est prise : nous allons avoir un chien à nous. La question de la race est longuement débattue. J'ai dans l'idée de l'emmener partout avec moi, et je ne veux pas « comparer » avec mon premier chien. Une petite taille sera plus adaptée. Mais la plupart des petits chiens ne marchent pas longtemps et moi, j'aime la randonnée. Hervé quant à lui aime courir. Après avoir défini toutes les caractéristiques et le cadre de vie que nous pouvons lui offrir, le Jack Russell s'impose comme une évidence.

Nous épluchons alors toutes les annonces des refuges de sociétés protectrices des animaux. Pour moi, il est hors de question de financer un élevage alors qu'il y a tant de chiens malheureux en attente d'un nouveau foyer. Seulement voilà. En Suisse, il n'y a quasiment pas de Jack Russell (ou approchant) à l'adoption. Les seuls que nous trouvons sont soient très âgés, soient décrits comme présentant d'importants troubles du comportement (devant impérativement vivre en extérieur, ou agressifs avec leurs congénères).

Nous recentrons nos recherches en France, mais un autre obstacle se dresse devant nous. Le fait qu'en France, la très grande majorité des chiens de cette race ont la queue coupée (pour la chasse ou par « esthétisme »). Cette pratique, considérée comme une mutilation par la Suisse, est totalement interdite et de facto l'importation de ces animaux est interdite. On peut importer un chien le temps d'un séjour pour des vacances par exemple, mais pas pour y vivre. C'est une mentalité très « suisse » mais chez nous, quand quelque chose est interdit, c'est interdit. Personne n'a l'idée de tricher et de le faire quand même. C'est la raison pour laquelle nous ne tentons pas notre chance « en douce ».

Un peu démoralisés, nous commençons à remettre en question notre projet. Et puis, un soir, en rentrant du bureau, Hervé m'explique qu'une amie commune va faire faire une portée à son chien, un Jack

Russell adorable et bien dans ses pattes. Nous la rencontrons pour en discuter et j'insiste sur le fait que, même si l'idée est séduisante, je ne promets pas de prendre un chiot. Je veux que ce soit lui qui me choisisse et non l'inverse. Elle accepte volontiers cette vision, car elle la partage.

Trois mois plus tard, sur le coup des 23h00, je reçois toute une série de messages sur mon téléphone. C'est mon amie qui m'envoie des photos au compte-goutte, les chiots sont en train de naître. Durant les semaines qui suivent, j'ai régulièrement des nouvelles, par le biais de vidéos, de la petite portée. Lorsqu'ils sont assez grands pour, enfin, recevoir des visites, nous nous rendons dans la ferme où ils vivent pour rencontrer ces petites boules d'amour.

La fratrie comporte quatre mâles et une femelle. Cette dernière étant déjà réservée, nous savons que notre choix devra se faire sur l'un des mâles. Quatre chiots se précipitent vers nous, mordillant nos pieds et le bas de nos pantalons. Le cinquième, lui, préfère profiter de cette période d'agitation pour partir explorer le reste du jardin. L'occasion semble trop belle pour ne pas en profiter.

Le petit aventurier en herbe attire mon attention. Je le suis du coin de l'œil et le laisse vivre sa vie. Une fois le calme revenu, le jeune explorateur se décide à venir voir qui sont ces géants, venus envahir une partie de son espace. Il nous renifle sous toutes les coutures, puis repart en direction du grillage au fond du pré, avant de revenir et de me regarder avec insistance. Je me lève pour marcher dans sa direction et le voici qui repart. Il s'arrête et me regarde à nouveau. Je crois comprendre qu'il veut que je le suive. Je me prête au jeu, curieuse de voir ce qu'il attend de moi. Arrivé devant l'enclos, il pose ses petites pattes sur mes jambes et attend que je le porte.

Je lis la joie dans ses yeux lorsque, blotti dans mes bras, il peut enfin découvrir de ses propres yeux à quoi ressemble l'odeur qui l'attire depuis si longtemps. A gauche, le poulailler, à droit, le clapier des lapins. Intrépide et déterminé, ce chiot me plait. Comme pour me remercier, le voilà qui se met à me lécher le visage et le cou. Impossible de le reposer au sol, même lorsque je m'assieds, il veut rester avec moi. Et pas question que ses frères tentent une approche. Il m'a vue le premier, il me garde !

Et Hervé dans tout ça ? Il a caressé tous les chiots pendant une dizaine de minutes, puis est sorti de l'enclos pour fumer une cigarette. Lorsque Cosmos est venu à ma rencontre et s'est approprié mes bras, il est venu voir ce qui se passait, lui a fait quelques gratouilles et est retourné tenir compagnie à son amie la nicotine.

J'avais établi une liste de quelques noms potentiels pour lui. Je ne voulais pas d'un nom humain, ni d'un nom « moqueur ». Je voulais un nom hors du commun pour un chien qui, je le sentais, le serait tout autant. Lorsque mes yeux croisent son petit regard innocent, je tente alors un... *Cosmos* ? Le chiot lève la tête et se redresse. *Cosmos* ? A présent, il bat de la queue. Je laisse passer quelques minutes et retente un timide... *Cosmos* ? Même réaction. Il l'a décidé, il s'appellera Cosmos.

Là, tu te dis que je suis bien sympa avec mon histoire, mais qu'au début de ce livre, je t'ai promis de t'expliquer pourquoi mon chien s'appelle Cosmos et que... bah... faut bien le reconnaître, je ne l'ai toujours pas fait.

Alors je vais faire simple : Parce que j'ai senti au fond de moi que c'était LE nom qui lui correspondait. Nous avons eu une connexion immédiate et profonde. Nous nous sommes « reconnus » mutuellement. C'était lui, c'était une évidence. LUI.

Maintenant, si tu as besoin d'une réponse plus terre-à-terre, voici une explication détaillée. Le Cosmos, c'est le Tout, l'Univers. Le Cosmos, c'est l'opposé du Chaos. Je crois en l'Univers et en sa connexion avec tous les êtres vivants. Je crois en une entité plus grande que nous et qui régit ce monde.

J'ai su, à l'instant où je l'ai vu, que ma petite crapule bouleverserait ma vie à jamais. Que nos routes, maintenant réunies, ne se quitteraient plus, que nous allions vivre de grandes et belles choses tous les deux. J'ai compris, sans pouvoir l'expliquer, qu'il était venu pour me guider et que nous nous apporterions mutuellement beaucoup l'un à l'autre.

Un nom exceptionnel pour un chien exceptionnel. Il ne fallait rien de moins que le Cosmos pour contenir toute sa personnalité.

Août 2016, nous sommes de retour d'Espagne et attendons fermement le moment de pouvoir accueillir notre chiot à la maison. Nous avions prévu de le laisser trois mois complets avec sa famille pour que sa Maman puisse lui apprendre les bases de la sociabilisation canine. J'ai même posé une semaine de vacances pour m'en occuper dans les meilleures conditions et faciliter la transition de sa nouvelle vie. Malheureusement les choses ne se passent pas comme prévu. La chienne, dont c'est la première portée, procède au sevrage de manière brutale et il faut la séparer rapidement de ses petits.

En catastrophe, je demande à mon amie si elle peut s'en occuper deux jours, le temps pour moi de me retourner. Elle est ravie. Je suis soulagée. Mon chien sera bien entouré et ne se retrouvera pas seul du jour au lendemain, puisqu'il sera avec son père.

Le jour tant attendu arrive enfin. Cosmos est à la maison. Nous avons désormais un vrai foyer à nous. Quand vient le moment d'aller se coucher, forcément, la séparation est difficile. Nous avions dans l'idée de le faire dormir à la cuisine le temps qu'il apprenne la propreté, mais les pleurs de mon chien me font très vitre comprendre qu'il est apeuré dans cette grande pièce vide et silencieuse.

Hervé ne cède pas et, après avoir expliqué plusieurs fois à Cosmos qu'il dormira seul ici, commence à perdre patience. Hors de question pour lui de le laisser dormir dans la chambre, même une seule nuit. *Très bien, dans ce cas, c'est moi qui dormirai à la cuisine avec lui !* Hervé refusait de revoir sa position, soit. J'ai passé la première nuit couchée sur le carrelage, mon chien blotti contre moi. La deuxième nuit, j'ai attendu qu'il s'endorme et je suis allée dormir sur le canapé, pour qu'il m'entende respirer (et ronfler, je l'avoue) et sente ma présence. La troisième nuit, même chose, à la différence que je suis retournée dans mon lit. Ensuite... et bien Cosmos n'a plus jamais rien dit.

J'aurais pu être « forte » et le laisser pleurer toute la nuit, me disant qu'il finirait par s'endormir de fatigue. J'aurais pu crier plus fort que lui, pour bien lui montrer « qui est le maître » et faire en sorte qu'il se taise parce qu'il a peur de moi. J'aurais pu suivre les conseils de certains « bien-pensants » et l'asperger d'eau pour qu'il se taise. Bref, j'aurais pu être un de ces maîtres qui « dominent leur chien », mais ce n'est pas moi. Je fonctionne à l'empathie et avec douceur.

Maintenant, mets-toi à sa place cinq minutes. Il y a trois jours, mon chiot vivait avec ses frères et sœur et sa mère, bien au chaud dans une ferme. Hier, il avait changé de maison et dormait avec son père. Ce soir, il se retrouve dans un troisième foyer, plein d'odeurs et de bruits inconnus, dans une pièce qu'il ne connait que depuis quelques heures, et surtout, il ne comprend pas ce qui lui arrive et il est seul.

J'ai simplement compris qu'il avait besoin d'un peu de temps pour prendre ses marques et qu'il n'était pas en train de faire un caprice. Il avait confiance en moi et me demandait de le réconforter en attendant qu'il se sente à l'aise. Nous avons fait les choses à notre façon, en douceur.

Aujourd'hui, Cosmos a accès à la chambre la nuit. Lorsque je vais me coucher, il vient toujours me souhaiter une bonne nuit à sa façon et demande son bisou en retour. Je le laisse faire avec bonheur. Car dès que j'éteins la lumière, il file dans son panier, ou sur le canapé. Venir dans la chambre, c'est sa manière à lui de s'assurer que je vais bien et qu'il peut aller se coucher sereinement.

Beaucoup de gens rigolent lorsqu'ils m'entendent parler de mon chien, m'accusant de le materner, d'en faire trop, de ne pas tenir mon rôle. Moi, j'ai une vision différente des choses. On peut être ferme tout en étant doux. Personnellement, je n'ai jamais aimé recevoir des ordres sans explications. Je pourrais aller faire mon jogging en palmes et avec un tuba si l'on arrivait à me convaincre de l'utilité de cette méthode. Mais je n'accepterai jamais d'obéir à qui que ce soit sans une explication « valable » à mes yeux. Alors pourquoi demander à mon chien, une chose que je suis incapable de faire moi-même ?

Comprendre mon chien, ses besoins, ses craintes, ses attentes, accepter sa personnalité, c'est, à mon sens, la meilleure manière de l'éduquer. Et qu'importe s'il met plus de temps que les autres pour apprendre un ordre. Qu'importe si, parfois, il fait le coquin et teste les limites. Je sais qu'entre lui et moi, il y a un lien très fort, fusionnel, et que lorsque la situation l'exige, il m'obéit sans se poser de question s'il entend dans ma voix qu'il y a un souci. Parce que j'ai toujours été juste avec lui et que tout à un sens, aussi à ses yeux à lui.

Chacun aura son avis sur la question, ici, c'est le mien. Un chiot qui accepte de dormir seul dans une pièce sans ses maîtres en seulement trois nuits, moi je trouve que c'est plutôt pas mal. Surtout sans avoir à le contraindre ou le gronder.

Hervé n'a pas franchement apprécié que je choisisse de le laisser seul dans le lit pour aller dormir par terre avec le chien. Tant pis. Le bien-être de mon chien passe en priorité.

Durant les mois qui ont suivi, nous avons participé, chaque samedi et quelle que soit la météo, aux cours d'éducation. Je crois que quatre étaient suffisants pour obtenir l'attestation légale. Mais nous y prenions du plaisir tous les deux, alors nous avons continué. Hervé nous a accompagnés quelques fois, quand il faisait beau et chaud, puis, a rapidement trouvé des excuses pour rester au sec à la maison.

Je sentais une distance s'installer entre nous à mesure que ma complicité avec Cosmos grandissait. A Noël, il ne le sortait déjà plus que pour le pipi du soir, parce que j'insistais. Et un jour à midi dans la semaine, parce que je n'arrivais plus à tout gérer seule, entre les promenades de 30 à 45 minutes trois fois par jour, mon travail et les tâches ménagères. Lorsque le week-end arrivait, il nous accompagnait de moins en moins en balade jusqu'à ne plus venir du tout. La première fois que j'ai détaché Cosmos, nous étions seuls tous les deux. Sa première neige, je l'ai également vécue en tête à tête. Dès le départ, je sentais que ce serait « mon » chien. J'avais, dans cette optique, fait enregistrer tous ses papiers à mon nom exclusif. Pour être sûre qu'il reste avec moi, quoi qu'il arrive dans mon couple.

Et puis, au détour d'une dispute, est arrivée la phrase de trop. Celle qui fait mal mais qui ne laisse plus de place à la réflexion : « Il va falloir prendre une décision et placer le chien si ça continue comme ça». Dès ce moment-là, notre relation était terminée. Il faudra encore un mois pour que la rupture définitive intervienne, mais c'est à cet instant précis que j'ai cessé de l'aimer. Comprends-moi bien. J'avais toujours des sentiments pour Hervé, mais je ne ressentais plus le même amour pour lui. Il m'avait demandé de choisir entre mon chien et lui. En faisant cela, il avait déjà choisi pour moi. Comment a-t-il pu s'imaginer, après pratiquement deux ans de relation, que j'allais abandonner ce petit être sans défense et rempli de bienveillance ?

Si je ne pouvais pas être moi-même et que mes valeurs étaient remises en question, alors je n'étais pas dans une relation épanouissante et respectueuse. Ce que j'aurais certainement toléré seule, je l'ai catégoriquement refusé dès lors que cela impactait mon chien. Il est mon pilier et ma force. Cette fameuse nuit, sur le sol de la cuisine, je lui ai fait la promesse de toujours le protéger et de lui offrir la plus belle vie dont je suis capable, en lui apportant ce qui le rendrait heureux. Il était maintenant temps d'honorer ma parole.

Cosmos, qui porte si justement son nom, m'a appris l'Amour inconditionnel. Le Vrai. Celui qui ne juge pas et pour lequel on pourrait déplacer des montagnes. Ce n'est pas pour rien que je dis, aujourd'hui encore, que c'est lui, le véritable Amour de ma Vie.

13

TU SERAS POUR MOI UNIQUE AU MONDE

Printemps 2017. Nous sommes à présent tous les deux, Cosmos et moi. Loin d'être une fin, je vois la situation comme le début d'une nouvelle aventure. La plus belle, la plus enrichissante et la plus sincère des aventures.

Il est ma moitié, mon confident, celui qui me donne l'envie de me dépasser chaque jour. Pour fêter son premier anniversaire, je prévois des vacances dans le Sud de la France, en tête-à-tête. S'agissant de notre premier voyage, je préfère rester à quelques heures de route de chez nous, « au cas où ».

Je loue une voiture pour deux semaines, réunis les affaires dont nous aurons besoin et réserve un premier camping dans les Cévennes. Je ne connais pas la région, mais je me suis renseignée et de nombreuses randonnées sont facilement accessibles, même avec un chien, pour autant qu'il soit tenu en longe.

Nous arrivons à Florac en fin d'après-midi, la faute à un violent orage qui nous a forcés à nous immobiliser un long moment sur le bord de l'autoroute. Nous prenons rapidement possession de notre bungalow, puis profitons de nous dégourdir les pattes et les jambes le long du Tarn. J'ai choisi ce camping, car il dispose d'un accès direct à la rivière et d'un bel espace herbeux où le chien peut évoluer en liberté.

Le soir, je range nos affaires en prenant soin de commencer par le panier de couchage de Cosmos, que j'installe évidemment, dans la chambre à côté de mon lit. Depuis, c'est toujours le même panier, à chaque voyage. Il lui permet de trouver immédiatement son odeur, et un objet familier, partout où nous allons. Cela le réconforte grandement. Avec le temps, Cosmos a compris que là où se trouve son coussin, c'est chez nous. Il accepte très bien cette idée et adore voyager avec moi, toujours à l'affût de nouveaux territoires à explorer.

Le choix du bungalow plutôt que celui du camping traditionnel sous tente s'est fait assez naturellement. Lorsque je partais avec mes parents, nous avons très souvent campé avec notre chien. Mais il était plus âgé, habitué et nous étions plusieurs. Là, seule et pour une première expérience, il m'a semblé plus judicieux d'avoir des murs autour de nous pour passer des nuits paisibles et reposantes et ainsi, profiter des journées suivantes.

Pour la nourriture, j'ai emporté quelques provisions. Principalement des aliments secs ou lyophilisés et quelques produits frais. Pour l'approvisionnement en cours de voyage, j'ai deux techniques. Les marchés locaux pour le plein de produits artisanaux et, pour le reste, j'utilise les *drives* des supermarchés sur notre route. Le fait de passer ma commande en ligne et de la récupérer directement avec la voiture a un avantage non négligeable à mes yeux. Outre le gain de temps considérable, cela me permet de ne pas laisser mon chien seul dans le véhicule. Nous sommes au mois de juin, les journées sont chaudes et les parkings rarement ombragés. Hors de question que Cosmos attende dans ces conditions.

A Florac, nous profitons du calme et de la proximité avec la nature pour nous détendre et renforcer nos liens. Loin du stress et des contraintes du quotidien, nos journées sont propices à la complicité et au partage.

Les randonnées sont compliquées à réaliser, car durant la journée il fait vraiment très chaud et j'ai peur que Cosmos ne se sente mal en marchant de longues périodes en plein soleil. Aussi, nous nous rabattons, avec plaisir, sur des tours moins ambitieux, suivis de longues heures de farniente et de jeu au bord de l'eau.

C'est la première fois que Cosmos a l'occasion de nager en pleine rivière. En septembre dernier, il était trop jeune. Ensuite, avec l'hiver, il faisait trop froid pour que je l'emmène se baigner. Ici, nous pouvons le faire ensemble. La natation n'est pas son activité favorite, mais pour m'accompagner, il se montre courageux. Nous passons plusieurs jours coupés de tout, sans nous soucier du monde extérieur.

Lorsque l'envie de renouveau se fait sentir, nous plions bagage et prenons la route en direction des gorges de Galamus, situées entre l'Aude et les Pyrénées-Orientales, près de Narbonne. Je réserve une roulotte en *AirBnB*, un peu plus haut dans la montagne. Durant cette journée, rien ne s'est passé comme prévu.

Au moment de sortir de l'autoroute, j'insère ma carte de crédit dans l'automate pour payer ma taxe. L'appareil est défectueux et l'avale. Je sonne grâce au bouton d'appel prévu à cet effet. L'opératrice m'explique que le technicien n'est pas dans le secteur et qu'il faut m'armer de patience si je veux la récupérer aujourd'hui. Je ne suis pas certaine d'avoir bien compris sa remarque. Mais elle me confirme que, normalement, le tri est fait une fois par semaine et que si je veux, je peux payer mon trajet en cash et lui donner une adresse pour me réexpédier mon bien. Merci mais non. Ma carte de crédit, j'y tiens. Il faudra près de 45 minutes pour que l'employé, aussi désagréable que transpirant, vienne enfin à ma rencontre et ouvre la machine. Heureusement que nous sommes à l'ombre. Le pire dans tout ça, c'est que j'ai quand même dû payer mon trajet. Pas la moindre petite ristourne pour le dérangement.

Ce que je ne savais pas, en optant pour Galamus, c'est que la route qui sillonne les gorges est réputée pour être particulièrement étroite et impressionnante. En été, la circulation est alternée, car il est impossible de croiser deux véhicules. Mais en été seulement. Je me retrouve ainsi sur une route sinueuse de montagne, où seul un muret de pierre me sépare du précipice. J'ai peur, mais maintenant que je suis lancée, je ne peux pas faire demi-tour. Et puis, Cosmos compte sur moi, alors je rassemble tout mon courage et roule, au pas, mais je roule.

Soudain, une voiture nous fait fasse. Je ressens alors, au même instant, une forte douleur dans le bas ventre. Je crains le pire et baisse la tête. Bingo, mes règles se sont invitées pour les festivités. Je respire un grand coup et affronte un problème à la fois. Je me souviens alors des questions théoriques de mon permis de conduire et réalise que, dans la mesure où je suis dans le sens de la montée, c'est moi qui ai la priorité. Enfin... je crois. Le mec en face de moi à l'air encore plus perdu, mais accepte tout de même de reculer jusqu'au premier renfoncement dans la roche, me permettant ainsi de passer. Nous rentrons tous les deux nos rétroviseurs latéraux, et ça passe.

Lorsque j'arrive à l'endroit indiqué par les coordonnées GPS du loueur de mon logement, je me trouve à un carrefour en pleine campagne. Aucune trace d'une habitation quelconque. J'envoie un message à la propriétaire, qui m'explique que c'est normal et que je dois continuer en direction du sommet de la montagne, à cinq kilomètres de là. A destination, je découvre que je ne suis plus couverte par le réseau téléphonique. Cette situation me plait de moins en moins. Mais il faut que je trouve des toilettes rapidement, il commence à y avoir urgence. Mais ma journée maudite ne s'arrête pas là.

Même si la roulotte est propre et conforme aux photos de l'annonce, un détail me met franchement mal à l'aise. Les serrures des deux portes ont été retirées, de sorte qu'il est impossible de les verrouiller de l'intérieur. Je suis certes arrivée sur un terrain appartenant à deux anciens hippies, mais je trouve cela étrange.

Deuxièmement, si la femme m'a souhaité la bienvenue et s'est éclipsée, le mari, lui se montre assez insistant. Il tient absolument à me tenir compagnie pendant je vide mon coffre. Pour ne rien arranger, il est torse nu. Je crois que le pire moment, c'est lorsqu'il m'a montré la cabane extérieure pour la douche solaire, le sourire aux lèvres. De retour sur la terrasse, je me montre plus autoritaire et hausse la voix pour qu'il comprenne que « non », je n'ai pas besoin de son aide pour décharger mes courses. Cosmos sentant mon inconfort, se place entre l'homme et moi et se met à grogner. C'est la toute première fois que je l'entends faire cela. Le type comprend qu'il a franchi la limite et recule, avant de bredouiller et de s'en aller.

Je félicite chaleureusement mon petit bonhomme pour son courage et sa détermination. Quel soulagement de ne pas être seule dans ce genre de moment et de pouvoir compter sur mon binôme pour me défendre. Ce soir-là, nous avons franchi un nouveau niveau dans notre complicité.

Après un apéro-repas bien mérité, bières-chips pour moi et jambon-fromage pour Cosmos, nous nous préparons à aller nous coucher. N'ayant aucune confiance envers nos hôtes, je tire les deux plus gros meubles que je trouve devant les portes. Cela n'empêchera pas de les ouvrir, mais au moins, l'entreprise fera suffisamment de bruit pour nous réveiller. J'installe ensuite mon sac de couchage et prends Cosmos avec moi dans le lit. Enfin, juste par sécurité, je place mon couteau entre le mur et le matelas, avec ma lampe torche qui fait aussi office de matraque.

Je ne saurai jamais si c'était dû à des animaux sauvages ou à une présence humaine, mais Cosmos m'a réveillée plusieurs fois durant la nuit, en aboyant férocement en direction de la porte, babines retroussées et poils hérissés.

A 7h00 du matin, la température dépasse déjà les 30 degrés. Impossible d'envisager la moindre randonnée dans ces conditions. En accord avec Cosmos, je décide d'écourter notre séjour et de retourner en bord de mer. La propriétaire me rembourse sans difficulté et nous quittons cet endroit sans regret.

Ce qui m'a impressionnée durant ce séjour, c'est la capacité de mon chien à encaisser les longues heures de route sans broncher. J'appréhendais un peu de lui faire subir des centaines de kilomètres dans la même journée. La réalité a été tout autre. Bien en sécurité dans sa caisse de transport, dans laquelle je place toujours son panier de couchage, il roupille à peine ai-je démarré le moteur et ne rouvre les yeux que lorsque je me gare. Dès que j'ouvre la portière, il bondit comme un bienheureux et part explorer les alentours, la queue frétillante d'excitation.

En repensant à ce premier *roadtrip*, un passage du livre *Le Petit Prince* me revient en tête (je t'avais dit que j'aime beaucoup ce récit) :

- *- Non, dit le petit prince. Je cherche des amis. Qu'est-ce que signifie « apprivoiser » ?*
- *- C'est une chose trop oubliée, dit le renard. Ça signifie « créer des liens... »*

- *- Créer des liens ?*
- *- Bien sûr, dit le renard. Tu n'es encore pour moi qu'un petit garçon tout semblable à cent mille petits garçons. Et je n'ai pas besoin de toi. Et tu n'as pas besoin de moi non plus. Je ne suis pour toi qu'un renard semblable à cent mille renards. Mais, si tu m'apprivoises, nous aurons besoin l'un de l'autre. Tu seras pour moi unique au monde. Je serai pour toi unique au monde...*

En septembre de la même année, nous partons pour Cannes, puis Sète, avec deux amis. Ces quelques jours ne se sont pas déroulés comme nous l'espérions, principalement parce que je me suis vite rendu compte que nous n'avions pas les mêmes centres d'intérêt ni le même mode de vie. Toutefois, pour ne pas gâcher le séjour, j'ai mis le poing dans ma poche et trouvé des compromis (concept très suisse), pour satisfaire tout le monde.

Ce voyage a été l'occasion pour Cosmos de découvrir les nuitées à l'hôtel. Pour l'occasion, j'ai pu offrir à mon chien le confort d'un palace cinq étoiles sur la Croisette. Rien de moins que ça.

Mon amie rêvait d'y dormir et avait déjà effectué sa réservation. Moi, j'avais un peu plus de difficulté à l'idée de dépenser l'équivalent d'un vol Genève-New-York pour une seule nuit. Aussi, j'envisageais de prendre une chambre plus modeste dans une rue parallèle, lorsque je suis tombée sur une vente flash sur internet. J'ai saisi l'occasion et, pour 250 €, nous avons eu droit au petit-déjeuner inclus et la vue sur la mer.

Lorsque nous entrons dans la chambre, celle-ci fait la taille de la moitié de mon appartement et la salle de bain, tout en marbre, comporte une douche italienne et une baignoire suffisamment grande pour accueillir trois personnes. Cosmos jette son dévolu sur l'immense lit qui trône au milieu de la pièce et commence à y faire du trampoline, comme un enfant.

En rentrant de balade aux alentours de 17h00, le pauvre est épuisé et file se coucher dans son panier, sans demander son reste. J'en profite pour prendre une douche bien méritée. C'est là que mon manque d'expérience dans ce genre d'établissement s'est fait sentir. Moi, je suis habituée aux campings et aux auberges de jeunesse. J'étais loin de me douter que dans les cinq étoiles, une femme de chambre vient « préparer le lit pour la nuit ».

La pauvre a certainement dû frapper à la porte plusieurs fois sans que je ne l'entende avant de se décider à entrer. J'ai juste eu le temps de voir le petit derrière de Cosmos se faufiler entre elle et la porte entre-ouverte, avant qu'il ne gambade gaiement dans le couloir.

J'ai compris que je pouvais crier autant que je voulais, il n'allait pas revenir de sitôt. L'occasion de faire le pitre était trop belle. Alors, j'attrape les premiers vêtements à ma portée et me retrouve en culotte et T-shirt, courant derrière mon chien sur tout l'étage, devant des clients outrés et des agents de sécurité morts de rire. En réalité Cosmos ne serait pas allé bien loin, il avait juste envie de jouer. Mais il n'avait pas de collier et, de toute façon, il n'avait pas à se promener seul pour amuser la galerie.

Une autre anecdote amusante, c'est le regard des clients au petit-déjeuner. Parce que j'y suis allée comme à mon habitude, en short en jeans et en tongs. Avec mon chien. Je te garantis que ça contrastait dans le paysage. Mais qu'importe, au moins j'étais à l'aise et naturelle, et Cosmos, lui, a adoré les pancakes et le saumon fumé du buffet.

Depuis, il a découvert le camping et la vie dans les bois et, s'il devait choisir, c'est à coup sûr pour la forêt qu'il opterait. Pourtant, je sais qu'au fond de lui, la seule chose qu'il désire vraiment, c'est être avec moi, et que nous partagions toutes nos activités, ensemble. Il est devenu pour moi unique au monde, et je suis devenue pour lui unique au monde.

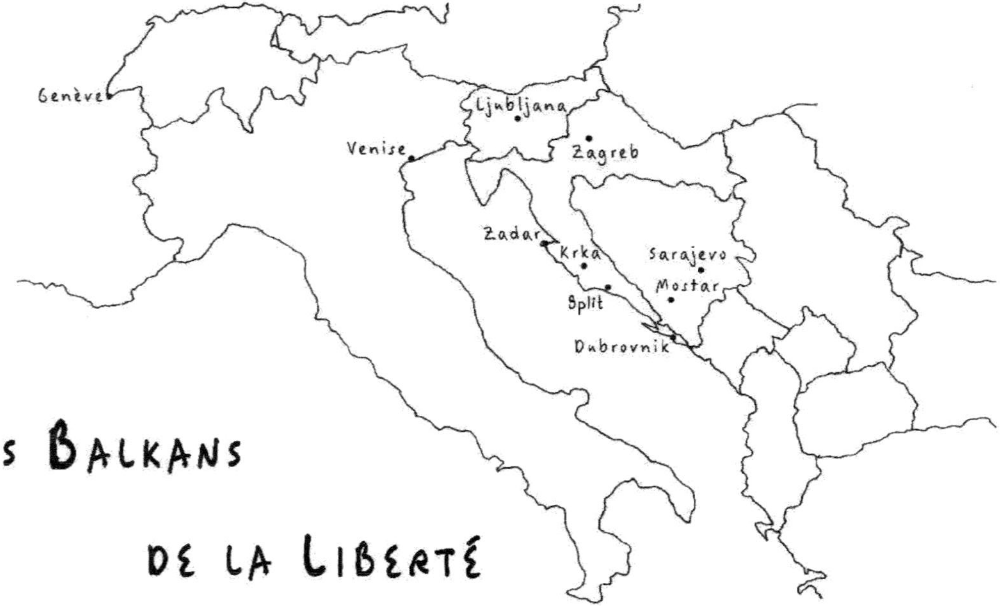

Les Balkans de la Liberté

JV

14

LES BALKANS DE LA LIBERTÉ

Décembre 2017, je me suis décidée à acheter une nouvelle voiture. Pour mon chien. Parce que pour offrir à Cosmos la vie qu'il mérite, louer un véhicule et utiliser les transports en commun revient cher et est relativement chronophage. Par exemple, pour me rendre au sommet de la montagne la plus proche de chez nous en train, il faut procéder à trois changements pour près de deux heures de trajet, contre 45 minutes en voiture.

Je tombe sur une excellente affaire : une voiture de direction. Ce sont ces véhicules mis à disposition par les concessionnaires pour que leurs clients puissent les tester. En général, le kilométrage est faible et toutes les options sont installées. L'offre est alléchante : trois mois d'immatriculation, 3'000 kilomètres au compteur et près d'un tiers meilleur marché que le véhicule neuf. Je prends rendez-vous avec le garagiste.

Sur place, je vérifie les informations mécaniques contenues sur la fiche de vente puis demande au vendeur de baisser les sièges arrière.

Lorsqu'il s'exécute en me demandant pourquoi, un peu surpris, je lui explique le plus sérieusement du monde que je veux m'assurer que je peux tenir couchée dans le coffre, car je compte aménager ma voiture pour y dormir de temps à autre. Une grimace de surprise parcourt son visage et je crois déceler qu'il retient un fou rire. Qu'importe, je sais où je vais et je n'ai pas besoin de son opinion. Les dimensions sont bonnes, je signe le contrat sans même demander un essai de conduite sur route. Elle est bleu « Cosmos » ; c'est forcément la bonne.

Lorsque je la réceptionne la semaine suivante, la caisse de transport a déjà été installée par le préparateur, comme je le lui avais demandé. J'ai pris ma journée de congé. Il vient de neiger dans la nuit et j'ai prévu de faire la surprise à mon chien. Nous allons passer l'après-midi à la montagne, à courir dans la poudreuse. Nous vivons un moment magique, rien qu'à nous.

Au printemps 2018, nous partons trois jours en Camargue avec un pote, qui possède un Van. Avant de me lancer dans un *roadtrip* de plusieurs semaines avec Cosmos, je préfère m'assurer qu'il apprécie ce type de voyage. Nous nous installons à Beauduc. C'est la dernière année où il est encore autorisé de camper directement sur la plage. Quelle joie immense pour moi de pouvoir ouvrir la porte et laisser mon chien vivre sa vie, sans me soucier de la route ou d'un quelconque danger. Le spot étant réputé pour le kitesurf, nous ne sommes évidemment pas seuls. Mon petit aventurier se lie rapidement d'amitié avec un autre chien et les voilà qui partent explorer les alentours. Il est libre, heureux et épanoui. Lorsque le soleil se couche, nous nous retrouvons tous autour d'un grand feu, à même le sable pour manger, rigoler, partager… Bref, refaire le monde.

La journée, nous nous baladons de longues heures le long du rivage, en courant, chahutant dans les vagues et jouant l'un avec l'autre. Je sens que mon chien apprécie ce que nous vivons et son bonheur est visible. Le seul moment où j'ai eu peur pour lui, c'est lorsqu'il a voulu attraper la drôle de masse violette sur la plage. J'ai hurlé STOP de toutes mes forces lorsque j'ai compris qu'il s'agissait d'une méduse. Le drame a été évité de justesse, et tout s'est bien terminé.

La nuit, Cosmos n'a pas manifesté la moindre réticence non plus. J'avais emporté son fameux panier et il a dormi comme une masse, blotti contre moi. Perturbé par le camping, lui ? Il est né pour explorer le monde !

De retour en Suisse, je commence à planifier notre prochain itinéraire. Nous partirons dans les Balkans. L'idée m'est venue à la suite d'une discussion avec ma Mémé, durant laquelle elle me racontait son voyage à Sarajevo, à la fin des années 1950, en compagnie de mon Pépé.

Avant d'investir trop de temps et d'argent dans un aménagement fixe, je choisis, pour cette fois, de me contenter d'un matelas gonflable pour voiture, vendu à 90 € sur internet. Je fais également l'acquisition d'une table et d'une chaise pliables, d'un réchaud à gaz portable et d'une lampe solaire. Nous testons tout le dispositif en campagne, près de chez nous, afin de vérifier que c'est suffisamment confortable et qu'il ne nous manque rien.

Pour Cosmos, j'achète un gilet de sauvetage pour chien, afin qu'il puisse me suivre dans la mer sans crainte. A contre-cœur, je prends également une muselière. Cette idée ne me plait pas, mais j'en ai besoin pour l'Italie et la Slovénie. En effet, la loi italienne prévoit que tous les chiens doivent être muselés dans les lieux publics. En pratique, personne ne le fait, mais les carabiniers peuvent demander à la voir, sans quoi, je m'expose à une amende. En Slovénie en revanche, elle est obligatoire dans les transports en commun.

Sur les conseils de notre vétérinaire, nous emportons également une trousse de secours et des médicaments canins. Pince à tiques, désinfectant, crème cicatrisante, thermomètre, bandages et compresses stériles, mais également antidouleurs et anti-inflammatoires, vermifuge, antiparasitaire et antidiarrhéique. Certains médicaments ne peuvent être pris que sur prescription médicale et nous nous mettons d'accord sur le fait que je ne les administrerai à Cosmos, si nécessaire, qu'après discussion par téléphone avec le cabinet. Le but est d'anticiper, car sur place, il n'y aura peut-être pas le stock suffisant, voire pas de produits du tout.

C'est une précaution que j'applique déjà pour moi depuis quelques années maintenant. Lorsque je pars en voyage dans des zones reculées, je prends toujours une boîte d'antibiotiques à large spectre, des seringues à usage unique avec leurs aiguilles et quelques antidouleurs. Un jour, cela m'a rendu un fier service. Si tu es une femme et que tu lis ces lignes, tu comprendras aisément pourquoi il m'aurait été difficile de rouler durant 5h00 au milieu du désert pour rejoindre un dispensaire, alors que j'avais développé une cystite qui me faisait uriner du sang. Si tu es un homme, ou que tu n'as jamais connu ce problème, sache que la douleur est telle qu'il est impossible de se tenir droite et de marcher. Dans mon cas, elle était si forte qu'elle me donnait la nausée. J'ai passé 24h00 couchée en boulue à l'arrière du Van, le temps que le traitement fasse son effet.

Ne connaissant pas grand-chose aux Balkans, je commence par faire le tour des blogs de voyage, à la recherche de bons plans et d'endroits insolites à visiter. Les guides de voyage traditionnels, c'est bien pratique, mais d'expérience, je sais qu'ils ne me correspondent pas. Les sites proposés sont souvent trop touristiques à mon goût. Et puis, ceux qui en valent vraiment la peine sont forcément référencés sur les blogs. En outre, je peux ajouter à mes recherches le critère « chiens acceptés », car c'est une nouvelle composante non négociable pour moi dont je dois tenir compte.

C'est ainsi que je découvre un site tenu par une jeune Française, qui a effectué le même itinéraire que nous, l'année précédente, avec son chien. J'y découvre des bons plans de visite en Slovénie et en Croatie. Mais rien sur les endroits où dormir, ni sur les formalités pour franchir les frontières avec un chien. Je creuse alors le sujet et trouve les informations relatives aux documents et vaccins nécessaires assez facilement puisque ces deux pays font partie de l'Union européenne. Les choses se corsent pour la Bosnie-Herzégovine.

J'apprends que, pour mon véhicule, je dois être équipée d'un câble de remorquage (j'en ai toujours un avec ma roue de secours donc c'est bon) et des ampoules de rechange pour les phares (ok, et puis ce n'est pas bête d'en avoir en réserve). En plus de ma carte grise, je dois être en possession de ma carte verte, le certificat d'assurance international, qui mentionne si je suis couverte ou non dans le pays. Dans le cas contraire, il est nécessaire de contracter une assurance temporaire à la frontière. J'ai donc commandé gratuitement le document auprès de mon assurance.

Pour mon chien, impossible de trouver des informations cohérentes. Je contacte directement l'ambassade, quelques vétérinaires sur place et les douanes. Chacun me donnant une réponse différente, je fais une compilation, et m'en remets à l'Univers. Finalement, personne n'a jamais contrôlé les papiers de mon chien.

Je me renseigne également pour le Monténégro et l'Albanie, car les paysages ont l'air superbes, mais déchante rapidement lorsque j'apprends qu'il faut réaliser un titrage antirabique avant de partir. Il s'agit d'une prise de sang, qui permet de prouver que l'animal possède bien les anticorps nécessaires à lutter contre la rage et donc, que le vaccin a été efficace. Ce n'est pas son prix qui me retient, car le document est valable à vie. C'est le fait que la maladie est encore très présente dans ces pays. Même si mon chien est vacciné et protégé, le risque est tout de même présent, également pour moi en cas de bagarre.

Pour l'itinéraire, j'imprime une carte sur *Google Map*, et entoure les noms des lieux qui m'intéressent. Je sais, je n'ai pas retenu la leçon depuis l'Australie. J'ajoute encore le temps de trajet approximatif entre deux destinations. Pour le reste, je préfère me laisser porter par le flot de la vie.

Le matin du départ, nous fermons les portières sur le coup des 4h30. Nous devons passer par le tunnel du Mont-Blanc pour rejoindre l'Italie, mais ce dernier est en travaux et est fermé durant la nuit. Sur place, nous n'avons pas longtemps à attendre et sommes les troisièmes à passer sous le plus haut sommet d'Europe.

Le temps d'une pause-café à Aoste et nous roulons en direction de Milan. Après 6h00 de trajet, nous arrivons à Venise. Cette même ville que j'ai déjà visitée dans le passé et dont j'ai vu la réplique à Las Vegas. Venise, c'est la ville de l'Amour par excellence. Et l'Amour peut prendre différentes formes. Que ce soit en couple, en famille, en amitié… J'ai lu un jour que l'Amour, c'est tout connaître de l'autre, et l'aimer quand même.

C'est ainsi que nous nous retrouvons à arpenter les ruelles le long des canaux. Après la traditionnelle photo devant le Ponte di Rialto, nous partons en quête d'un repas pour remplir nos estomacs affamés. Sur la Piazza San Marco, Cosmos est comme un fou et ne se sait plus où donner de la truffe, lui qui aime tant courir après les pigeons.

Je commande une tranche de pizza roulée à l'emporter et demande s'il est possible d'avoir, séparément, quelques morceaux de fromage et de jambon, contre un petit supplément. La vendeuse me lance un regard interrogateur. Je prends la petite terreur dans mes bras, puis explique que mon chien a faim et que je n'ai rien prévu pour lui. Ce n'est pas vrai, mais j'ai envie de lui faire plaisir. Ce sont aussi ses vacances. L'avantage de parler couramment italien, c'est que je peux m'exprimer facilement et créer de l'émotion chez mon interlocutrice. La jeune femme est attendrie devant la bouille de Cosmos, me félicite de penser à lui et m'offre une généreuse portion de mozzarella et de jambon frais.

Nous partons nous installer au bord de l'eau, à l'écart de la foule. Mon casse-croûte à la main, je suis en train de veiller sur mon chien tout en marchant lorsque je sens une masse tirer sur ma pizza. Je tourne la tête. Une mouette a fondu sur nous et essaie de voler mon en-cas. Je crie et la repousse, puis me baisse immédiatement pour protéger Cosmos, car cette dernière revient à la charge. Il nous faudra l'intervention de deux passants pour l'éloigner définitivement. Très vite remis de ses émotions, Cosmos n'a d'yeux que pour son festin. Les attaques sauvages des volatiles devront attendre, aujourd'hui c'est jour de fête pour lui.

J'avais imaginé dormir en Italie, mais finalement, je me sens encore suffisamment en forme pour continuer notre trajet. Ljubljana, la capitale slovène, n'est plus qu'à 2h30 de route. Après avoir franchi la frontière, je m'arrête dans la première station-service pour acheter la vignette autoroutière. Je prends le *pass* pour un mois, afin de pouvoir me déplacer à ma guise. De toute manière, j'en aurai besoin pour rentrer depuis la Croatie.

En Slovénie, il est interdit de faire du bivouac dans la nature. Aussi, nous nous installons sur la pelouse du camping municipal. Après 9h00 de conduite et 820 kilomètres parcourus, j'envoie un message à mes parents pour les informer que nous sommes bien arrivés, gonfle le matelas pour la nuit, puis sors une bière bien fraîche de ma glacière. C'est l'heure de l'apéro.

Au moment d'aller se coucher, lorsque j'installe Cosmos à côté de moi et que je ferme la porte du coffre, il n'en croit pas ses yeux. *On va vraiment dormir là, comme ça, juste tous les deux ? Ensemble ?* Il commence à sauter de joie dans tous les sens et je mets près de cinq minutes à le calmer. *Oui mon gars, ça, c'est notre maison pour les trois prochaines semaines. Bienvenue dans mon monde !* Il s'endort blotti contre mon ventre. *Je t'aime Petit Cœur !*

J'ai expliqué dans un chapitre précédent pourquoi j'avais préféré le bungalow à la tente de camping, mais je n'ai pas encore évoqué les raisons qui m'ont poussée à opter pour la voiture aménagée. Il y en a trois, principalement.

La première, c'est une question de confort. Puisque je me déplace de toute façon avec la voiture, le poids n'est pas un problème, contrairement aux randonnées avec un sac à dos. Je peux donc bénéficier d'un vrai matelas et je n'ai pas à me soucier des infiltrations d'eau en cas de pluie.

La deuxième, c'est pour la sécurité de mon chien. L'instinct de chien de chasse de Cosmos commence à se développer de plus en plus et je crains qu'il réussisse à ouvrir la fermeture de la tente ou qu'il déchire la toile la nuit s'il sent l'odeur d'une proie.

La troisième, c'est pour notre sécurité à tous les deux. Voyager avec un chien implique de dormir avec un animal, qui peut en attirer d'autres. Comme des chiens errants, des loups, des ours, ou… des sangliers (je détaillerai cet épisode dans le prochain chapitre). Et puis, il existe un animal bien plus dangereux encore que ceux qui vivent dans la forêt : l'être humain. En tant que femme seule, je dois malheureusement prendre ce paramètre en compte. Même si mon chien est courageux et n'hésite pas à prendre ma défense, je suis consciente de partager ma vie avec un Jack Russell de neuf kilos. Avec un Cane Corso ou un Malamute, je me poserais certainement moins de questions.

En itinérance, je suis parfois amenée à dormir dans des endroits peu recommandables. La carrosserie de la voiture m'apporte une sécurité supplémentaire, comme j'ai déjà eu l'occasion de le raconter précédemment. C'est également pour cette raison que je n'ai pas investi dans une tente de toit, qui aurait certainement été plus pratique.

Quant à l'achat d'un Van, il faut savoir qu'il est très difficile, en Suisse, de faire homologuer un véhicule aménagé par soi-même. Les autorités n'en veulent pas et découragent les plus déterminés d'entre nous. Car si l'on a la patience de tout démonter à chaque contrôle technique, l'assurance pourrait alors se retourner contre nous en cas d'accident, puisqu'il y a eu des modifications non-autorisées. Un nid à problèmes, pour résumer. Il est donc quasiment inévitable de devoir passer par un constructeur agréé et acquérir un « véhicule d'habitation ». Mais là, on ne joue plus du tout dans la même gamme de prix.

J'ai fait le calcul sur les cinq premières années et en cumulant le prix d'achat d'un Van neuf, de l'assurance, des frais d'entretien et de la place de stationnement, j'en aurais pour près de 900 € par mois. En comparaison, ma voiture me coûte, mensuellement, 350 €. La différence, soit 550 €, multipliée par 12, représente 6'600 € par année. Même en dormant à l'hôtel régulièrement, je ne dépenserai jamais autant d'argent en *roadtrip*.

Je sais bien que l'investissement d'un Van s'amortit sur une période plus longue que cinq ans. De plus, ce type de véhicule offre un confort bien supérieur avec son vrai lit, son habitacle spacieux, et sa cuisine équipée d'une plaque de cuisson et d'un frigo. Mais je ne suis pas dans l'optique de trouver du confort. Moi, je cherche la liberté et la simplicité.

Enfin, il y a une dimension écologique dans ma démarche. Ma voiture existe en format 4X4, nettement plus spacieuse. Pourtant, j'ai choisi le plus petit modèle, parce que le volume me suffit et qu'elle consomme moins de six litres pour 100 kilomètres. Ce n'est pas idéal, mais cela me permet de déculpabiliser. Un Van, lui, pollue beaucoup plus, du fait de son poids.

Au petit matin, je me réveille avec les pattes de Cosmos sur mon visage. Soit il avait peur que je parte sans lui, soit il essayait de me pousser pour avoir plus de place. Je le caresse délicatement pour le tirer de son sommeil. Il lui faut quelques secondes pour réaliser où nous sommes, puis il se met à battre de la queue et à me faire la fête. Il est heureux. Moi aussi.

Après une balade le long de la forêt, nous prenons notre premier petit-déjeuner en plein air. Œufs brouillés et tartines au beurre de cacahouète. Outre le fait que j'ai un faible pour la pâte d'arachide, elle présente l'avantage de pouvoir se conserver sans réfrigérateur. Très pratique pour partir à l'aventure. Pour boire mon thé, j'ai emporté ma tasse achetée à Karijini. Cosmos, lui, a droit à une portion de pâtée. Il n'a rien voulu manger hier soir et je n'aime pas le savoir l'estomac vide.

Le camping se situe à cinq kilomètres du centre-ville. Lorsque nous nous mettons en route, la température dépasse les 30 degrés. Je décide de prendre le bus, pour préserver mon chien. Je mets la muselière à Cosmos au moment de monter dans le véhicule. Je n'aime pas ça et culpabilise de le lui faire subir. Pour détourner son attention, je lui parle et joue avec lui. En réalité, je crois que la seule personne qui s'est sentie oppressée, c'est moi, car lui n'a pas montré le moindre signe d'inconfort.

Nous descendons du bus pile en face d'une boulangerie pour chien. Intriguée, j'entre pour découvrir les produits. La boutique, la première du genre en Slovénie, vient d'ouvrir. Des dizaines de biscuits pour chiens fabriqués à la main, aux saveurs plus farfelues les unes que les autres sont présentés sous forme d'échantillon pour être dégustés par les petits clients à quatre pattes. Je craque pour un assortiment goût gibier, que Cosmos semble particulièrement apprécier. Et puis, comme son deuxième anniversaire approche à grands pas, je prends également un biscuit en forme d'os avec l'inscription *Happy Birthday* et un autre en forme de cœur.

Nous continuons par une visite de la vieille-ville. Je suis surprise par la propreté des rues. La visite est vraiment agréable. Après avoir acheté des fruits frais au marché, nous nous rendons sur le haut de la colline, pour visiter le château. L'accès à l'intérieur est interdit aux chiens, mais il est tout à fait possible d'en faire le tour extérieur, et ce, gratuitement. De toute façon, des châteaux, j'en ai déjà vu, donc les jardins et les murailles me conviendront très bien.

Un fâcheux incident, dont je ne suis pas à l'origine mais auquel j'ai pris part bien malgré moi nous force à quitter les lieux plus vite que prévu, afin d'éviter de potentiels ennuis avec la justice. Rien d'illégal, je te rassure. Mais avec un passeport suisse dans mon sac à dos, j'ai un peu peur que la situation ne s'éternise.

Nous choisissons une terrasse ombragée au bord de la rivière qui traverse la ville. Chose très appréciable dans les pays slaves, le serveur apporte spontanément une gamelle d'eau fraîche à Cosmos avant même de me tendre la carte ou de prendre ma commande. Je déguste une généreuse chope de bière slovène, accompagnée d'une planchette de charcuterie et fromage locaux. La charcuterie, pour lui, moi je me contente du fromage.

De retour au camping en fin de journée, Cosmos ne se fait pas prier et saute dans le coffre de la voiture pour une sieste improvisée. Moi, je m'installe dans mon fauteuil avec un bon livre. Demain, nous continuons notre périple en Croatie.

J'avais prévu de rester plusieurs jours en Slovénie, mais renseignements pris, les endroits que je pensais visiter sont peu recommandés pour une femme seule avec un chien. Et pour cause, les sentiers se trouvent en plein territoire des ours. Je suis confrontée aux mêmes difficultés qu'à Yellowstone, il me faut trouver des compagnons de randonnée. La météo annonçant de fortes pluies pour les jours à venir, nous reportons cette activité à plus tard. De toute façon, nous repasserons par ici pour rentrer.

Notre prochaine destination, c'est Zagreb. Je trouve un « camping » en périphérie de la capitale. Il s'agit d'un champ, au bord d'un étang, disposant d'un bloc sanitaire. C'est parfait pour nous. Le gérant, ou le propriétaire, je n'ai pas très bien compris, à environ mon âge et parle un peu anglais. J'en profite pour lui demander de m'aider à prononcer quelques phrases-clés en croate que j'avais notées sur un morceau de papier avant de partir, pour pouvoir me débrouiller sur place si nécessaire. J'avais par exemple inscrit qu'en croate, le nom du pays est *Hrvatska*. Le « R » se prononce « ère ». C'est pourquoi, les plaques d'immatriculation des voitures comportent l'inscription « HR ».

Il prend volontiers du temps pour m'aider et corrige certaines expressions trop « formelles ». Selon lui, puisque je fais l'effort de m'exprimer dans la langue du pays, autant vivre l'expérience jusqu'au bout. Cela fera la différence auprès des habitants. Après son coaching, je suis capable de demander mon chemin (mais pas de comprendre la réponse), de connaître l'emplacement des toilettes les plus proches, de me renseigner afin de déterminer si mon chien sera accepté ou non, de dire bonjour, au revoir et merci et… de commander une bière.

En fin de journée, un violent orage éclate et nous force à nous mettre à l'abri dans la voiture, laquelle nous sert de cage de Faraday pour nous protéger de la foudre. Pour le premier orage de Cosmos en *roadtrip*, je dois avouer que celui-ci est impressionnant. Les grêlons ont la taille de petits grains de raisin. Je m'inquiète pour la carrosserie, mais pour l'instant, ce qui compte, c'est que nous soyons en sécurité. Je filme tout de même la scène pour me justifier auprès de l'assurance en cas de dégâts.

Mon pauvre petit bonhomme tremble de peur dans mes bras. Je tente de le réconforter comme je peux, mais n'en mène pas large non plus. A court d'idées, je me glisse sous la couette et lui montre que tout va bien et qu'il est l'heure de dormir. Peu convaincu, il accepte tout de même de se coucher.

Lorsque la pluie se calme, nous sortons pour constater les dégâts. La voiture n'a rien, étonnamment, mais toutes nos affaires sont trempées. Comme je n'ai pas assez de place pour entreposer tout le matériel (superflu) que j'ai emporté lorsque le lit est installé, j'ai entreposé les caisses plastiques et autres contenants plus ou moins étanches dans l'herbe, puis j'ai recouvert le tout d'une bâche. Ladite bâche s'est bien sûr soulevée avec les bourrasques de vent. Résultat : je n'ai plus aucun habit sec à me mettre. Erreur de débutante ! *Note à moi-même : ne jamais placer tous ses habits dans le même sac de sport !* Heureusement, la caisse de nourriture a tenu le choc. Et les affaires de Cosmos étaient en sécurité dans la voiture. Je n'ai plus qu'à aller suspendre mes vêtements dans la zone dévolue à la vaisselle et attendre qu'ils sèchent.

A une heure de route de *Zagreb*, se trouve une petite ville nommée Ludbreg. J'ai déjà souvent parlé de cette bourgade sur les réseaux sociaux et sur le blog, parce que j'adore son concept.

Le village n'est pas habitué au tourisme de masse, et c'est plutôt agréable. Lorsque je me gare devant le bistrot du coin, tout le monde me dévisage avec étonnement. Entre mon allure, mes plaques d'immatriculation et mon chien, je suppose qu'ils sont surpris. Je salue poliment et continue mon chemin.

Ludbreg, c'est l'occasion d'être, une fois dans sa vie, le centre du monde. Selon la légende, c'est ici que Ludbrega, fille d'un notable de la région dans les années 1100 et quelques, réussit l'exploit d'expulser le diable de la terre. Ce dernier en serait ressorti à Antipodravina. Récemment, des chercheurs se sont penchés sur cette histoire et ont découvert qu'Antipodravina correspond... aux Antipodes ! A l'exact opposé de *Ludbreg* sur un globe terrestre.

Vraie ou non, cette histoire a amené la municipalité à installer une plaque commémorative au sol portant la mention « *Centrum Mundi, Ludbreg* », ainsi que les coordonnées GPS de l'endroit. Oui ! J'ai fait deux heures de route pour prendre LA photo de mon chien, au centre du monde. Et je l'assume ! A force de me faire charrier sur l'attention soi-disant démesurée que je lui porte, j'ai estimé qu'il était normal que Cosmos soit enfin reconnu à sa juste valeur.

Plus sérieusement, ce que j'apprécie dans ce type de voyage, où rien n'est planifié, c'est la grande liberté dont je dispose pour ce genre de petite folie. Une excursion sur un coup de tête, et des souvenirs gravés dans ma mémoire à vie.

La journée se termine sur une terrasse, à profiter du soleil en dégustant un sorbet fait maison, Un régal ! Lorsque nous reprenons la route, c'est pour nous rendre sur la côte adriatique, plus précisément à Zadar. Là encore, je déniche un petit camping familial (il a été complètement transformé depuis). Un énorme panneau indique que les chiens sont interdits, mais j'y vais au culot et tente ma chance. Mes trois phrases en croate font mouche. Sans doute est-ce dû à mon accent à couper au couteau. Le gérant, attendri devant tant de bonne volonté, nous accepte avec plaisir si je promets de garder Cosmos près de moi et de ramasser ses déjections. En prime, j'ai la possibilité de choisir l'emplacement. Ce sera sur le front de mer, pour nous endormir au son des vagues.

Nous nous installons sous la pinède, à 10 mètres de la plage. Je suis enchantée, et tellement heureuse de pouvoir partager ces moments avec celui qui est devenu ma moitié. J'installe notre fauteuil face à la mer, et nous admirons ensemble le superbe coucher de soleil de ce soir-là. La nuit tombée, nous commençons à être rodés. Un petit tour pour le dernier pisson (mot suisse pour dire petit pipi) et Cosmos saute avec joie dans le coffre de la voiture. Ensuite, il attend impatiemment que je me lave les dents et que je vienne le rejoindre. Une fois les portières verrouillées, il attend son bisou de bonne nuit, puis s'installe vers mes pieds et s'endort les quatre pattes en l'air.

Pour avoir un peu d'intimité, j'ai découpé des tapis de camping en mousse à la dimension des fenêtres et je les fais tenir avec des pièces de plastique récupérées dans le jardin de mes parents. Ce système n'étant que partiellement étanche à la lumière, je suis souvent réveillée par le soleil, ce qui est plutôt agréable.

Ce premier matin à Zadar restera un souvenir mémorable. Sur la plage face à nous, une jetée en bois a été construite pour les baigneurs. 6h00 du matin est l'heure idéale pour une session photos, d'abord de Cosmos seul, puis de nous deux. La mer est calme, le ciel est bleu azur. Pas un seul nuage n'est présent à l'horizon. Puis, je me laisse tenter par une baignade vitalisante. Cosmos, lui, reste sur la plage et garde mes affaires.

Après le petit-déjeuner, nous longeons la côte dalmate à pied pour rejoindre l'ancienne enclave italienne. Détruite durant la seconde guerre mondiale, elle devient alors Yougoslave. La ville est à nouveau détruite lors de la guerre d'indépendance.

On accède à la Vielle-Ville, partiellement reconstruite, par un pont. Ce dernier mène à la porte médiévale, construite dans la muraille. Sur place, de nombreuses boutiques à touristes sont réparties le long des ruelles. Nous flânons dans Zadar, admirant ici une église, là un vestige de l'époque romaine. Au bout de la presqu'île, nous nous arrêtons devant le *Salut au Soleil*, une œuvre d'art composée de 300 dalles de verre.

En début d'après-midi, le soleil tape fort. Le sol est beaucoup trop chaud pour que j'envisage de rentrer à pied. Cela blesserait mon chien en lui brûlant les pattes. Quant au bus, il ne passe pas très souvent. Je fais alors pour mon chien ce que je n'aurais jamais fait pour moi-même. Je sors mon téléphone et réserve un *Uber*. Pour les six kilomètres de trajet, je dépense moins de cinq euros.

S'il est bien connu qu'il ne faut pas laisser un animal (ou un enfant d'ailleurs), seul dans une voiture, ce que l'on sait moins, en revanche, c'est que même en plein air, il existe un risque de « coup de chaleur ». Il s'agit d'une hyperthermie, qui provoque une déshydratation sévère et une hausse de la température corporelle. Comme les chiens ne transpirent pas, l'effet est encore plus rapide. Si ton meilleur ami à quatre pattes se couche subitement, halète fort, a des vertiges, vomit, ou dans le pire de cas, perd connaissance, trouve immédiatement de quoi le rafraichir et appelle ton vétérinaire. Attention, ne le plonge pas dans une rivière glacée, car il risque alors de s'hydrocuter. Place-le à l'ombre, isolé du sol, donne-lui à boire et rafraichis-le progressivement avec des serviettes humides. Le coup de chaleur peut être très grave et entraîner des séquelles irréversibles.

Depuis notre premier voyage dans les Cévennes, j'ai une gourde spéciale pour chiens dans mon sac à dos. Il s'agit d'une petite bouteille avec une gamelle intégrée. Je peux la placer au congélateur avant de partir, ce qui me permet de disposer d'eau fraîche plus longtemps si nécessaire. Parce qu'avec l'expérience, je sais que l'on ne trouve pas toujours de fontaines ou de rivières sur notre chemin. Je pourrais évidement donner un peu du contenu de ma gourde à Cosmos, mais je préfère avoir sa réserve à lui, que je suis sûre de ne pas toucher. Moi, je peux passer quelques heures sans boire, mais pas lui. Proportionnellement, deux décilitres d'eau lui seront plus utiles à lui qu'à moi.

Pour en revenir à Zadar, nous sommes rentrés au frais, et en sécurité. Après une sieste dans le hamac, j'enfile le gilet de sauvage à Cosmos et l'emmène se baigner. Peu rassuré au début, il se jette à l'eau sans réfléchir lorsque je sors le ballon que j'ai acheté en douce pour lui à la superette. Les ballons, c'est son péché mignon. Il adore leur courir après. Nous barbottons ainsi plus d'une heure, lui sauvant son trésor de la noyade, et moi, profitant de me détendre dans ce cadre enchanteur. Pour nous sécher, j'ai emporté deux serviettes en microfibre. Une grande, et une petite. Mon idée était que chacun ait la sienne. Cosmos a eu la même idée. Nous ne nous étions juste pas mis d'accord sur qui aurait laquelle. Les passants ont beaucoup rigolé en me voyant assise sur ce petit bout de tissu alors que mon chien, étalé de tout son long, n'utilisait pas le tiers du sien, mais qu'importe. Nous sommes heureux de ce que nous vivons et c'est bien là l'essentiel.

A l'heure de l'apéro, nous sommes retournés sur la plage. Une bière pour moi, un nerf de bœuf à ronger pour Cosmos. Les petits plaisirs, c'est pour tout le monde, ou pas du tout.

Le jour suivant, c'est un jour très spécial. Cosmos fête ses deux ans. Déjà ! Après un réveil tout en douceur et des tonnes de câlins, je lui prépare son Dog-Cake d'anniversaire. En ingrédients principaux : pâté et foie de volaille en tube. J'ai également emporté une bougie. En garniture, je sors le biscuit acheté à Ljubljana.

J'installe son assiette sur la table de camping, et place ses paquets cadeaux à côté. Face à la mer, je le regarde savourer son festin. Puis, je l'aide à déballer ses nouveaux jouets. Nous passons un moment formidable.

C'est incroyable comme ce petit être têtu et aimant a transformé ma vie en deux ans. Je décrocherais la lune pour lui. Je dépasse mes limites et invente des solutions lorsqu'elles n'existent pas. Je l'aime de tout mon cœur, de toute mon âme, et il me le rend bien. Son bonheur est mon bonheur. Jamais dans une relation, je n'ai connu l'amour qu'il me témoigne dans ses grands yeux marron. Avant lui, ce n'était rien. Depuis qu'il est là, il est tout.

A partir de ce jour-là, le petit-déjeuner d'anniversaire en voyage, c'est devenu une tradition pour nous. Chaque année, je fais en sorte d'être dans un endroit nouveau et intéressant pour l'anniversaire de Cosmos. En revanche, maintenant, je prends les pochettes-cadeaux avec moi et j'emballe ses jouets sur place. Ça m'évite d'expliquer aux douaniers qui fouillent la voiture que, oui, ce sont des cadeaux d'anniversaire pour mon chien et que, non, je ne les déballerai pas avant le jour-J, même s'ils veulent vérifier ce qu'il y a dedans.

Qui dit journée exceptionnelle, dit excursion exceptionnelle. Nous partons visiter le Parc National de Krka (prononcé Keurka). Situé à 60 kilomètres de Zadar, nous n'avons pas beaucoup de route à faire. Le parc fait plus de 100 kilomètres carrés. Il est traversé par la rivière Krak et son attraction principale réside dans ses nombreuses cascades. Contrairement au célèbre site de Plitvice, ici, il est possible de se baigner. J'avais déniché l'adresse sur le blog de la Française avant de partir.

L'accès se fait par bateau uniquement. L'entrée coûte moins de 15 € pour moi et est gratuite pour Cosmos. Lui qui n'a encore jamais navigué n'est pas très rassuré à l'idée de monter sur ce gros radeau flottant mais fait preuve de courage pour me suivre lorsque je m'élance en premier. Nous nous installons sur le toit, pour profiter de la vue. Mon chien sur mes genoux ne manque pas d'attirer l'attention. Et pour cause, c'est le seul à avoir un gilet de sauvetage. Moi, ça me parait évident de le sécuriser. Car, comme à un enfant, je peux lui dire 10 fois de ne pas s'approcher du bord, à la onzième, il y retourne quand même. Et puis, le gilet à une autre fonction, que je trouve très utile. Les flotteurs sont composés de mousse. Cette mousse reste humide un long moment sans s'alourdir, ce qui permet de garder mon chien au frais durant les 25 minutes que dure la traversée. Car ce jour-là, il fait 34 degrés à l'ombre. Pas mal, hein ?

Sur place, nous effectuons le circuit de deux kilomètres qui relie les différentes cascades, puis nous nous baignons dans le bassin principal. L'eau est fraîche mais agréable. Avant de rentrer, je sors de mon sac le pique-nique que j'ai prévu pour nous deux. Après toutes ces nouvelles expériences, affamés, nous dévorons nos provisions tout en admirant l'écrin de verdure qui nous entoure.

De retour à l'embarcadère de départ, nous profitons encore de la vue en nous installant à la terrasse d'un glacier. C'est là que je fais la rencontre de deux retraités, avec lesquels j'ai une conversation passionnante. Ils m'expliquent qu'ils sont admiratifs de voir à quel point leur pays est en train de changer et de s'ouvrir au monde, en seulement quelques années. Eux qui ont connu la guerre d'Ex-Yougoslavie n'en reviennent pas de me voir ici, seule avec mon chien, pour découvrir la cuture locale, hors des grands circuits touristiques. Pour nous comprendre, nous avons mélangé six langues différentes : français, anglais, italien, allemand, espagnol et croate. J'affectionne ce genre de moments, ils font la richesse des voyages.

Le soir, après le repas, Cosmos et moi avons pris l'habitude de nous installer dans la voiture, coffre ouvert et de nous laisser bercer par les sons de la nature. Chants des oiseaux, clapotis des vagues, bruissement du vent dans le feuillage. Nous restons là, simplement couchés à profiter du moment présent. Nous sommes ensemble et nous n'avons besoin de rien d'autre.

Notre étape suivante nous amène à Split. Autant le dire tout de suite, je n'ai pas du tout apprécié cette ville, ni l'unique camping, situé à 20 minutes du centre. Après 3h00 de route, j'entre dans la réception de l'établissement, pour effectuer notre *check in*. S'agissant d'une destination touristique, j'avais pris soin de faire une réservation en ligne.

Le site internet indiquait que les chiens étaient les bienvenus, qu'une plage leur était dédiée et qu'il y avait même des douches spécialement prévues pour eux. Pour le coup, on a vraiment été déçus. Il serait plus juste de dire que les chiens sont « tolérés », car le personnel a bien insisté sur le fait que Cosmos ne devait pas se faire remarquer, afin de ne pas « déranger les autres vacanciers ».

Pour s'assurer que l'on ne restera pas, on nous attribue une place à l'entrée, juste devant la station de vidange des WC chimiques pour les camping-cars. Lorsque je m'en rends compte en lisant le plan, on m'annonce que c'est le dernier emplacement disponible (ce qui était faux). Entre le va-et-vient incessant et les odeurs, on a passé très peu de temps sur place. Quant à la plage pour chiens, elle existe bien, mais elle ne semblait pas entretenue.

Pour visiter la ville, je pensais effectuer les huit kilomètres de trajet grâce aux transports en commun. C'était sans compter sur le fait que les chiens y sont interdits. J'ai hésité entre *Uber* et notre voiture. Avec le recul, j'aurais dû prendre un *Uber*. Sur place, j'ai tourné 45 minutes pour trouver un parking de libre, avec un forfait de 10 € la journée. Et même comme ça, nous étions à 15 minutes du centre.

Juste avant les murailles, je comprends enfin la raison de toute cette agitation. C'est jour de marché. J'en profite pour faire le plein de produits frais avant de continuer notre visite. S'il y a une spécialité culinaire que j'ai particulièrement appréciée en Croatie, c'est le *soparnik*. Il s'agit d'une sorte de galette fourrée aux épinards ou à la côte de bette. J'en ai mangé même au petit-déjeuner certains jours.

Split est une ancienne enclave vénitienne, aujourd'hui inscrite au patrimoine mondial de l'UNESCO. Elle est particulièrement célèbre pour son Palais de Dioclétien, sa Cathédrale Saint-Domnius et son campanile. Notre visite nous prendra moins de deux heures, car les chiens sont interdits dans tous les bâtiments. Split n'est vraiment pas une ville *Dog-Friendly.*

Je parlais avant du coup de chaleur chez le chien. J'ai beau faire attention en portant Cosmos lorsque le sol est chaud, le faire boire régulièrement et le mouiller à chaque fois que l'on croise une fontaine, à Split, l'air suffoquant à l'intérieur des murailles a eu raison de lui.

Afin de lui permettre de se rafraîchir et de se reposer au calme, je m'installe à la première terrasse sur notre chemin, à l'ombre, évidemment. Un serveur s'approche de nous, je lui demande de l'eau pour Cosmos, en expliquant pourquoi, et passe commande pour moi. Ma boisson arrive, mais le serveur a oublié la gamelle d'eau. Je lui demande une deuxième fois. Je lui demande une troisième fois. A la quatrième, je lui demande un verre rempli de glaçons car mon *Coca* n'est pas assez frais à mon goût.

Je reçois mes glaçons dans la minute. *Taborniau !* (expression suisse soulignant mon manque de gratitude envers ce personnage indélicat*).* Heureusement que j'ai la gourde spéciale dans mon sac. Je passe délicatement les glaçons sous les coussinets de Cosmos, puis sur son pelage. Lorsqu'il commence à se sentir mieux, je le laisse lécher les morceaux restants. Lorsque les clients des tables voisines ont compris ce qui se passait, ils m'ont tous tendu leur bol de glace pour nous aider. J'ai été très touchée de cette solidarité.

Quant au comportement lamentable du serveur, qui a tout simplement refusé de donner de l'eau (*que j'aurais payée s'il le fallait*) à mon chien en détresse... devine qui a fait le fond de ses poches et de son sac à dos pour payer la note avec la plus petite monnaie possible et, bien sûr, sans laisser de pourboire ?

Finalement, nos plus beaux points de vue se sont révélés être, comme toujours, ceux éloignés de l'agitation, dans les quartiers d'habitation. Les ruelles étroites et pavées confèrent le charme authentique que j'aime observer. Nous prenons le chemin du retour par le bord de mer, loin de la foule et à l'air frais. Split, on l'a vue, et on n'y retournera pas.

En parlant de petite monnaie, il faut savoir que la Croatie fait partie de l'Union Européenne depuis 2013, mais pas de la zone euro. Ici, on utilise le *Kuna*. En 2018, 10 HRK valent environ 1.35 € / 1.60 CHF. Mais ce taux n'est que théorique car les bureaux de change prennent de coquettes commissions. Autre solution : retirer régulièrement de petites sommes au distributeur, mais là aussi, ma banque prélève des frais. A force d'avoir parcouru la planète, je commence à développer une certaine aptitude à trouver des solutions innovantes aux problèmes auxquels je suis confrontée.

Aussi, lorsque j'ai découvert que les autoroutes étaient payantes « au kilomètre » comme en France et non avec un système de vignette temporaire, comme en Suisse et en Slovénie, j'ai flairé la bonne affaire. Pour un trajet de 1.12 €, je payais avec un billet de 50 €. Je récupérais systématiquement la différence en cash, en *kunas* et sans commission. *Best tip ever !*

En fin de journée, nous partons explorer les alentours du camping. Vêtue d'une robe légère et pieds nus, je me sens libre, légère, moi-même. Décidément, les grandes villes ne sont pas ma tasse de thé.

A la plage, Cosmos refuse catégoriquement de mettre une patte dans l'eau. Il faut dire qu'il a percé son ballon et que j'ai dû me résoudre à le jeter. Je ne compte pas me priver pour autant, et le laisse sur la serviette pendant que je pars me baigner. Le voilà qui se met à pleurer. Je reviens vers lui pour le rassurer et retourne dans la mer. Il pleure à nouveau, puis se met à aboyer et à trépigner dans ma direction. Je comprends alors que quelque chose ne va pas.

De retour sur la terre ferme, il me fait la fête, saute dans mes bras, tremble et me tire loin du rivage. Je réalise qu'il a simplement peur pour moi. Comme il n'est pas rassuré lui-même lorsqu'il doit nager, il s'inquiète de me voir m'éloigner alors qu'il ne peut rien faire pour m'aider. Je me souviens que le premier chien de ma vie avait déjà cette réaction. Touchée par son inquiétude et sa protection, je l'emmène à la superette du camping, pour acheter un nouveau ballon et éventuellement, trouver une solution.

Nous revenons sur la plage avec un *bodyboard* pour enfant, motif *Reine des Neiges*, à 15 €. La planche supporte 30 kilos, c'est amplement suffisant pour l'utilisation que nous allons en faire. Le *bodyboard*, c'est un peu comme une planche de surf, mais en plus court. Normalement, on prend appui dessus avec ses bras pour se laisser porter par la vague. Dans notre cas, mon idée est un peu différente. Ce que je cherche, c'est un accessoire qui permette à mon chien de flotter sur l'eau et ainsi pouvoir m'accompagner lorsque j'ai envie de me baigner. J'étais partie avec l'idée d'acheter un matelas pneumatique, puis me suis ravisée en pensant aux griffes de Cosmos.

Pour habituer mon chien à cette nouvelle activité, je commence par poser la planche au sol, et lui apprend à monter dessus. Une fois qu'il se sent à l'aise avec l'idée, nous répétons l'opération au bord de l'eau. Puis, doucement, nous avançons sur la mer. Cosmos porte son gilet de sauvetage pour assurer le coup en cas de chute, de sorte qu'il ne prenne pas peur.

Dubitatif au départ, mon petit *DogTrotter* prend rapidement confiance en lui. Lorsqu'il me voit m'enfoncer dans l'eau et que lui reste en surface, un éclair de joie parcourt son regard. Il comprend soudain qu'il peut m'accompagner, sans avoir à nager. J'ai trouvé une solution pour partager ce moment avec lui. Sa queue bat la mesure de son bonheur. Je m'installe à l'arrière de la planche et effectue quelques battements de jambes pour nous faire avancer.

Les oreilles au vent, la sensation semble lui plaire. Rapidement, c'est lui qui aboie pour que nous avancions plus vite. Il est devenu le capitaine de son propre navire. Nous passons ainsi des heures à barbotter, jouer, nager, explorer. Forcément, un chien sur un *bodyboard*, ça ne passe pas inaperçu et Cosmos devient rapidement l'attraction principale de la plage. Les touristes sont admiratifs de notre ingéniosité et certains nous prennent même en photo.

Moi, je suis comblée. Avoir accepté la crainte de mon chien, sans le juger ni le forcer, nous a ouvert de nouvelles perspectives et a renforcé, encore, notre complicité. Trouver l'opportunité dans chaque difficulté. Depuis, nous avons acheté un paddle pour pouvoir naviguer ensemble, mais ça, c'est une autre histoire. Lorsque j'affirme que le *bodyboard* plait à Cosmos, ce n'est pas une supposition de ma part. Il aime réellement ça. J'en veux pour preuve le fait que, lorsque nous sommes au camping, il monte sur la planche au sol et attend que je le tire. Dans la même idée, lorsque nous sommes tranquillement installés à la plage sur notre serviette (j'ai abandonné l'idée d'avoir chacun la sienne, nous partageons la même), il tire son radeau jusqu'à l'eau et m'attend pour aller faire un tour. Je sais que je ne le force pas, ce qui donne tout son charme à notre nouveau rituel.

Nous quittons Split et partons en direction de Dubrovnik. En roulant, j'ai appris une chose importante sur la Croatie. Ce n'est pas parce qu'il y a un panneau indicateur que la station-service ou l'aire de repos annoncée existe bel et bien. Cela veut seulement dire qu'il y en aura une... un jour. Curieusement, ici, les panneaux sont installés avant le début des travaux. Ceci est particulièrement vrai dans le Sud du pays. Mon habitude de refaire le plein à chaque fois que le réservoir arrive à la moitié nous évite bien des déconvenues.

Dubrovnik, c'est une ancienne cité médiévale, située plus ou moins à la hauteur de Rome. Elle est, elle aussi, inscrite au patrimoine mondial de l'UNESCO. Une grande partie de la ville a été touchée par des tirs d'obus durant la guerre d'indépendance. Les bâtiments ont depuis été reconstruits en respectant des techniques ancestrales. Dubrovnik, c'est aussi le lieu de tournage des scènes de Port Réal, dans *Game of Thrones*. Etant une grande fan de la série, je me réjouis beaucoup de cette visite.

Nous nous installons dans un camping légèrement excentré, à quatre kilomètres des murailles de la ville, pour être au calme. Le personnel de la réception est particulièrement sympathique avec nous, accueillant et disponible. Nous pouvons choisir notre emplacement librement, et revenir ensuite annoncer le numéro sur lequel nous nous serons installés.

Une fois les formalités finalisées, le réceptionniste m'explique que des bus navettes permettent de rejoindre la ville-forte. Seule condition pour le chien : qu'il soit transporté dans un sac. Il est très fier de me l'annoncer, car c'est la première année que la ville applique cette nouvelle mesure.

Je prends donc un ticket et nous patientons à l'arrêt jusqu'à l'arrivée du véhicule. Je vérifie les panneaux d'information, rédigés en anglais, et, textuellement, il était inscrit : « *Dogs must be in a bag* ». Alors... j'ai mis Cosmos dans mon sac à dos. J'ai d'ailleurs pris une photo géniale pendant le trajet, en souvenir. On y voit sa petite tête, le regard pétillant de malice, dépasser de mon énorme sac, posé sur mes genoux.

Arrivés sur place, nous commençons par admirer les remparts. Je reconnais immédiatement les prises de vues de la série, malgré la foule amassée un peu partout. Pour entrer dans l'enceinte de la ville, je porte Cosmos. Il y a tellement de gens qu'il risque de se faire bousculer.

Si tu connais la saga *Game of Thrones,* tu te souviens forcément de l'épisode du *Walk Of Shame*. Dans le cas contraire, saute ce paragraphe car tu ne vas rien comprendre. Les escaliers que descend Cercei, crâne rasé, pour traverser la ville devant la foule en colère, existent bien et l'endroit est facilement reconnaissable au nombre de touristes qui se prennent en photo en haut, au milieu, en bas, de dos, de face... Bon, je me moque un peu là, car Cosmos a aussi eu droit à « sa » photo.

Nous avons ensuite fait le tour de la ville, sommes montés sur les remparts d'où nous avons bénéficié de vues spectaculaires, avons escaladé une bonne partie des 2'000 marches d'escalier existantes, puis avons flâné dans les ruelles moins fréquentées et, finalement, avons entrepris d'effectuer quelques achats de souvenirs pour nous, mes amies et ma famille.

L'une des boutiques proposait une réplique du célèbre trône de fer. J'ai voulu y prendre une photo de Cosmos, mais un groupe de touristes est entré en même temps que nous et a pris d'assaut le magasin.

N'ayant pas la patience d'attendre 30 minutes pour un cliché, nous avons continué notre chemin.

Fait très rare lorsque je voyage, ce soir-là, je me fais plaisir en m'offrant un repas au restaurant. Une assiette de *Fish&Chips* qui n'a rien de croate, mais qui me rappelle ceux que je mangeais sur la plage en Australie. L'anecdote amusante de ce repas, c'est le serveur qui s'est prêté au jeu lorsque je me suis approchée pour prendre une table. Il m'a demandé combien nous serions, je lui ai répondu que j'étais seule. Il m'a alors rétorqué, très sérieusement, que nous étions, au moins, deux, puisque mon chien m'accompagnait, et l'a installé sur la chaise d'en face.

Au moment de prendre le bus pour rentrer, je me heurte à un chauffeur particulièrement borné (ça tombe bien, je le suis aussi). Celui-ci me soutient mordicus que, pour monter à bord de son véhicule, mon chien doit être dans un sac « fermé ». Quelques échanges poétiques et envolées lyriques plus tard, ce sont les autres passagers qui se mêlent à la conversation pour prendre ma défense. Le chauffeur finit par céder. J'ai obtenu gain de cause cette fois-là, mais à mon avis, depuis, ils ont dû changer leur affichage et être plus précis. Ou alors ils ont donné de nouvelles directives à leurs employés. Quoi qu'il en soit, nous sommes rentrés en transport en commun, Cosmos assis dans mon sac.

En arrivant au camping, nous entendons de la musique émaner de l'espace piscine. Intrigués, nous suivons le bruit et découvrons le premier festival de bière de Dubrovnik. La piscine est transformée en scène de concert. La fête va commencer d'ici quelques minutes. Encore une fois, je souris devant ce signe de l'Univers. Quelle était la probabilité de choisir un camping « au hasard » et de découvrir ensuite cette manifestation le soir venu, avant d'aller se coucher ?

Là, tu es en train de te dire que je suis inconsciente d'emmener mon chien dans un festival de la bière, avec en prime, des concerts en plein air. Eh bien détrompe-toi, Cosmos a doré l'ambiance et tous les participants ont été aux petits soins pour ne pas le déranger. Quant à la musique, nous étions loin de la scène, et, épuisé de sa journée, il n'a pas demandé son reste et s'est rapidement endormi, lové sur mes genoux pendant que je dégustais quelques bières artisanales. J'ai gardé le gobelet plastique de ce soir-là, en souvenir, et je l'utilise lorsque nous partons en roadtrip. Je m'endors le sourire aux lèvres, bercée d'un côté par les ronflements de Cosmos, et de l'autre par les basses de la fête, qui bat son plein. Dans 20 ans, lorsque ce sera devenu un incontournable des festivals européens, on pourra dire : on y était !

Une dernière chose que je ne t'ai pas dite sur Dubrovnik. La devise de la ville est « *La liberté ne se vend pas, même pour tout l'or du monde* ». Et ça, c'est indéniablement un signe !

Le lendemain, nous quittons la Croatie pour la Bosnie-Herzégovine. C'est un grand jour pour moi, car je sors vraiment de ma zone de confort. Je me réjouis autant que j'appréhende. La Bosnie, je l'ai découverte enfant, à travers les images de guerre diffusées à la télévision. La Suisse, et plus particulièrement Genève, a accueilli de nombreuses familles réfugiées à l'époque et j'ai grandi avec des copines et des copains qui nous racontaient leurs souvenirs et ce qu'ils y avaient vécu.

Pour être honnête, j'ai hésité longtemps avant de me décider. Je me suis renseignée, sur des forums de routards et auprès d'amis *backpackers* qui s'y étaient rendus dans les cinq dernières années. Tout le monde se voulait confiant sur la sécurité du pays « pour autant que je reste sur les grands axes et que je ne me rende pas seule dans les zones reculées ». Pas vraiment rassurant.

Je redoute ce que je vais y découvrir. Il s'agit d'une crainte irrationnelle, je le sais. J'ai voyagé à travers le Pérou et l'*Outback* australien, j'étais prête à partir au Rwanda en solitaire et cette fois, j'ai peur de me rendre en Bosnie. Je dois lutter contre mes préjugés et les idées reçues que les médias ont fait germer dans mon esprit. En faisant le point avec moi-même, je me souviens de la citation de Mark Twain : « *Dans 20 ans, vous serez plus déçu par les choses que vous n'avez pas faites que par celles que vous avez faites. Alors sortez des sentiers battus. Mettez les voiles. Explorez. Rêvez. Découvrez.* » C'est l'une des citations les plus inspirantes que je connaisse. Elle me donne toujours le courage de me dépasser, et de réaliser mes rêves.

Reboostée mentalement, nous prenons la route en direction de la frontière. Parce que le vrai courage, c'est ça : avoir peur, certes, mais trouver la force de surmonter son mental.

Comme je ne suis pas certaine d'avoir les bons documents pour Cosmos, je choisis de passer par une petite route de montagne, espérant ainsi que le poste-frontière sera désert. J'ai joué, j'ai perdu. Ce jour-là, les douaniers sont présents du côté croate (ce qui ne devrait pas poser pas de problème puisque je quitte leur pays) et du côté bosnien (là, c'est plus compliqué).

A la sortie de la Croatie, je suis arrêtée et contrôlée par un douanier, apparemment haut gradé si j'en crois les nombreuses médailles accrochées sur son uniforme. Ce dernier prend tout son temps pour vérifier le contenu de la voiture, puis les papiers de Cosmos, puis les miens, avant de revérifier le contenu de la voiture. Pendant ce temps-là, son collègue bosnien, assis 50 mètres plus loin sur sa chaise de jardin ne manque pas une miette de la scène.

Après quelques minutes, lorsqu'il me laisse partir, le même manège recommence côté Bosnie. L'homme me demande mon passeport, le certificat d'immatriculation de la voiture et l'attestation d'assurance. Il examine le tout minutieusement. Je ne sais pas s'il est déçu de voir que tout est en règle ou s'il pense que mes documents sont des faux. Il paraît pour le moins intrigué par le nombre de tampons présents dans mon passeport. Quoi qu'il en soit, je trouve le temps long, mais ne bronche pas. Il finit par apposer, lui aussi, son tampon sur l'une des dernières pages vierges et, avant de me rendre mes documents, se penche contre la vitre arrière pour regarder le contenu de mon chargement et tenter de découvrir ce qui intriguait son homologue.

Ce dernier, qui vient d'effectuer le même contrôle sur ma personne, scrute le déroulement des opérations depuis son poste de surveillance. Visiblement, une femme qui voyage seule n'est pas chose courante par ici. Nul doute que mon passage a dû alimenter les conversations pour le reste de la journée après mon départ.

Avec l'expérience, j'ai appris à étaler mes affaires un peu partout dans l'habitacle. Non pas que j'apprécie de vivre dans le désordre (non Maman, ça c'est quand j'étais ado, depuis, j'ai appris à ranger). Si je mets en avant mon linge sale et mes chaussures de rando boueuses, que j'accrocher mon maillot de bain à la fenêtre et que des emballages de nourriture, vides, sont exposés sur la plage arrière, c'est pour l'image que cela renvoie. Instantanément, on comprend que je suis une routarde, une vraie de vraie, un peu hippie, qui suis le flow de la vie sans trop se poser de questions. Ma couette et mon oreiller sont posés sur le siège passager, pour renforcer l'idée que je vis dans ma voiture.

Parce que moi, je roule avec des plaques suisses. Et c'est parfois compliqué à l'étranger. Souvent, malheureusement, nos véhicules sont vandalisés, parce que dans l'imaginaire collectif, les Suisses ont forcément de l'argent. Alors oui, c'est vrai que je gagne un salaire qui ferait rêver n'importe qui. Mais en contrepartie, mon loyer flirte avec les 1'800 €, tout comme mes impôts. Je dois payer mon assurance maladie, qui me coûte la bagatelle de 600 € par mois. En résumé, en Suisse, on gagne beaucoup, mais la vie est chère et l'on dépense encore plus. Lorsque j'ai cette conversation avec des amis français, j'explique que, pour faire une comparaison qui soit cohérente, il faut, en réalité, prendre le montant qu'il me reste à la fin du mois, une fois que j'ai tout payé, pour manger et partir en vacances. C'est là que l'on se rend compte, en général, que la somme est la même pour eux et pour moi, à peu de chose près.

En voyage, ce concept est plus difficile à faire comprendre. Aussi, j'affiche ouvertement le fait que, de l'argent, je n'en ai pas. Je gagne du temps et je m'épargne des désagréments. Dans le cadre du passage de la frontière, le but est plutôt de montrer que je n'ai aucun bien de grande valeur avec moi. Je sais pertinemment que si le douanier a envie de tout vider et de fouiller les moindres recoins, il en a le droit. Alors, n'ayant rien à me reprocher, j'essaie de lui couper l'envie de mettre son nez dans mes chaussettes « parfumées » à la sueur de mes pieds depuis deux semaines.

Cette technique a été particulièrement efficace la nuit où je suis rentrée de Scandinavie. A la frontière suisse, vers 3h00 du matin, le douanier m'avait sélectionnée pour remplir son quota. Mais lorsque qu'il s'est approché et qu'il a vu (et senti) le capharnaüm qui régnait dans la voiture, il a reculé de deux pas (je te jure que c'est vrai) et m'a souhaité une bonne suite de voyage.

Ici, dans les montagnes à mi-chemin entre la Croatie et la Bosnie, le fonctionnaire commence à me demander d'où je viens, où je vais, et ce que je transporte. Dans ce genre de situation, les réponses telles que « je viens d'où je veux et je fais ce que je veux » sont légitimes, mais assez peu constructives. A moins d'avoir envie d'y passer la journée, mieux vaut répondre honnêtement. *Je viens de Dubrovnik, et je vais à Sarajevo. Je voyage avec mon chien, nous faisons le tour des*

Balkans en dormant dans notre voiture car je n'ai pas de quoi payer des hôtels. Voulez-vous voir les papiers de mon chien ?

Il me répond alors : « *Ah, vous avez un chien* ? » Zut ! Il ne l'avait pas vu ! L'officier se penche plus près, j'ouvre la fenêtre pour qu'il puisse voir sans ouvrir la portière. Cosmos est couché dans sa caisse, et lève à peine la tête pour observer ce qui se passe. « *Mais il est tout petit ce chien ! C'est bon, vous pouvez y aller* » me rétorque-t-il alors en me rendant mes documents. *Note à moi-même : un petit chien n'est pas un vrai chien dans ce pays. Ok*. Je ne polémique pas, j'ai obtenu ce que je voulais, c'est le moment de saisir ma chance et de rouler.

Premier arrêt : Mostar. Avant de nous rendre dans la ville, je commence par trouver un camping. Ici, je n'ai pas envie de dormir seule et en pleine forêt. Mon application m'amène devant plusieurs terrains vagues. Je tente ma chance avec les adresses de *GoogleMap* et me retrouve devant une entrée de propriété privée, située à sept minutes du centre-ville. Le propriétaire, Nedzad, vit sur place et est d'une gentillesse et d'une disponibilité rares. Son camping est en réalité son jardin, dans lequel il a aménagé des douches, des toilettes et un espace cuisine.

Il tire un petit revenu de son activité, mais son plus grand plaisir, c'est de rencontrer des voyageurs du monde entier et d'écouter leurs histoires. Il parle quelques mots de français, et l'anglais couramment. Nous échangeons longuement sur la situation sécuritaire dans le pays. Nedzad me rassure, prenant le temps de m'expliquer les choses telles qu'elles sont, sans omission ni enjolivement. En résumé, la situation ici est stable et je ne risque absolument rien, à moins de me rendre dans les zones très reculées qu'il me montre sur une carte. C'est très loin de là où je compte me rendre. Je suis soulagée, et fière d'avoir osé venir jusqu'ici.

Pour que je sois absolument sereine, Nedzad me propose même de m'attendre, si je décide de sortir le soir, avant d'aller se coucher et me donne son numéro de portable personnel en cas de problème ou de contrôle de Police. Ce qui lui tient le plus à cœur, c'est de voir son pays se relever, doucement mais sûrement. Il insiste sur le fait que la guerre, c'était il y a 25 ans, et que maintenant, il faut regarder en avant. Le retour timide des touristes, espère-t-il, permettra de casser cette image négative que traîne encore la Bosnie dans l'esprit des occidentaux, moi la première.

Selon lui, il ne peut m'arriver que deux choses : que l'on casse la vitre de ma voiture pour voler un téléphone ou un appareil photo laissé en évidence (comme dans n'importe quelle ville du monde) ou que je me fasse inviter à boire un verre par un garçon qui me trouverait jolie.

Je l'ai déjà dit, mais je le pense sincèrement. Ce genre de rencontre humaine, c'est ce qui fait la richesse d'un voyage. La gentillesse et la bienveillance des gens, le côté « humain » de ceux qui ont peu et qui partagent tout. Les discussions à cœur ouvert où l'on en apprend plus en une heure qu'en deux ans sur les bancs de l'école. La vie, la vraie, celle que l'on ne trouve pas dans les brochures des agences de voyage.

La ville de Mostar est connue pour son pont, le Stari Most. Construit en 1565, il a résisté à tous les conflits et toutes les catastrophes climatiques, jusqu'en 1993, pendant la guerre de Bosnie-Herzégovine, opposant les Bosniaques et les Croates. Le pont a été détruit afin d'empêcher le passage des troupes ennemies. En 2001, l'UNESCO a financé sa reconstruction à l'identique et l'a inscrit au patrimoine mondial en 2005. Les artisans qui ont travaillé sur l'ouvrage ont taillé et assemblé toutes les pierres selon les techniques de l'époque. Une pierre, sur laquelle est gravée l'inscription « *Don't forget '93* » a été apposée, en souvenir.

Aujourd'hui, c'est clairement la zone touristique immanquable de la région. Des cars entiers viennent y déverser des troupeaux de curieux, qui se font mousser en se prenant en photo devant la plaque commémorative du massacre qui a eu lieu ici il y deux décennies à peine. Puis, heureux de leurs trophées, ils jettent une pièce aux jeunes qui plongent depuis le pont pour assurer le spectacle et s'en vont dépenser le reste de leur argent dans les dizaines d'échoppes de souvenirs en amont et en aval du monument. Certains, épuisés de leur virée shopping, attendent ensuite l'heure du départ affalés à la terrasse d'un café ou d'un restaurant, sans considération particulière pour le village et son histoire, pourtant omniprésente. En fin de journée, ils remontent dans leurs gros autocars et s'en retournent dormir dans un hôtel chic en Croatie. La Bosnie c'est bien, mais il ne faudrait quand même pas en abuser.

Je ressens un certain malaise face à ce comportement. Ce n'est pas propre à Mostar, c'est une réflexion que je me suis souvent faite, à travers le monde. Venir passer une demi-journée express, juste le temps de prendre quelques photos et d'acheter une ou deux babioles avant de rentrer dans son village balnéaire et de s'endormir dans un lit *King Size,* m'évoque une sorte de manque de respect, certes involontaire, mais présent tout de même, face aux habitant de cette région du monde. Un peu comme si ce que l'on ramène de son voyage était « à la carte ». On visite ce qui est plaisant et on évite soigneusement ce qui heurte la sensibilité. On sélectionne ses souvenirs. On voyage avec des œillères.

Non. On ne voyage pas, lorsque l'on effectue ce genre d'excursion. On se déplace. On emmène dans nos bagages notre mode de vie, notre état d'esprit, nos préjugés, nos attitudes et nos coutumes, et on les transpose ailleurs. Un peu comme des colons, à la journée. On ne cherche pas à entrer en contact avec l'habitant, à le connaître, à le comprendre. On vient, on dépense et on repart. Le pire, c'est que l'on s'attend à ce que les locaux soient reconnaissants de notre visite et se comportent selon les mêmes codes que les nôtres. Dans le cas contraire, on les traite de malpolis, de sauvages et on jure de ne pas revenir.

Un voyage, quelle que soit la destination, devrait émerveiller, chambouler, heurter, pousser à la réflexion, élargir notre façon de penser, ouvrir notre esprit. Un voyage physique est d'abord un voyage intérieur. On devrait, en voyageant, perdre une partie de nous-même pour faire de la place à l'autre et ainsi rentrer transformé(e). Donner un sens à sa démarche.

Pour moi, Mostar ne se résume pas à son pont. C'est une ville riche, de culture, d'histoire, de tolérance religieuse. Ici, la cohabitation des chrétiens et des musulmans semble harmonieuse. Après l'appel des fidèles depuis le minaret, les chants religieux sont retransmis via des haut-parleurs, un peu partout dans la ville, pendant que d'autres boivent leur bière à la terrasse d'un café. Un peu plus haut, sur la colline surplombant la ville, une immense croix chrétienne a été installée, sans que cela ne choque personne. Avec Cosmos, je me suis promenée en short et en tongs. A aucun moment je ne me suis sentie mal à l'aise, dévisagée ou en insécurité.

En arpentant les rues avoisinantes, nous découvrons la vraie Bosnie. Pas celle qui est vendue aux touristes en quête de « dépaysement politiquement correct ». Cette fois, la plupart des façades des bâtiments portent encore les traces des impacts de balles et d'obus. La paix est récente et l'histoire nous rattrape. Je suis un peu chamboulée face à cette réalité concrète, révélée juste sous mes yeux. Il s'en dégage une atmosphère particulière.

En fin de journée, nous choisissons une terrasse en hauteur, offrant une vue spectaculaire sur le pont et proposant des repas authentiques pour quelques euros. J'opte pour une assiette de charcuterie et de fromage comme à mon habitude, afin de pouvoir partager avec Cosmos qui a sérieusement les crocs. L'établissement étant un peu en retrait, il n'attire pas vraiment les touristes. C'est la raison pour laquelle je l'ai choisi. C'est également la raison pour laquelle le serveur n'a que peu d'activité pour se distraire. Aussi, une fois ma commande servie, il me demande s'il peut se joindre à moi pour discuter et me tenir compagnie. *Toi, je t'ai vu venir avec tes gros sabots, mais vas-y assieds-toi.* Il veut savoir d'où je viens, si je voyage seule et où je dors. Flairant le mec collant dont je n'arriverai pas à me débarrasser ensuite, je réponds assez vaguement et coupe court à la conversation. Gêné, il prétexte des clients imaginaires pour quitter la table. Bon débarras !

Dix minutes plus tard, le voilà qui revient à la charge. Cette fois, il me propose de sortir boire un verre en milieu de soirée, après son service. Mais comme il n'a pas de voiture, ce serait bien que je passe le chercher, chez lui, car il aimerait se changer. Et que je laisse mon chien là où je dors. Et puis au pire, on peut boire chez lui si c'est trop tard pour sortir. *Mais bien sûr mon jeune ami !* Je lui demande son numéro et lui réponds que l'on reste en contact un peu plus tard. Tout heureux de voir son petit manège porter ses fruits, il ne se rend pas compte que c'est moi qui ai son numéro et non l'inverse. Il me suffit de ne pas repasser devant le restaurant à l'heure où il termine, puisqu'il m'a indiqué son horaire plus tôt dans la conversation.

Le soir venu, sur les conseils de Nedzad, Cosmos et moi sortons voir un match de la coupe du monde de foot sur écran géant. La Croatie affrontait un autre pays. Je ne saurais plus dire lequel, car toute la ville est en ébullition pour soutenir le pays voisin.

Ensuite, nous finissons la soirée chez Oscar. *Le serveur ?* Non ! Le bar-boîte de nuit à ciel ouvert. En réalité, nous étions sur le chemin du retour pour récupérer la voiture et rentrer au campement lorsque nous avons été attirés par de la musique. Curieux, nous avons suivi le bruit et franchis le pas de la porte. Là, se dressent devant nous des terrasses sur plusieurs niveaux. L'ambiance est sympathique. Le son n'étant pas trop fort pour les oreilles sensibles de mon chien, nous cherchons une place pour passer un agréable moment sous les étoiles.

Presque immédiatement, un serveur vient à moi pour me demander si je suis seule et, remarquant Cosmos, nous demande de le suivre jusqu'à une petite alcôve où se trouve un confortable canapé blanc, suffisamment grand pour accueillir quatre à six personnes. Je pense alors qu'il a mal compris et lui répète que je n'attends personne. Il me répond qu'il avait saisi la première fois, mais que mon chien sera mieux installé ici, avant de le porter pour l'installer sur le coussin. *Je crois rêver !*

Ma commande arrive rapidement et elle est servie avec le sourire. Cosmos, lui, roupille déjà, emmitouflé dans ma jaquette (terme suisse pour désigner un gilet à manches longues). Mon cocktail à la main, je profite de ce moment de détente, un peu irréel. Je prends conscience de la situation et m'en amuse. Il y a de cela 24 heures, j'hésitais fortement à quitter la Croatie pour la Bosnie. Ce soir, je suis assise sur un canapé, dans une discothèque en plein air, avec mon chien à mes côtés.

Je suis loin d'être le centre de toutes les attentions masculines, mais le serveur garde un œil discret sur moi. Les fêtards de la table d'à côté sont venus se présenter pour me dire de leur faire signe si j'avais un problème, puis sont repartis, sans m'importuner. Le faible éclairage de la ville, plongée dans la nuit, lui donne un air romantique. J'ai vécu beaucoup de situations improbables en voyage, mais celle-ci reste dans le top cinq de celles que j'aime raconter lorsque l'on me pose la question. Cette soirée m'a définitivement convaincue de donner sa chance à la Bosnie et d'abandonner toutes les idées que je m'étais faites à son sujet. Ce pays n'a rien à voir avec ce que l'on en raconte et il gagne à être connu.

Au moment de quitter Nedzad pour continuer notre aventure, ce dernier me tend un morceau de papier, avec un prénom et un numéro de téléphone. Ce sont les coordonnées de l'un de ses amis, à Sarajevo. Il est averti de mon arrivée prochaine dans la ville et se tient à ma disposition si j'ai besoin d'aide. Sa fille tient également un camping et une place m'est réservée si je le souhaite, mais sans obligation. Je suis touchée par la démarche.

Le long de la route pour nous rendre à Sarajevo, nous croisons de nombreuses maisons en ruine, criblées d'impacts de tirs. Personne n'a l'air de les réclamer ni de les reconstruire. Elles sont simplement là, abandonnées à leur sort.

Ce pays est déroutant. D'un côté, les stigmates de la guerre sont encore très présents. De l'autre, la population veut à tout prix oublier cette sombre période de son histoire et avancer, se moderniser, « s'européaniser »

En arrivant à Sarajevo, je cherche un parking pour y laisser la voiture en sécurité. En Bosnie Herzégovine, il existe deux types de parking. Les officiels (ceux avec une barrière et une caisse automatique), et les parkings chez les particuliers. Je ne sais pas comment les appeler autrement, mais le principe est simple : un habitant possède un bout de terrain et propose de le mettre à la disposition des touristes pour qu'ils y garent leur voiture. Ceux-ci ne sont pas indiqués par des panneaux. Pour les trouver, il faut observer les piétons au bord de la route. Rapidement, quelqu'un te fera signe ou t'abordera directement pour te proposer de stationner chez lui. Après t'avoir demandé combien de temps tu souhaites rester, il t'expliquera que pour deux ou trois euros, ta voiture sera surveillée et protégée. Comprendra qui pourra ... !

Sarajevo a subi un siège de 1'395 jours durant la guerre de Bosnie-Herzégovine, du 5 avril 1992 au 14 décembre 1995, soit pendant près de 4 ans. Il s'agit du siège le plus long de l'histoire moderne. La ville subissait des bombardement quotidiens (en moyenne 1'200 obus par jour, soit près d'un par minute). Les habitants ont été privés de nourriture, de chauffage et d'électricité, dans le but de les affaiblir jusqu'à ce qu'ils se rendent. De nombreux snipers étaient également postés dans la ville. Les routes ont été coupées, pour empêcher les camions des ONG d'apporter des vivres et des médicaments. Pour contourner le problème, un tunnel a été creusé par les habitants sous le tarmac de l'aéroport, car ce dernier était géré par l'ONU et était, de ce fait, une zone « protégée ». La sortie, située en zone libre, était cachée dans une maison villageoise.

Le siège a fait plus de 11'500 morts, dont pour une bonne partie, des civils (hommes femmes et enfants). On dit qu'ici, chaque habitant encore en vie y a perdu au moins un membre de sa famille ou un ami proche. Les marques des obus dans les chaussées ont été conservées et remplies avec de la résine rouge, dans un souci de mémoire. On les appelle *Les Roses de Sarajevo*.

En pénétrant dans la Vieille-Ville, je suis assez surprise de voir une magnifique cathédrale, construite juste à côté d'une immense mosquée. Il faut bien l'admettre, ce n'est pas très courant chez nous. Mais ici, tout le monde paraît trouver cela normal. Les cultures se rencontrent, se mélangent et vivent en harmonie. Un bel exemple à suivre.

La majeure partie des bâtiments ayant été détruite pendant le siège, ils ont été rasés et reconstruits. Les premières rues sont composées d'enseignes de grandes marques occidentales et tout est très moderne. Rapidement, nous rencontrons les premières marques de résine au sol, vestiges des impacts d'obus.

Puis, nous nous dirigeons vers le *baščaršija*, le marché aux puces. Ici, les échoppes touristiques se font plus rares et les arcades traditionnelles des joaillers, des vendeurs d'étoffes et des antiquaires reprennent leurs droits. J'en profite pour acheter quelques souvenirs, dont un pour ma grand-mère, qui a foulé ces mêmes rues pavées, plus de 60 ans avant moi, dans cette ville chargée d'histoire, au charme inégalable. Sur la place du marché, envahie de pigeons, la fontaine Sebilj trône fièrement.

Là encore, mon chien a été très bien accueilli par tous les gens que nous avons croisés. J'ai été traitée avec humilité, sincérité et bienveillance. Sans trop savoir comment ni pourquoi, je comprends que je viens de trouver ce que j'étais venue chercher ici. J'ai enfin le sentiment de toucher à l'authentique, à l'âme de *Sarajevo*. Je voulais que ce voyage ait du sens, et il en a.

Ce moment précis où j'ai la certitude d'avoir atteint le but de mon voyage se produit à chaque fois de la même manière. Au moment où je ne m'y attends pas, où je baisse ma garde, où j'ouvre mon esprit et mon cœur à ce que le lieu a à m'offrir et où je me laisse guider par la Vie et ses énergies. Soudain, j'ai le sentiment de me trouver à l'endroit exact où je suis censée être, au moment où je suis censée le vivre. *The right place at the right time.* Comme un alignement des éléments, l'imbrication parfaite des pièces du puzzle, le chaînon manquant qui permet de comprendre la globalité.

Je voulais voir la Bosnie de l'intérieur, avec les yeux de ses habitants. Je voulais l'entendre, la sentir, la toucher, la goûter. Je voulais la vivre au rythme des battements de son cœur. Seule avec mon chien, en plein cœur du centre historique de Sarajevo, je me sens à ma place. Un poids s'en est allé, je suis plus légère. Je sais que j'ai franchi une nouvelle étape. J'ai affronté mes aprioris et mes craintes, je suis sortie de ma zone de confort pour aller à la rencontre du Monde, et il me le rend de manière décuplée.

Je remercie Cosmos, car c'est lui qui me donne ce courage et cette force d'avancer, quels que soient les obstacles. La pureté de son cœur et de son âme sont mes modèles. Chaque jour, par son être tout entier, il me montre l'exemple à suivre et m'inonde de son amour.

Pour ne pas inquiéter mes parents, j'avais vaguement évoqué la Bosnie avant de partir, sans clairement dire que je comptais m'y rendre. Aussi, lorsque je suis assise pour manger, je profite du Wifi (*parfois, il me rend bien service, je l'avoue*), et envoie ma localisation à ma Maman. Avec une photo pour qu'elle sache que tout va bien pour nous. Puis, lâchement, je me remets en « mode avion » pour ne pas me faire sermonner par message. Elle aura bien le temps de me gronder et de m'expliquer à quel point je suis inconsciente lorsque je serai rentrée.

Après le repas, nous nous rendons à 30 kilomètres de Sarajevo, sur l'ancien site de saut à ski des Jeux Olympiques de 1984, à Igman. La route que nous empruntons est particulièrement bien entretenue. Nous traversons la forêt pour rejoindre le haut de la montagne. J'en arrive à me demander si j'ai pris la bonne direction, lorsque, soudain, j'aperçois une pancarte sur le bord de la route. C'est là qu'il faut tourner.

Les installations étaient flambant neuves pour les Jeux Olympiques de 1984. Depuis la guerre, elles sont à l'abandon. En revanche, la buvette est toujours fonctionnelle pour les quelques touristes qui passent dans le coin, ainsi que le télésiège. En voyant son état de corrosion et de vétusté, je n'ai pas eu envie d'attraper le tétanos, ni de tester s'il supporte encore le poids d'un voyageur.

Il y a deux tremplins. A savoir qu'ils ont servi de rampes de lancement pour roquettes durant les combats. La tour des juges, elle, a servi de mirador pour les snipers. Enfin, le podium d'origine a été complètement détruit après avoir été utilisé pour exécuter les prisonniers. Il a, depuis, été reconstruit à l'identique. Tout ça en haut d'une montagne ! Un lieu chargé d'histoire, dont le poids est palpable.

Même si je sens les énergies lourdes que dégage cet endroit, je suis venue pour voir, de mes propres yeux, l'arrière-pays authentique. Je ne veux pas faire du voyeurisme. Je veux la vérité. Simple, crue, sincère. Car c'est ainsi que ce pays est beau. En étant simplement lui-même.

Je garde Cosmos en laisse tout le long de cette visite. Je l'avais déjà lu avant de partir, et Nedzad a fortement insisté sur ce point. Ici, il ne faut pas s'aventurer hors des sentiers battus et clairement indiqués. De nombreux champs et certaines forêts sont encore possiblement minés. Parfois il y a des panneaux, parfois non. Seule solution : demander aux habitants du coin si le terrain est sécurisé. Ici, comme nous sommes proches de la forêt, je ne veux pas prendre le risque que mon chien court derrière du gibier et disparaisse de mon champ de vision.

Avant de repartir, je profite des « toalets » mises à disposition du public et accessibles depuis le parking. Le passage qui suit est ma deuxième anecdote préférée sur ce voyage (après *Oscar*, à Mostar), mais je te préviens, elle est peu ragoutante.

Les sanitaires en question datent de la construction et n'ont jamais été rénovés depuis. Ce sont donc des toilettes à la turque, passablement délabrées. L'hygiène n'étant pas au rendez-vous, je m'installe tant bien que mal en équilibre pour faire ma petite affaire. C'est là que je réalise que j'ai oublié de sortir mon téléphone de la poche arrière de mon short et qu'il va probablement tomber au moment de me relever pour me rhabiller. Stupidement (*j'insiste sur ce terme*), je défie la loi de Murphy et tente de l'extraire de son emplacement, sans changer de position.

En tout logique, le téléphone me glisse des mains et tombe dans le trou ! Après avoir prononcé toute une série de grossièretés totalement inutiles car elles n'ont pas aidé à résoudre la situation, je prends une profonde inspiration, réunis tout mon courage et... plonge la main pour récupérer mon appareil immergé. Pour que tu comprennes bien la scène que je suis en train de vivre, je te rappelle que ces toilettes me rebutaient déjà de par leur état d'insalubrité avant ce malencontreux incident.

Lorsque je le soulève pour vérifier son état, l'écran s'allume encore. Dans l'euphorie du moment, je suis si heureuse que j'oublie de le serrer fermement entre mes doigts et le lâche, une seconde fois ! Il n'y a qu'à moi qu'un truc pareil peut arriver, merci l'ascenseur émotionnel ! Cette fois-ci, le téléphone s'est logé beaucoup plus profondément dans la canalisation et je dois quasiment insérer mon bras jusqu'au coude pour l'atteindre et le remonter à la surface.

A présent, je me cramponne à mon portable, et me dirige vers les lavabos pour me rincer. Évidemment, dans ma malchance, l'eau courante n'est plus raccordée au robinet. En désespoir de cause, je me dirige vers la voiture. Avec mes nombreux voyages, j'ai pris l'habitude de toujours avoir une bouteille de gel hydroalcoolique à portée de main (je fais partie de ces gens qui en emportaient déjà avec eux avant le COVID). Je m'en badigeonne frénétiquement les deux mains, puis le bras qui a servi au sauvetage, jusqu'à l'épaule. Trois fois. Vient ensuite le tour du téléphone.

Pour éviter un court-circuit, je sacrifie une boîte de conservation et y verse les deux paquets de riz que j'ai en réserve, avant de l'y déposer, pour le faire sécher. À la suite de cet épisode très peu glorieux, j'ai maintenant une décision importante à prendre : rester à Sarajevo ou rentrer en Croatie.

Mon portable est mon seul moyen de communication durant ce voyage en cas de problème. Je n'ai pas pris d'ordinateur, ni de tablette et je n'ai pas vu de cabines téléphoniques dans la rue. L'appareil me sert également de GPS, car celui intégré à la voiture ne couvre pas la Bosnie.

A l'heure actuelle, je n'ai aucun moyen de savoir s'il va refonctionner correctement, ni dans combien de temps. Je dois le laisser au minimum 48h00 dans le riz avant de tester son utilisation au risque de l'endommager définitivement.

Dans ces conditions, j'estime que la situation devient délicate et qu'il serait, si ce n'est inconscient, du moins imprudent de persévérer plus en avant dans les terres du pays. J'aurais encore aimé voir l'ancienne piste de bobsleigh, mais sans GPS, il y a fort à parier que je me perdrais dans les dédalles de ces petites routes de montagne. Je sais de mémoire que je dois parcourir environ 40 kilomètres.

Je suis hardie, mais pas déraisonnable. D'autant que je ne suis pas seule dans cette aventure. Cosmos compte sur moi pour prendre soin de lui. J'ai déjà eu la chance de profiter de moments privilégiés en Bosnie, la réponse s'impose d'elle-même. Nous rentrons en Croatie.

Après plusieurs heures de route, nous arrivons à la frontière. Mais je ne suis pas au bout de mes peines. Le douanier bosnien qui a contrôlé mes papiers a une idée bien précise de la manière dont il compte occuper sa soirée. Et je fais partie intégrante de cette idée.

La quarantaine bien tassée et le crâne déjà dégarni, il insiste pour m'emmener boire un verre à la fin de son service, mon passeport entre les mains. J'ai beau lui dire que je ne suis pas intéressée, le voilà qui alimente tout seul la conversation. Lorsque je lui explique que je suis attendue en Croatie en début de soirée par des amis, il me propose de faire demi-tour et de dormir chez lui pour ne pas payer une nuit d'hôtel.

La tension commence à être palpable, même si nous restons souriants tous les deux. Je suis seule avec lui à ce poste-frontière. Aucun véhicule n'attend derrière moi. Je vérifie discrètement que mes portières sont bien verrouillées. De là où je suis, je peux apercevoir le bâtiment de la douane croate. J'envisage mentalement de forcer le passage et de rouler jusqu'à eux pour me mettre en sécurité et leur demander de l'aide, lorsque des phares illuminent mon rétroviseur. Un autre véhicule est en approche.

Mon prétendant comprend qu'il n'obtiendra pas ce qu'il veut ce soir et me rend mon passeport en échange de mon numéro de téléphone et de mon compte sur les réseaux sociaux. Ne sachant pas à quelles informations il a accès sur son écran d'ordinateur en scannant mes documents, je lui donne le vrai numéro. De toute façon, il me suffira de ne pas décrocher pour avoir la paix.

Pour la petite histoire, il m'a effectivement contactée les jours suivants, me proposant de revenir pour découvrir la région en sa compagnie. Depuis, j'ai créé un faux compte sur *Instagram* et *Facebook*, que je donne en cas de rencontre un peu « collante ». Et j'explique que mon téléphone ne fonctionne pas à l'étranger car je n'ai pas de forfait international. Depuis cette mésaventure, je m'arrange toujours pour ne plus franchir une frontière seule. Je fais en sorte de passer juste avant un autre véhicule, de préférence un car rempli de touristes.

Durant la nuit, je suis prise de violentes douleurs dans le bas-ventre. Je t'épargne les détails mais je réalise (très) rapidement que boire l'eau du robinet, sans utiliser au préalable de pastille désinfectante, dans le camping de Nedzad était peut-être légèrement prétentieux de ma part. J'ai un excellent système immunitaire à force de parcourir le monde, mais cette fois, les bactéries bosniennes auront eu raison de lui. Il me faudra trois jours de bouillon et riz blanc pour m'en remettre.

Nous passons le reste de la semaine à Zadar, dans le camping que nous avions tant apprécié à l'aller. C'est la première fois, je crois, que je retourne au même endroit au cours d'un *roadtrip*. C'est dire à quel point nous l'avons aimé.

Le dernier soir, j'emmène Cosmos sur la plage au bord de l'eau pour admirer le coucher de soleil depuis le ponton de bois. Assis côte-à-côte, blottis l'un contre l'autre, nous savourons l'instant. Plus rien d'autre au monde n'existe. Nous sommes dans une bulle de bonheur et d'amour.

Je laisse mes pensées évoluer, sans chercher à les canaliser. Ces dernières m'offrent une rétrospective des dernières semaines. Nous venons de vivre des moments hors du temps, à profiter de la vie sans nous soucier du lendemain, nous laissant guider par nos envies. Plus libres que nous ne l'avons jamais été.

Loin d'être un frein dans l'organisation du voyage, Cosmos est le meilleur partenaire d'aventure (et de vie) dont je pouvais rêver. Toujours partant, toujours de bonne humeur, heureux simplement parce qu'il est avec moi. Avec lui, les compromis n'en sont pas. L'intégrer à toutes mes activités est une évidence. Nous vivons les expériences ensemble, ou pas du tout.

J'aime mon chien et il est impensable pour moi de partir en voyage sans lui. Je sais que je n'apprécierais pas ce que je vis s'il n'était pas avec moi pour en profiter. Je ressentirais énormément de culpabilité et me trouverais égoïste. Il est celui qui veille sur moi au quotidien, qui m'attend patiemment lorsque je suis au travail, qui partage mes fou rire et mes larmes, mes après-midis sportives et mes soirées cocooning.

J'ai passé les dernières années à explorer le monde seule, par choix. J'avais soif d'indépendance et de liberté. J'avais également besoin de me prouver que j'étais capable de réaliser tout cela par moi-même. Aujourd'hui, au terme de ce voyage dans les Balkans, un nouveau paramètre s'impose à moi. Le partage. Le partage des émotions, des souvenirs. Me réveiller dans la voiture, admirer la vue depuis le haut d'une colline, sillonner les rues d'une cité médiévale... La simple présence de mon chien donne une tout autre saveur aux moments que nous vivons.

Par ailleurs, je réalise que l'intensité émotionnelle de ces partages nous a permis, à Cosmos et à moi, de nous rapprocher d'une façon spectaculaire. Nous sommes en harmonie et sur la même longueur d'âme. Un regard suffit à nous comprendre. Je décèle ses envies avant même qu'il ne les exprime. Nous complicité est devenue fusionnelle.

Si je devais donner un titre à ce voyage, ce serait celui de la liberté. Jusqu'ici, je croyais qu'être libre consistait à refuser toute forme d'engagement et de contrainte, à vivre sans me soucier des envies de quelqu'un d'autre. Mais Cosmos m'a enseigné que la vraie liberté, c'est de choisir avec qui on a envie de la partager.

Pour rentrer, nous avons 1'000 kilomètres et 12h00 de route. J'ai réservé une dernière surprise à Cosmos. Grâce à internet, j'ai déniché une plage spécialement aménagée pour les chiens à Crikvenica. Sur place, il y a des jeux, type agility, une grande plage et des transats sur lesquels les chiens ont le droit de venir se coucher avec leurs maîtres. L'entrée est gratuite et les exploitants misent sur la buvette pour rentabiliser leur investissement. Pour les humains, une petite restauration est proposée. Pour les chiens aussi. C'est la première fois de ma vie que je vois des bières pour chien, des chips pour chien et de la pizza pour chien. *Oui !* En réalité, la bière est du bouillon de poulet versé dans une bouteille et la pizza une galette de friandises, mais franchement… trinquer avec Cosmos reste un souvenir mémorable !

Après avoir passé plusieurs heures à jouer ensemble dans l'eau et à profiter des installations mises à notre disposition, nous continuons notre trajet jusqu'à Genève. Comme il n'y a pas beaucoup de circulation et que j'ai bien dormi la nuit précédente, nous faisons des arrêts toutes les deux heures et rentrons dans la nuit.

C'est la première fois que Cosmos partait aussi longtemps de la maison. Je suis curieuse de voir sa réaction lorsque j'ouvre la portière. Il lui faut près d'une minute pour comprendre où il est, puis il réalise que nous sommes chez nous et trépigne d'impatience pour que j'ouvre la porte de la maison. A peine l'ai-je entrouverte qu'il se faufile entre mes jambes et fait le tour plusieurs fois, pour vérifier, comme un enfant, que ses doudous et ses paniers sont toujours à leur place.

Je le regarde, attendrie devant tant de spontanéité. Ce chien est ma définition du bonheur.

15

POUR VIVRE HEUREUX VIVONS TOUT NUS

Août 2018. Nous rentrons d'un séjour express d'une semaine en Toscane pour découvrir les Cinque Terre. Séjour que nous avons effectué à trois et qui s'est lamentablement soldé par une rupture. A ce sujet, je te conseille vivement de ne pas faire comme moi, et d'attendre d'être rentré(e) pour larguer la personne qui voyage avec toi. Sinon, le trajet du retour pourrait te sembler bien long. La raison de ma décision est assez simple : une incompatibilité de caractère et de mode de vie. Ne dit-on pas que le meilleur moyen de connaître quelqu'un, c'est de voyager avec ?

Cet épisode m'a également permis de me rendre compte que j'ai trouvé mon équilibre avec Cosmos, nous nous suffisons mutuellement et je ne suis pas prête à faire de la place à une autre personne dans ma vie pour le moment. Ou plutôt non. Si nous faisons de la place à quelqu'un (car Cosmos a aussi son mot à dire), c'est que cette personne saura nous apporter encore plus de bonheur que nous n'en vivons déjà au quotidien, tous les deux. Et tant que cette perle rare ne croisera pas notre route, nous continuerons nos expéditions en tête-à-tête, car c'est ainsi que nous sommes heureux.

N'étant pas du genre à rester sur un échec, je défais ma valise, remplace les habits sales par des propres et, une semaine plus tard, nous reprenons la route, direction Lacanau, dans le département de la Gironde.

Nous sommes au tout début du mois de septembre. Je me suis décidée sur un coup de tête. Le matin-même, en me réveillant, j'ai eu envie de passer l'après-midi sur la plage et de faire découvrir l'océan à Cosmos. Pourquoi Lacanau ? Parce que c'est une station réputée pour le surf et que, forts de notre expérience en *bodyboard*, je compte emmener mon chien sur une vraie planche avec moi cette fois-ci.

Nous partons avant le lever du jour et arrivons sur place en milieu de journée. Nous commençons par nous rendre à la plage. Cosmos, qui ne connait pas encore les forêts de pins, se demande où nous sommes cette fois-ci.

Au sommet de la dune, je le détache. Il me regarde, incrédule. Je fonds devant son regard innocent et retombe en enfance. J'enlève mes chaussures, dépose mes affaires dans mon sac à dos, compte jusqu'à trois… Et pars en courant aussi vite que je peux en direction des vagues. Cosmos m'emboîte le pas et nous faisons la course. Je ris de bon cœur. Il me saute dans les bras. Nous jouons un long moment ensemble. Nous sommes seuls au monde. J'aime ce moment.

A Lacanau, il n'y a que deux campings. L'un est résidentiel et l'autre est pour les vacanciers. Je nous enregistre dans le second. Pour le coup, on se fait plaisir, car il s'agit d'un établissement cinq étoiles. Eh oui, même les campings peuvent être luxueux. En toute logique, nous ne profiterons pas de la piscine et de son spa, ni de la salle de fitness et encore moins du terrain de tennis, mais au moins, les blocs sanitaires sont irréprochables et les emplacements sont spacieux. Pour couronner le tout, une supérette est à la disposition des clients à l'entrée, et propose quotidiennement des produits frais. De quoi nous ravitailler aisément.

Le soir, à marée basse, nous retournons chahuter sur les bancs de sable, près des baïnes. Nous sommes rapidement rejoints par d'autres promeneurs et les chiens jouent ensemble pendant près d'une heure. Lorsque nous rentrons, Cosmos est épuisé et demande de lui-même à s'installer dans le coffre pour dormir.

En discutant avec le réceptionniste, j'apprends que certaines sections de plage sont autorisées aux chiens et d'autres non. Il m'explique comment les reconnaitre et me glisse qu'à l'extrémité nord, le naturisme est toléré. Il ne s'agit pas d'une plage nudiste, mais simplement d'un état d'esprit où chacun fait ce qui lui plait. L'information ne m'échappe pas. Je programme le réveil du lendemain pour 6h00 du matin.

Seule sur le sable, je tombe mes vêtements avec plaisir avant de foncer me baigner dans l'eau fraiche et vivifiante. Cosmos me regarde, dépité. Je me demande encore si l'heure était trop matinale pour lui ou s'il avait compris que j'avais oublié de mettre mon maillot de bain.

Quelle joie de connaître à nouveau cette sensation de légèreté et d'insouciance. Le courant des vagues sur ma peau nue se mêle à un petit goût de transgression de la bienséance. Je profite quelques minutes de ce plaisir retrouvé, puis reviens sur le bord pour rejoindre Cosmos, qui m'attend bien au sec.

Le pauvre à peur des rouleaux de vagues de l'océan qui viennent s'échouer sur le sable. C'est vrai qu'il n'a connu que les lacs et la mer.

Dans ces conditions, le surf à deux semble compromis. S'il a peur, nous trouverons une autre activité.

De retour au camping, nous dévorons notre petit-déjeuner, affamés après notre activité matinale. Puisque nous n'avons pas pu nous baigner ensemble, nous avons profité de ce moment privilégié pour jouer au ballon, et c'était très bien ainsi.

Les jours suivants se déroulent de la même manière. Baignade aux aurores, jeux, repas suivi d'une sieste et, une fois les heures les plus chaudes de la journée passées, nouvelle session de jeux à la plage. Lorsqu'il ne court pas après sa balle, Cosmos creuse des trous. Beaucoup de trous. Partout dans le sable. Moi, je profite de ces moments de répit pour bronzer et ne rien faire. Juste être pleinement présente.

Au bout d'une semaine de ce rythme de vie oisif, nous avons besoin de voir autre chose. Aussi libres que l'air, nous décidons de redescendre le long de la côte, en direction de l'Espagne. Nous effectuons le premier arrêt à Arcachon et à la Dune du Pilat.

Je connais déjà ces deux sites pour les avoir visités avec Monsieur il y a de nombreuses années. Maintenant, j'ai envie de m'y créer de nouveaux souvenirs avec Cosmos.

Arcachon est une petite station balnéaire, principalement connue pour son bassin et ses huîtres. Hors saison estivale, les chiens sont autorisés sur toutes les plages de la ville. Cosmos et moi avons profité de nous promener deux bonnes heures à marée basse. Ensuite, on s'est offert le luxe d'une sieste au soleil car, pour une fois, il ne faisait pas trop chaud pour lui.

Située dans la forêt des Landes, la dune mesure plus de 100 mètres, ce qui en fait la plus haute d'Europe. Les chiens y sont les bienvenus et il n'y a pas de restrictions dans les heures de visite. L'accès y est libre en tout temps. Cela tombe bien car, à cause du sable brûlant en journée, il est préférable pour nous de la visiter en fin de journée ou en début de matinée. Pour gravir l'imposante masse de sable, il existe deux alternatives. La première est l'entrée officielle aménagée avec escaliers et boutiques de souvenirs. La seconde consiste à gravir la petite colline depuis l'un des accès privés, situés dans les campings.

J'ai envie de profiter du coucher de soleil avec Cosmos depuis le sommet, loin de la foule. Aussi, nous partons en quête d'un emplacement pour la nuit. Curieusement, les établissements affichent presque tous complets. Nous nous rabattons sur le seul qui disposent encore de quelques places disponibles. Il est cher et fait partie d'un grand groupe, mais comme nous n'avons pas l'embarras du choix, je réserve (et paie d'avance) pour deux nuits.

Au moment d'escalader la dune, la montée se révèle bien plus sportive que je ne l'avais imaginée. Mes jambes s'enfoncent dans le sable jusqu'aux genoux, et j'ai l'impression de reculer à chaque nouveau pas en avant. Cosmos, lui, trotte fièrement à mes côtés, et me nargue même en faisant des allers-retours. A force de volonté et de sueur, je finis par le rejoindre au sommet et suis récompensée par la vue somptueuse.

Nous ne sommes pas les seuls à avoir eu cette idée. Mais nous sommes clairement les seuls à être montés « en célibataires ». Nous sommes entourés de couples occupés à savourer une soirée romantique, bouteille de vin et couverture à l'appui. Qu'importe ! Ce que les autres pensent de moi ne m'a jamais vraiment intéressée. Je suis accompagnée du seul être avec qui j'ai envie de partager ce moment.

Nous nous installons face à l'océan et jouons un long moment à nous rouler dans le sable. Puis, comme à son habitude, Cosmos creuse des trous. Je le regarde amusée et le laisse faire. S'il veut trouver de l'herbe, l'opération devrait l'occuper un bon moment. Je sors alors de mon sac la bière que j'ai hissée jusque-là, ainsi qu'une friandise pour Cosmos. Nous aussi avons droit à notre apéro dans ce décor grandiose.

Au crépuscule, nous prenons le chemin du retour et, comme des enfants, dévalons la pente en courant. Lorsque le moment d'aller se coucher arrive, je vérifie, comme tous les soirs, que nos affaires sont bien rangées dans les caisses plastiques et que ces dernières sont fermées. Je n'ai pas envie de retrouver nos provisions envahies de fourmis au petit matin, ou dévorée par des chats sauvages.

Au milieu de la nuit, je suis réveillée par les aboiements incessants de Cosmos. Je suis surprise et me demande bien ce qui peut le mettre dans cet état. Etant dans un camping, il y a peu de risques qu'un rodeur tourne autour de la voiture. J'écarte délicatement le rideau de la fenêtre pour observer ce qui se passe à l'extérieur. Là, stupeur ! Je n'arrive pas à croire ce que je vois, et me dit que j'ai peut-être un peu trop forcé sur la bière.

Je me redresse, mets mes lunettes et attrape la lampe de poche. Je vérifie à nouveau. Le résultat est le même. Il n'y a pas un, ni deux, mais bien trois gros sangliers en train d'inspecter, renverser et piétiner tout ce que j'ai entreposé au sol sur la bâche.

Pour les faire décamper, j'actionne le klaxon de la voiture. Sans résultat. J'enclenche le contact, démarre le moteur et allume les phares. Aucune réaction. J'entrouvre la fenêtre sur environ 10 centimètres, et grâce au hauteur-parleur de mon téléphone portable, diffuse la bande sonore d'une vidéo de chiens de chasse sur *YouTube*. Même Cosmos est effrayé. Les sangliers daignent lever la tête, puis retournent à l'affaire qui les occupe en moins d'une minute.

Dans ces conditions, il est hors de question que je sorte de la voiture. D'une part, le risque que Cosmos s'échappe en même temps pour me défendre est grand. D'autre part, avec tout le raffut que je fais, personne n'est venu voir ce qui se passait et les animaux n'ont absolument pas peur de moi. Je me résigne face à la situation, je ne suis pas de taille à lutter.

Ce ne sont que des biens matériels. L'essentiel, c'est que Cosmos et moi soyons en sécurité. Je préfère rassurer et apaiser mon chien que de finir avec une défense de sanglier plantée dans une fesse.

Soudain, je sens la voiture bouger, comme si quelqu'un appuyait dessus. Je regarde à nouveau par la fenêtre. C'est l'un des trois intrus qui se frotte contre la carrosserie. J'éclate nerveusement de rire. Comment vais-je bien pouvoir expliquer cela à mon assurance s'il y a des dégâts ? Impuissante malgré de nouveaux coups de klaxon, je filme la scène depuis l'intérieur de l'habitacle. Au moins, j'aurai une preuve, car je me doute que personne ne voudra croire cette histoire lorsque je la raconterai à mon retour.

Les sangliers passent plus de deux heures à inspecter tout ce qu'ils trouvent. Je jure que ce qui suit est vrai : j'en ai vu un pousser une boîte de conserve (fermée) avec son groin pour la faire rouler sur le côté, l'écraser avec sa patte en s'appuyant dessus de tout son poids, faire sauter le couvercle et en manger le contenu. Un autre a goûté, dans l'ordre : mon shampoing, la pâtée en sachet de Cosmos, puis mes nouilles après avoir éventré le sachet et a terminé son repas en s'offrant ma brosse à dents en dessert. Le troisième a consciencieusement mâchouillé mon maillot de bain.

Plus que de la colère, je ressens de la tristesse pour eux, car je sais que tout ce qu'ils sont en train d'ingurgiter va les rendre malades, dans le meilleur des cas. Le clou du spectacle arrive lorsque je me rends compte que le plus gros s'est coincé la patte dans ma tasse de Karijini. Là, j'ai quand même les boules. Mais Cosmos tremble de peur, caché sous le duvet. Il a besoin de moi. Il est ma priorité et je fais abstraction du reste. Nous finissons par nous endormir, épuisés par les émotions.

Lorsque nous nous réveillons, nous découvrons l'ampleur des dégâts. Il ne reste presque rien. Tout a été dévasté. Je n'ai même plus de quoi me faire un thé. Heureusement, les gamelles et les croquettes étaient dans la voiture. Ce détail est ironique car, si je les avais rangées, c'était pour éviter d'attirer les animaux sauvages.

Nos voisines d'emplacement sortes de leur Van, avec un énorme chien de chasse. A la vue du désordre, elles me demandent si je suis rentrée ivre dans la nuit. Je leur détaille la visite de nos invités nocturnes. Il faudra que je leur montre les vidéos pour qu'elles acceptent de me croire. Il semblerait qu'elles n'aient rien entendu. Etrange.

Il est encore très tôt et j'ai deux heures à patienter avant l'ouverture de la réception. Je prends des photos de la pagaille générale avant de tenter de rassembler ce qui pourrait encore être utilisable et de jeter ce qui est définitivement hors d'usage. Au milieu du chaos, je retrouve ma tasse, intacte. La seule chose à laquelle je tenais est sauvée ! Quant à la carrosserie de la voiture, fort heureusement, elle n'a rien.

Au moment où la réception ouvre enfin, je m'engouffre dans le sas et suis la première au guichet. Cela fait 15 minutes que j'attends dehors et une longue file de futurs vacanciers en attente d'emplacement s'est formée derrière moi.

Je relate les événements de la nuit à l'employée préposée au guichet. Cette dernière, loin d'être surprise, me rétorque que c'est ma faute, car je n'aurais pas dû laisser de nourriture à l'extérieur. Déconcertée par cette réponse à laquelle je ne m'attendais pas, j'explique, une fois encore, que la nourriture en question était rangée dans des sachets hermétiques, eux-mêmes placés dans des récipients fermés, le tout mis en sécurité dans des caisses avec couvercle.

Imperturbable, elle m'envoie balader en me disant que si j'avais pris la peine de venir au pot d'accueil, on m'aurait informée qu'il y avait des sangliers dans le camping. *Hein ? Mais quel pot d'accueil ?* apparemment, celui qui est inscrit sur le panneau d'affichage, à l'entrée. *Ah. Et m'en parler de vive-voix au moment d'encaisser mon argent, c'était difficile ?* Loin d'avoir terminé son monologue, la voilà qui me fait maintenant la morale en me disant que, de toute façon, j'aurais dû m'y attendre en venant dormir dans la forêt, car le terrain n'est pas clôturé. Sur ce, je serais bien aimable de me pousser, car les clients suivants attendent. De toute façon, elle ne peut rien pour moi.

Cette fois, c'en est trop. J'en fais une affaire de principe et ne lâche pas. Je me tourne alors vers les gens qui attendent et explique la situation en prenant soin d'utiliser le volume sonore qui convient. J'ai la voix qui porte lorsque je m'énerve, autant en profiter. *J'ai eu de la chance, car je dors seule avec mon chien, en sécurité dans ma voiture. Mais que se serait-il passé si j'avais été une mère (célibataire) en camping sous tente avec de jeunes enfants ? Est-ce ainsi que l'établissement traite ses clients ? Les attaques de sangliers sont monnaie courante et aucune affiche n'est placardée pour annoncer le danger et les mesures à prendre ? Faut-il attendre un accident pour prendre des mesures ?*

Je sais que j'ai raison. Que j'ai eu de la chance cette nuit et que l'attitude de la collaboratrice est inadmissible. Trois personnes quittent la file et remontent dans leur véhicule. Plusieurs commencent à se questionner et demandent, elles-aussi, des explications au personnel présent. Je reste sur ma lancée et me tourne à nouveau vers le guichet.

Maintenant, je ne demande plus, j'informe et j'exige. Je veux voir le responsable. Évidemment, il est absent pour la journée, mais on me donne une carte de visite avec le numéro de l'agence principale à Paris. *N'importe quoi !* Après 15 minutes de pourparlers, je perds patience. *Tant pis, j'irai voir la gendarmerie, puisque j'ai les vidéos et les photos.*

On me propose finalement de me rembourser les deux nuits (celle que je viens de passer et celle que j'ai payé d'avance) si j'accepte de partir dans l'heure et de ne pas faire davantage de grabuge. Après tout, je n'obtiendrai rien de plus ici, et il y a suffisamment de clients qui m'ont entendue pour forcer le camping à prendre des mesures. J'accepte la proposition. Quant aux affaires qui ont été détruites, je devrai m'adresser à la maison-mère, par écrit. Le contraire m'eût étonnée.

Je m'arrête quelques kilomètres plus loin pour prendre mon petit-déjeuner, que je n'ai toujours pas eu l'occasion de manger puisque je n'ai plus rien, et raconte mon histoire à la serveuse. Celle-ci m'explique que le cas est connu, et que les établissements touristiques essaient d'étouffer l'affaire de peur de faire fuir les clients. La mairie a mis en place un plan pour capturer les animaux, trop habitués à la présence humaine et ne la craignant plus. Ah c'est comme ça ? Très bien. J'en connais qui vont regretter de m'avoir prise pour une idiote. Devine qui a adressé un email à toutes les polices municipales de la région, la police nationale et la gendarmerie ? En mettant en pièces jointes ses reportages improvisés tournés durant la nuit ? Tu trouves que ce n'est pas assez ? Je suis d'accord avec toi. C'est pour cette raison que j'ai ensuite adressé un second email à tous les médias (du moins ceux dont j'ai pu trouver l'adresse) de la région Nouvelle-Aquitaine.

J'ai aussi contacté la direction parisienne du camping. Et devine quoi ? Non seulement ils ne m'ont jamais répondu. Charmant, n'est-ce pas ? Les forces de l'ordre et les médias, eux, ont été très intéressés par mon histoire et ont pris les choses en main.

Après cela, je suis partie en quête de nouveau matériel, car je n'allais pas gâcher nos vacances pour si peu. Une fois les emplettes terminées, nous reprenons la route en direction du Pays basque. Mais plus nous descendons, et plus le nombre de plages accessibles aux chiens diminue. Jusqu'à ne plus en trouver du tout.

Entre les sangliers et ça, on se dit que, tout compte fait, ce sont sûrement des signes et on retourne à Lacanau. C'est une valeur sûre, on sait ce que l'on va y trouver et aussi ce que l'on n'y trouvera pas (des sangliers par exemple). Revenir sur nos pas nous a réussi à Zadar, ce sera aussi le cas ici.

Nous sommes tranquillement attablés à la terrasse d'un bar de la rue centrale lorsque mon téléphone sonne. C'est l'avocat mandaté par ma protection juridique. Oui pardon, j'ai oublié de le mentionner, mais tant qu'à faire, je les ai aussi contactés pour qu'ils s'occupent de régler le litige en lien avec le camping à la Dune du Pilat. Non pas que j'aie envie de porter plainte contre eux, j'ai autre chose à faire, mais parce que je n'apprécie pas que l'on se permette de traiter les clients de cette manière. Je me suis dit que de recevoir un petit courrier de la part d'une étude d'avocats suisse, ça devrait les calmer pour un moment.

Durant notre conversation, l'avocat est mort de rire et peine à me répondre sérieusement. Il m'assure qu'avec les détails que je lui raconte, il ne peut pas faire autrement que de me croire et n'a pas besoin que je lui envoie les vidéos. Lorsque j'ai terminé, il est désolé pour moi et me demande le montant des dégâts. Je lui donne une estimation, dans la mesure où je n'ai pas encore tout racheté. Il me propose alors, au vu de la situation pour le moins particulière, de faire un virement sur mon compte dans la journée, afin que je puisse profiter de la fin de mon séjour. Il se débrouillera pour se faire rembourser par l'établissement ultérieurement. Quant à moi, je peux tirer un trait définitif sur cette mésaventure.

Le reste des vacances se passe merveilleusement bien. Nous retrouvons nos petites habitudes, alternant baignades, jeux de ballon et siestes. Le dernier jour, j'ai envie d'immortaliser ce sentiment d'émancipation, de liberté, de bonheur qui touche à la perfection.

Alors, j'emporte l'appareil photo à la plage et capture les instants de complicité et de liberté pure que nous y vivons.

Je pose l'appareil sur le sable, enclenche le retardateur et cours en direction des vagues avec Cosmos. Ce cliché est si cher à mon cœur que j'en ai fait la couverture de ce livre. *Le monde n'est plus à moi. Désormais, il est à nous !*

16

BALANCE TON BLOG

Durant l'été qui suit le retour de notre voyage dans les Balkans, j'entreprends de partager notre expérience en ligne, convaincue que je ne suis pas la seule à vouloir me lancer dans ce genre de périple avec mon chien.

Me remémorant les difficultés que j'ai eues à trouver les informations nécessaires et face à l'absence de site complet, en français, à ce sujet, je décide d'ouvrir le blog que j'aurais aimé moi-même trouver avant de partir.

En 2018, je n'ai rien d'une blogueuse. Je ne sais pas comment créer un site internet et mes connaissances informatiques se limitent aux outils bureautiques que j'utilise dans le cadre professionnel. Quant aux réseaux sociaux, je ne comprends pas l'utilité d'*Instagram.* Je me contente d'un compte *Facebook* privé pour publier mes photos de vacances. Je pars donc de zéro.

Pourtant, j'ai l'envie de partager notre expérience, les informations et bons plans que j'ai pu recueillir et quelques anecdotes. Je tape « comment ouvrir un blog » sur *Google* et passe près d'une semaine à me documenter sur le sujet. Je découvre des termes comme « hébergeur web », « gestion de contenu », « SEO », « nom de domaine ».

Avant toute chose, il faut que je définisse ce que je veux y publier. Ça c'est facile ! Je veux partager nos aventures. Montrer aux gens que voyager avec son chien, c'est possible et qu'en plus, c'est génial.

Aussi loin que je m'en souvienne, j'ai toujours été révoltée de voir le nombre d'animaux abandonnés au début de l'été. Avec mes parents, nous avons toujours emmené notre chien en vacances avec nous. Et si, en lisant nos anecdotes, d'autres personnes avaient envie de suivre nos traces ? J'aime cette idée, allons-y ! Cela rejoint ma résolution : *Chaque jour, faire la différence dans la vie que quelqu'un (humain ou animal).*

Pour le nom de domaine, je sais que je veux une extension en « .ch », parce que nous sommes suisses, et fiers de l'être. Le blog parlera de nous, de nos expériences, de ce que l'on vit, en tout modestie. *CosmosLeChienVoyageur ?* Un peu long. *CosmosTravel ?* Pas vraiment pertinent. *UnChienEnRoadtrip ?* Pas assez original à mon goût. *VoyagerAvecSonChien ?* Trop formel. *CaroEtCosmos ?* Il y a de l'idée, je sens qu'on se rapproche. *CaroAndCosmos ?* Ça, ça sonne bien ! C'est simple, c'est nous !

L'adresse est libre, je la valide et l'enregistre. La première étape est franchie. Ne reste plus qu'à apprendre à utiliser les outils disponibles pour les débutants et publier mon premier article. Je tiens à ce que le nom de Cosmos apparaisse dans le nom du blog, car à mon sens, il contribue autant que moi à l'élaboration du contenu. Sans lui, rien de tout ceci ne serait possible. Sans lui, je ne voyagerais pas avec un chien.

C'est lui qui m'inspire, au quotidien et qui me donne envie de me surpasser. C'est lui qui fait de moi une meilleure personne, chaque jour.

J'apprends vite et prends goût à cette activité quasi quotidienne. Je développe de nouvelles compétences et découvre un univers qui m'était jusque-là totalement inconnu. Contre toute attente, le blog a rapidement du succès et de parfaits inconnus viennent me questionner, m'encourager, me féliciter.

En à peine quelques mois, plusieurs médias se sont déjà intéressés à nous. J'encadre le premier article, pas peu fière. Six mois après son lancement, une association de voyageurs me propose de donner une conférence dans ses locaux.

Je dois présenter un film de 30 à 45 minutes. *OK !* Sauf que je n'ai pas de film à présenter. Mais j'ai des vidéos que j'ai prises avec la caméra GoPro que mes parents m'ont offerte pour mon anniversaire à mon retour d'Australie. Des vidéos de vacances. Pour mon usage privé. Pas de belles prises de vues, pensées et réfléchies pour le montage d'un film. D'ailleurs, le montage vidéo, je n'y connais rien non plus. Qu'à cela ne tienne, j'ai trois mois pour apprendre et rendre quelque chose de convenable.

De nature réservée et, il faut l'admettre, un peu sauvage, donner une conférence n'était pas gagné d'avance pour moi. L'exercice me demande beaucoup d'énergie et de maîtrise personnelle. Je ne suis pas timide et j'ai confiance en moi. C'est plutôt le fait de me mettre en avant qui m'est difficile.

Je suis mal à l'aise et pleine de doutes lorsque je me retrouve devant une salle de 80 personnes qui ont fait le déplacement spécialement pour écouter ce que j'ai à dire. *Et s'ils étaient déçus ? Qui suis-je pour que tous ces gens me consacrent une soirée entière à écouter mes histoires de voyage ? Après tout, je ne fais rien d'exceptionnel. Voyager avec son chien, c'est à la portée de tout le monde.*

Encore une fois, c'est Cosmos qui saura m'insuffler le courage nécessaire pour surmonter mon stress. Mon petit explorateur, haut comme trois pommes, ne se laisse pas impressionner. La tête haute et le regard droit, il se tient dignement à mes côtés sur l'estrade. Je plonge mon regard dans le sien et, instantanément, comprends que nous méritons tous deux d'être ici et de vivre ce moment. Claudine est également présente dans la salle, pour me soutenir.

Je ne joue pas de rôle, je suis fidèle à moi-même et annonce d'entrée de jeu que je n'ai pas l'habitude d'être ainsi sous le feu des projecteurs, littéralement. Les spectateurs comprennent mon appréhension et sont bienveillants avec nous. Finalement, la soirée est un succès et j'en garde un excellent souvenir.

Dans les mois qui suivent, nous donnons d'autres conférences, mais je ne m'y habitue pas. Cosmos, qui trouvait cela rigolo au départ, commence à se fatiguer aussi et préfère passer son temps à sillonner les forêts et courir dans les champs. Par ailleurs, nous recevons maintenant des invitations provenant de beaucoup plus loin de chez nous, qui nécessiteraient un week-end entier de déplacement. N'ayant jamais voulu en faire une activité rémunérée, je cherche un autre moyen de répondre à la demande.

La solution m'est finalement soufflée par les abonnés des réseaux sociaux. Muriel, une nana super qui suit nos aventures avec sa chienne Izzie depuis de nombreux mois sur *Instagram* me fait un jour la remarque : « *C'est dommage que tu n'aies pas un livre à proposer qui regrouperait tous les précieux conseils que tu donnes aux gens. Tu vois, un format imprimé que l'on pourrait glisser dans son sac quand on part en voyage.* »

L'idée est lancée. Elle a ensuite fait son chemin dans mon esprit. *Moi ? Ecrire un livre ?* Là encore, je ne connais rien au monde de l'édition. *Après tout, pourquoi pas.* Le succès du blog dépasse tout ce que Cosmos et moi aurions pu imaginer. Ce serait une super solution pour aider les gens. *Mais ça n'existe pas déjà, un guide pour voyager avec son chien ?* Après de (très) nombreuses recherches sur internet, il paraitrait bien que ... non ! Je lance un sondage sur les réseaux sociaux, encore dubitative. Les réactions sont sans appel. *Ok, let's go !* J'ai un ordinateur, je sais écrire, j'ai des tonnes d'histoires et d'anecdotes à raconter, je devrais y arriver. Pour l'édition, l'impression et la distribution, c'est comme tout, j'apprendrai.

Je passe six mois à travailler sur mon projet, le soir en rentrant du bureau et les week-ends entre deux randonnées et excursions en camping. La vérité c'est que je n'ai plus de vie sociale durant toute une demi-année. Qu'importe, je m'investis corps et âme dans la concrétisation de ce nouveau challenge un peu fou : publier le livre qui permettra à des dizaines (des centaines ? des milliers ?) de chiens de partir en vacances pour la première fois.

J'écris le contenu avec le cœur, comme je l'ai vécu, sans chercher à enjoliver les choses. Je veux qu'il soit le plus honnête et le plus fidèle possible à la réalité. Je parle de mes doutes et de mes craintes, car j'en ai eu, et j'en ai encore, comme tout le monde.

Et puis, j'essaie de faire ressentir tout le bonheur que m'apporte mon chien lors de mes voyages. Je détaille le matériel que j'emporte pour moi, et celui pour Cosmos. J'y ajoute des anecdotes personnelles, comme le fait que j'inscris le nom de Cosmos à côté du mien en bas des cartes postales. Parce que je suis comme ça et que je ne veux pas jouer un rôle. Depuis le départ de cette aventure, je suis naturelle et finalement, je crois que c'est pour cela que les gens nous apprécient.

Parce que je ne cherche pas à plaire à tout prix. On parle de nous avec honnêteté et c'est ce qui permet aux lectrices et aux lecteurs de s'identifier à nous. Je veux que mon livre reflète la vraie vie. Je le conçois de la même manière que le blog. J'écris le livre que j'aurais aimé trouver pour planifier mon premier voyage.

Pour la couverture, je fais appel à l'une des toutes premières personnes à avoir cru en nous. Alicia, qui vit dans le Sud de la France, termine ses études d'art et accepte le défi de réaliser une aquarelle de Cosmos et moi, en camping avec notre voiture dans la forêt, assis au bord d'un feu de camp. Avec cette simple explication, la première proposition que je reçois de sa part est la bonne.

Le dernier point qu'il me reste à traiter, c'est le nom sous lequel le livre sera publié. La logique voudrait que j'inscrive le mien. Mais ce projet, c'est aussi celui de Cosmos. Comme pour le blog, je tiens à ce que son nom apparaisse. En me renseignant, je découvre que la loi m'autorise à utiliser un pseudonyme d'auteur. Parfait ! L'ouvrage s'intitulera : *Voyager avec son chien – Guide pratique*, par Caro & Cosmos !

Le soir de la validation finale, je passe en revue le manuscrit encore et encore. Lorsque j'appuie enfin sur la touche *enter* et que je transmets le fichier définitif à l'imprimeur, il est plus d'une heure du matin. Cosmos est couché sur mes genoux. Nous vivons ce moment à deux.

Quelques semaines plus tard, le colis expédié par *DHL* arrive à la maison. J'ai commandé une trentaine d'exemplaires. Quelques-uns sont pour offrir à ma famille. Les autres, je les garde en réserve si je reçois une demande d'exemplaire dédicacé.

Là encore, je suis dépassée par le succès que nous rencontrons. Je m'étais fixée pour objectif de vendre dix exemplaires à des gens que je ne connais pas. Les amis et la famille, ça ne compte pas, ils le font pour me faire plaisir. Pourtant, le jour même où j'ai annoncé la sortie du livre, j'avais déjà vendu tous ceux que j'avais en « avant-première ». Les suivants devront attendre la sortie officielle en librairie, ou ma prochaine livraison de la part de l'imprimeur.

CaroAndCosmos.ch, m'a permis de réaliser un rêve. Celui de faire avancer, à mon petit niveau, la cause animale et la place du chien au sein de la famille. Sans prétention démesurée, je sais parce que j'ai régulièrement des retours à ce sujet, que grâce à nos petits articles et à notre livre, de nombreuses familles (j'utilise ce terme de manière générique pour les parents avec enfants, les couples et les célibataires, car à mes yeux, avoir un chien, c'est déjà être une famille), ont osé se lancer dans un premier voyage avec leur compagnon à quatre pattes.

De manière récurrente, on me remercie de prendre le temps de partager notre vécu et de prouver que c'est possible et bien moins compliqué que ce que la majorité des gens s'imagine. Ce qui me touche le plus, personnellement, ce sont les témoignages d'autres (jeunes) femmes, qui m'expliquent qu'elles avaient peur de voyager seule mais qu'après avoir découvert nos aventures, elles ont enfin trouvé le courage de se lancer. A mes yeux, inspirer d'autres femmes est la plus belle des récompenses.

Sur un plan plus intime, ce livre est un aboutissement pour moi. Je revois la jeune femme de 27 ans qui décide qu'elle mérite mieux que la manière dont elle est traitée, qui demande le divorce et part découvrir le monde avec son sac à dos.

Cette femme-là a tout à se prouver, tout à reconstruire en elle. Avec du temps et de la patience, et surtout avec l'amour et le soutien sans faille d'un petit Jack Russell au caractère bien trempé (telle maîtresse, tel chien), elle a réalisé qu'elle était capable de bien plus que ce qu'elle croyait. Elle a su suivre son cœur sans prêter attention aux moqueries des autres jusqu'à réaliser ses rêves. Parce qu'elle y a cru suffisamment fort.

SWEDEN

YOUR SOUL

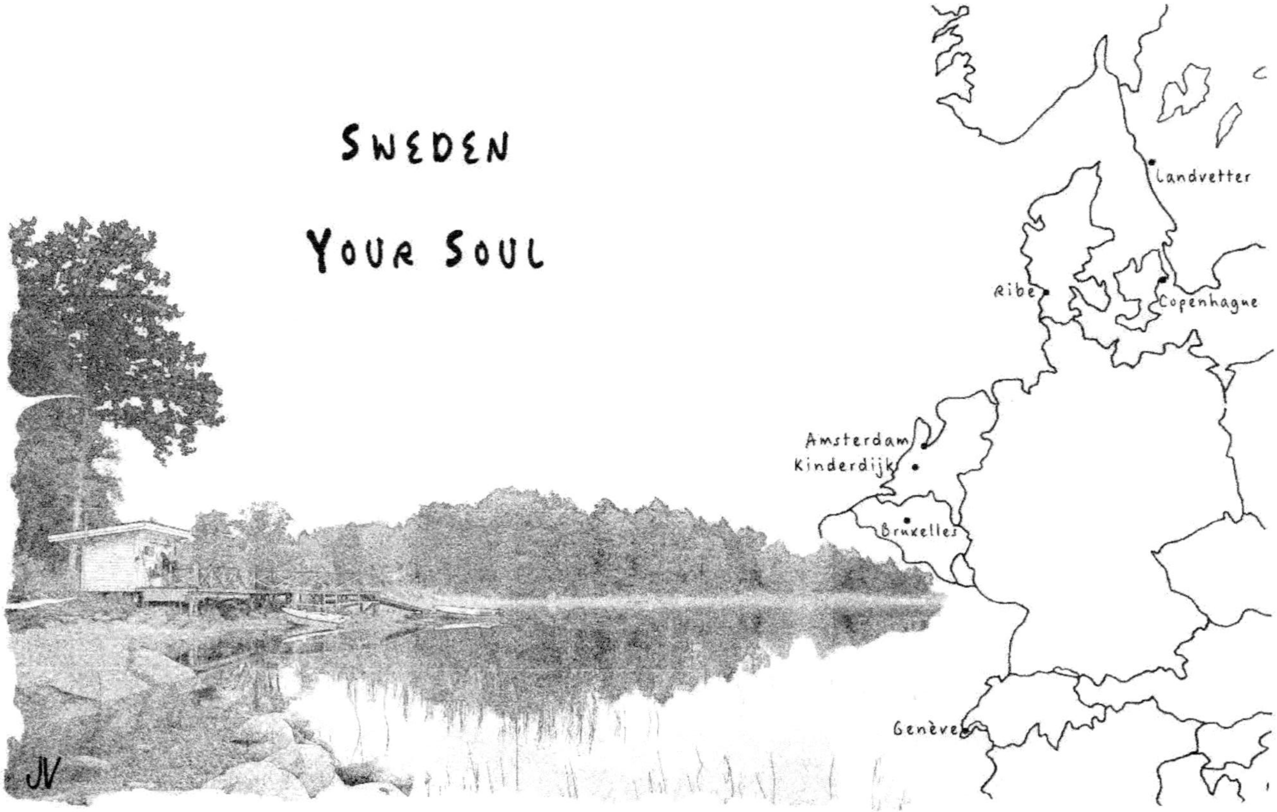

17

SWEDEN YOUR SOUL

Décembre 2018. Nouveau tatouage. J'encre dans ma peau les mots *Love Yourself First*. Une femme est belle quand elle fait ce qui lui plait.

Printemps 2019. Nous partons cette fois pour le cercle polaire. En voiture. Depuis Genève. J'ai dû me renseigner davantage à propos de la législation car la Suède, la Finlande et la Norvège imposent des traitements de vermifugation et des documents particuliers pour les animaux de compagnie, mais rien d'insurmontable.

Pour ce voyage, grâce aux outils de menuiserie de mon Pépé et au savoir-faire de mon Papa, nous avons réalisé un aménagement en bois pour la voiture. Ainsi, j'ai un espace pour ranger mes affaires et un vrai lit avec matelas sur mesure.

Le système de rangement est indispensable dans le Nord, car cette fois, ce ne sont pas les sangliers que je redoute, mais les ours. J'ai découvert qu'en Scandinavie, il existe une loi appelée *Allemansrätt*, en français *Le Droit à la Nature*. Concrètement, cette loi autorise les gens à accéder aux terrains privés pour s'y promener, y skier, s'y baigner et même camper. Attention, lorsque je parle de terrain privé, on n'a pas le droit de planter sa tente dans le jardin d'un habitant. En fait, les espaces sont si vastes là-bas, que de nombreuses parcelles de forêts et certains étangs appartiennent à des gens.

De manière plus générale, l'*Allemansrätt* autorise le bivouac, pour autant que l'on soit suffisamment loin pour que ne pas être vu ni entendu des habitations et que l'on ne laisse pas de traces de son passage. Forte de cette découverte, j'ai bien l'intention de m'isoler quelques jours au bord d'un petit lac en pleine forêt avec Cosmos. Et pour ça, il me faut des provisions non périssables. Mais c'est le genre d'information que je ne peux pas donner à ma Maman avant de partir, évidemment, puisqu'il y a aussi des ours et qu'elle s'inquiète.

Le lit quant à lui sera bien plus confortable que mon matelas gonflable et peut rester en place même en roulant. Toutefois, il a été conçu pour être installé en moins de cinq minutes.

Je crois qu'aujourd'hui encore, mes parents ne sont pas entièrement convaincus, ni par mon système, ni part ma démarche, mais ils respectent mes idées et mes envies. C'est le plus beau cadeau qu'ils puissent me faire. Lorsque je suis arrivée un dimanche avec mes captures d'écran *Pinterest* imprimées et mes schémas dessinés à la main de manière très approximative, mon Papa a ri de bon cœur, puis m'a dit : « *Si c'est vraiment ce que tu veux, OK, on va trouver une solution* ».

J'ai beau eu retourner internet dans tous les sens, personne n'avait encore osé le pari fou d'aménager mon modèle de voiture. Alors, comme pour tout ce que je désire, si ça n'existe pas, je le crée. Et ça tombe bien, car j'ai une idée très précise de ce que je veux.

Premièrement, le lit doit couvrir toute la largeur du véhicule, pour que Cosmos ait aussi de la place et que nous puissions nous tourner. Deuxièmement, il est impératif que je puisse accéder au siège conducteur sans avoir à ouvrir la portière, en cas de départ urgent au milieu de la nuit. Troisièmement, il faut que la structure soit suffisamment légère pour que je puisse la manipuler seule.

Nous avons beaucoup discuté, testé plusieurs solutions et sommes finalement arrivés à un résultat encore plus réussi que ce que j'avais espéré. Chaque centimètre carré est optimisé de manière à rendre mon mini Van vraiment fonctionnel. En plus du plaisir de l'avoir réalisé nous-mêmes, ce dont je suis fière, ce que j'aime dans cet aménagement, ce sont les magnifiques moments père-fille que nous avons passés. Pour marquer le coup, j'ai pyrogravé nos initiales et la date sur la face avant de la caisse de rangement.

Ma maman n'est pas en reste durant la réalisation de ce projet. Elle a la gentillesse de s'occuper de Cosmos pendant les deux semaines que nous prennent la conception et la construction. Elle nous prépare également de bons petits plats pour les pauses de midi. Et enfin, point qui a toute son importance, elle nous propose des solutions innovantes lorsque nous sommes à court d'idées ou face à une impasse.

Au niveau du matériel, je dois emporter beaucoup plus d'affaires que pour les autres voyages. Les variations de température seront importantes. Ainsi que les conditions météorologiques. Je prévois des vêtements d'été et des vêtements chauds. Des tongues, des chaussures de randonnée et des bottes de pluie en caoutchouc. Je prends même la doudoune de Cosmos. S'il reste de la neige, il sera heureux de l'avoir.

La première journée de route nous emmène au Luxembourg, puis en Belgique. Là, nous effectuons une longue pause pour nous dégourdir les pattes et les jambes à Bruxelles. J'avais envie de voir la Grand-Place et le Manneken-Pis, littéralement « le petit homme qui pisse ». Tu sais, la fameuse fontaine du petit garçon. J'avais tellement rigolé à son sujet étant enfant que je suis déçue en découvrant la (toute) petite statue de 55 centimètres de haut. Protégée par une imposante grille.

Bruxelles est très touristique et il y a du monde partout. N'aimant pas la foule ni l'un ni l'autre, nous fuyons l'agitation et nous réfugions dans le grand parc situé en face du palais royal. Puis, d'un commun accord, nous continuons notre périple jusqu'à Kinderdijk, dans la campagne en périphérie de Rotterdam, aux Pays-Bas. Nous avons parcouru près de 1'000 kilomètres en une journée, mais cela en vaut la peine.

Sur place, nous dénichons un camping chez l'habitant. Bordé de chaque côté par des canaux, le terrain fait partie d'une ferme. L'ambiance y est conviviale et Cosmos est très bien accueilli.

A quelques kilomètres de là, se situe le site des Moulins de Kinderdijk, classé au patrimoine mondial de l'UNESCO. L'entrée est gratuite et permet de découvrir 19 moulins hollandais, construits aux alentours de 1740, sur les bords d'un canal de plus de 7 kilomètres de long. Sur place, nous apprenons que les constructions servaient à la gestion de l'eau pour éviter les inondations, la zone étant très marécageuse.

Ce jour-là, le temps est couvert, ce qui facilite l'excursion, puisque nous évitons les grosses chaleurs et le soleil tapant. Pour cinq euros, nous nous laissons tenter par une croisière sur le canal, laquelle nous offre des points de vue sur les moulins. Comme à son habitude, sur le bateau, Cosmos est le centre de toutes les attentions.

Le lendemain, nous partons à la découverte de Rotterdam. Je ne connais pas vraiment cette ville et nous nous laissons porter par nos envies. Naturellement, nous quittons le centre-ville pour rejoindre le bord de l'eau. Le jardin de Het Parc a des faux airs de Central Parc. Il est ombragé, dispose de magnifiques plans d'eau et il est possible d'y lâcher son chien, ce qui est très appréciable dans une grande ville. J'ai tenté l'expérience avec Cosmos, mais il était particulièrement intéressé par les canards du plan d'eau. Je l'ai donc rattaché en vitesse avant qu'il ne me ramène le repas du soir.

Un peu plus loin, nous découvrons le quartier de Delfshaven. C'est l'un des seuls à avoir été épargné par les bombardements de la seconde guerre mondiale, ce qui permet d'admirer l'architecture authentique de l'époque. Puis, nous traversons Middelland, un quartier mixte où se côtoient de grandes allées résidentielles et des rues commerçantes. L'endroit est plutôt animé, avec de nombreuses boutiques et cafés en tout genre. Enfin, nous arrivons dans le quartier Cool. C'est vraiment son nom. Le quartier Cool est le centre de Rotterdam. C'est là que sont regroupés les grands magasins, les fastfoods, les salles de spectacle et les pubs.

Curieusement, malgré les nombreux passants, j'aime bien l'ambiance qui se dégage de cette ville. C'est pourquoi nous nous installons à la terrasse d'un bistrot dans une petite rue parallèle pour savourer un panini jambon fromage, « *mais avec le jambon à part dans l'assiette s'il-vous-plait* ». Cosmos est heureux, je le suis aussi.

Le jour suivant, nous nous rendons à Amsterdam. J'ai déjà visité la ville à deux reprises, mais l'idée d'y créer des souvenirs avec Cosmos est vraiment plaisante.

En cherchant un peu, j'ai découvert qu'il existe un camping officiel. Il est situé de l'autre côté de la baie, dans un quartier populaire et résidentiel. Il est également bordé par un grand parc, qui permet de promener son chien. Pour nous rendre au centre-ville, il suffit de marcher 15 minutes et de prendre gratuitement le ferry.

De bon matin après un rapide petit-déjeuner, nous montons à bord du transbordeur, impressionnés tous les deux par l'embarcation. Oreilles au vent, Cosmos observe tout ce qui se passe par le hublot. En débarquant sur la terre ferme, nous entendons retentir de puissantes sirènes d'alerte. Surprise, j'observe le comportement des gens autour de nous. Ces derniers semblent également chercher une explication du regard.

C'est alors que mon téléphone vibre dans ma poche. Je le sors pour regarder la notification sur mon écran :

Alerte d'urgence
NL-Alerte
Controlebericht. U hoeft niets te doen.
Meer informatie op www.nl-alert.nl

Mon sang ne fait qu'un tour. Ne parlant pas hollandais, ce message pouvait dire deux choses. Soit il s'agissait d'un simple contrôle des installations, soit il fallait valider le fait que j'étais en sécurité.

Je réfléchis vite, très vite. Je n'ai reçu aucune information au sujet d'un exercice de la part de la réception du camping, ni lu d'affiches d'information dans les rues. Les gens autour de moi sont inquiets et les rues se vident. Je choisis la sécurité. Je prends Cosmos dans mes bras pour aller plus vite, et cours nous mettre en lieu sûr. Cachés derrière des containers dans une petite rue déserte, je ressors mon téléphone et utilise le traducteur en ligne pour comprendre le message :

Rapport de contrôle
Tu n'as rien à faire. Plus d'informations sur ...

Soudain, je me sens un peu ridicule. Mais alors pourquoi intituler un simple message de contrôle « Alerte d'urgence » ? Et pourquoi ne pas le traduire au moins en anglais ? Nous avons aussi ce genre de test grandeur nature en Suisse une fois par année. Mais pour éviter d'affoler la population, des annonces sont publiées dans tous les médias plusieurs jours à l'avance.

Je réalise qu'inconsciemment, les événements tragiques de ces dernières années en France m'ont conditionnée au risque réel de survenue d'un attentat terroriste. Reprenant peu à peu mes esprits, je me fais la réflexion que, tout compte fait, j'ai eu la bonne réaction. Dans le doute, se mettre en lieu sûr d'abord et aviser ensuite. Cosmos a été exemplaire. Sentant ma peur, il a suivi le mouvement sans poser de question.

Pour nous remettre de nos émotions et comme nous ne l'avions pas fait à Venise, nous optons pour une croisière sur les canaux. Pour l'anecdote, lorsque j'ai acheté mon billet, le caissier a d'office validé deux tickets. Je lui explique que nous sommes bien « deux » mais que mon compagnon de voyage se déplace sur ses quatre pattes.

Cosmos choisit de s'installer à l'avant, à côté de la fenêtre. Assis sur mes genoux, il ne rate pas une miette du spectacle. Pendant les 10 premières minutes. Ensuite, bercé par les vagues, il se couche en boule contre mon ventre et pique un roupillon.

Après ça, nous faisons un tour de la ville à pied. Nous passons devant la maison d'Anne Franck, transformée en musée. Les chiens n'y sont pas autorisés. Tout comme le musée Van Gogh et la fabrique *Heineken*. Par chance, je les ai déjà visités lors de ma première visite d'Amsterdam, il y a bien des années. Dans le quartier rouge, je dois porter Cosmos à cause des nombreux débris de verre un peu partout sur le sol.

Si tu te poses la question pour les Coffee Shop, et bien, je n'en sais rien non plus. Je n'ai pas testé. Parce que ça me semblait complètement stupide d'imposer toute cette fumée à Cosmos. *Pssssst ... A Amsterdam, un Coffee Shop, ce n'est pas un magasin de café, mais un établissement qui vend des cigarettes au cannabis que l'on peut fumer sur place et qui propose, accessoirement, une petite restauration*. J'ai maintenant 35 ans, donc j'estime qu'il y a prescription et je peux avouer (et assumer) avoir testé, comme tout le monde, lorsque je suis venue à 20 ans. C'était rigolo, surtout parce que c'était interdit chez nous. Mais de là à renouveler l'expérience avec Cosmos, non merci.

Avant de rentrer au camping, nous nous plions aux traditionnels achats de souvenirs. Pour moi, je prends un magnet de la ville, pour agrandir la collection sur mon frigo. Cosmos, lui, choisis une chaussette *I Love Amsterdam*. Content de son cadeau, il se promène fièrement dans les rues de la ville, son trophée dans la gueule. Parfois, il en faut peu pour être heureux.

Le passage à venir va certainement te faire rigoler, mais sache qu'il est important pour la compréhension de la suite de ce voyage.

En descendant du ferry pour rentrer au campement, nous traversons la zone résidentielle et ses jardins ensoleillés. Sur la pelouse de l'un d'eux, un chat est tranquillement allongé pour profiter des premiers rayons de soleil de la saison.

Malheureusement pour lui, pour Cosmos et pour moi, nous nous sommes tous aperçus de la présence des uns et des autres au même moment, à savoir lorsque nous nous sommes retrouvés face à face, à moins de deux mètres d'écart. Ceci a eu pour effet trois réactions simultanées :

1. Cosmos a voulu le bouffer (il n'a jamais aimé les chats)
2. J'ai immédiatement pris mon chien dans les bras
3. Le chat, se sentant attaqué, m'a sauté dessus, toutes griffes dehors.

Afin de calmer les esprits de tout le monde, j'ai voulu partir, tout en gardant mon chien dans les bras, mais le chat a continué à me donner de sérieux coups de patte sur les pieds et les chevilles. Puis, il a tenté de grimper le long de ma jambe. J'ai donc commencé à courir (en tongs, avec mon sac à dos et mon chien surexcité dans les bras). Le chat nous a poursuivis sur 500 mètres et n'a abandonné son objectif que lorsque nous avons croisé d'autres personnes sur le trottoir.

Une fois de retour au camping, j'ai pris une douche pour rincer le sang séché sur ma jambe, mais ne me suis pas inquiétée outre mesure des plaies relativement profondes infligées par l'animal. Après tout, ce n'était qu'un chat.

J'ai expliqué dans les chapitres précédents que je mets un point d'honneur à goûter les spécialités locales lorsque je voyage. J'applique le même état d'esprit pour Cosmos et lui achète du fromage hollandais pour lui faire découvrir d'autres saveurs. Sa réaction est sans appel. Le fromage, c'est suisse. Ce truc inodore que je tiens entre les mains, je peux me le manger toute seule.

Avant de continuer notre aventure, nous faisons un rapide détour par Haarlem, à 40 minutes d'Amsterdam. L'idée m'est venue un soir en parcourant la carte de la région, à la recherche d'activités et de plages autorisées aux chiens. Lorsque j'ai vu le nom Haarlem, l'occasion de faire des photos « fun » était trop belle pour passer à côté. En réalité, Haarlem, aux Pays-Bas, n'a rien à voir avec Harlem, à New-York. Il s'agit d'une petite ville à l'architecture néerlandaise typique. En moins d'une heure, nous avons fait le tour de cette charmante bourgade.

Lorsque nous quittons l'Allemagne pour entrer au Danemark, nous sommes arrêtés par les douaniers. Ces derniers contrôlent nos documents avant de nous souhaiter une bonne suite de voyage. Comme quoi, parfois, ça peut aussi bien se passer.

Le matin, j'avais pris soin de réserver en ligne un camping à Ribe, une petite ville proche de la frontière. A l'heure où nous arrivons, la réception est déjà fermée, mais un automate permet de s'enregistrer et de choisir son emplacement. La machine me remet deux cartes électroniques. Une pour le portail d'entrée. Quant à l'autre, je suppose qu'il s'agît d'un double pour un éventuel co-voyageur.

Au moment de prendre ma douche, je remarque une drôle de pièce électronique contre le mur. *Ah*, me dis-je, il doit s'agir d'un bouton d'alarme en cas de malaise. *Bien pensé !* Le mince filet d'eau ne semble pas très chaud, mais qu'importe, vu mon état de fatigue, il fera l'affaire. L'eau est froide, très froide, je me mouille en vitesse et c'est au moment où je fais mousser le shampooing dans mes cheveux que je comprends l'utilité de la seconde carte d'accès, que je n'ai, forcément, pas prise avec moi. J'en ai besoin pour prendre une douche chaude !

Dès cet instant, il m'a fallu une grande dose de courage (et quelques jurons), pour réussir à éliminer tout le savon dans mes cheveux, ce qui m'a pris un certain temps puisque le débit de l'eau (glacée) était réduit. Il semblerait que je sois incapable de retenir la leçon de certaines erreurs du passé.

Ce que je trouve plutôt désagréable dans cette histoire, ce n'est pas la douche froide (enfin si...mais ce n'est pas le sujet). C'est le fait qu'à 30 € la nuit, chaque douche chaude est facturée en supplément, à 1.50 €. D'où la nécessité de la carte qui fait office de « carte de crédit » en attendant le *check out*. Drôle de pays.

Ribe est la plus ancienne ville du Danemark. Pour autant, elle n'a rien d'une « grande ville ». Pour te donner une idée, Cosmos et moi en avons fait le tour à pied en une demi-heure environ. Il y a une rue principale, quelques boutiques et restaurants, et une église. Le pays a la réputation d'être très cher, et j'en ai eu la confirmation. Les prix sont les mêmes qu'en Suisse. Ici, les habitants mangent à 18h00. A 20h00, il n'y a plus personne dans les rues. Un peu comme chez nous, en Suisse-Allemande, finalement.

Si nous sommes venus à Ribe, c'est surtout pour visiter le village viking reconstitué, avec des figurants. Un peu à l'instar des cités médiévales vivantes en France, ici, on peut avoir un aperçu de ce qu'était la vie de ces commerçants, explorateurs et pirates scandinaves. Si tu connais la série *Vikings* (disponible sur *Netflix*), on a un peu l'impression de se retrouver à *Kattegat*, même si l'on n'a pas croisé Ragnar Lodbrok.

Tu te souviens lorsque je t'ai dit que l'attaque du chat à Amsterdam aurait des répercussions plus tard dans ce voyage ? Eh bien, nous y sommes. Les plaies ont du mal à cicatriser et commencent à avoir mauvais aspect. Je veux dire par là qu'il y a du pus et que les bords sont violacés. J'aborde le sujet avec mes parents lorsque je les appelle en visio.

Ma Maman m'intime l'ordre de désinfecter ma jambe correctement et d'aller voir un médecin. Je ne m'inquiète pas vraiment, elle a toujours été beaucoup plus attentive que moi à ce genre de détails. Après tout, j'ai déjà connu pire.

La réaction de mon Papa, en revanche, me fait davantage réfléchir. Lui qui a été ambulancier pendant une bonne partie de sa carrière professionnelle ne se laisse pas facilement impressionner par une blessure et a une vision assez proche de la mienne en ce qui concerne le recours à la médecine. Pourtant, cette fois, je le sens hésitant. Il insiste également pour que je prenne la chose au sérieux.

Je raconte alors la scène de l'attaque en détail, en rigolant. Mais je suis la seule à rire. Mes parents s'accordent sur le fait que le comportement du chat n'est pas normal et que je devrais vraiment aller consulter à l'hôpital le plus proche. Selon eux, il n'est pas exclu que l'animal en question soit porteur de la rage. S'ensuit une brève (mais efficace) conversation sur les risques de transmission de maladies par griffures et morsures d'un animal sauvage. Je commence à rire jaune, j'ai trop de fierté pour admettre qu'ils ont raison.

Durant la nuit, tout se bouscule dans ma tête et, malheureusement, j'ai accès à Internet. Je commence donc à chercher les modes de transmission de la rage par un chat à l'humain. *Le chat en question était-il sauvage ?* Non, sinon il n'aurait pas défendu son jardin. *A-t-il pu être en contact avec un animal malade ?* Possible, puisqu'il y avait un grand parc forestier à moins d'un kilomètre. *M'a-t-il seulement griffée ou aussi mordue ?* Je ne sais plus. *Suis-je dans une zone endémique ?*

Je finis par surfer sur le site de l'Institut Pasteur, lequel m'apprend que le temps d'incubation de la maladie varie de quelques jours à quelques mois. Lorsque les premiers symptômes apparaissent, l'évolution de la maladie se fait en quelques jours (voire quelques heures) et l'issue est toujours fatale. Il existe un traitement, mais celui-ci doit impérativement être administré avant l'apparition des premiers signes.

J'avoue sans honte que là, c'est panique à bord dans ma tête ! Première question : *Mais pourquoi B***, pourquoi je n'ai pas désinfecté les plaies ce soir-là ? Maintenant, elles sont violacées et douloureuses, mais impossible de savoir si c'est à cause de l'infection qui s'installe ou si c'est autre chose ! D'ailleurs, ça fait combien de temps ? 3 jours ? 4 ? 5 ? Ah je sais… Je vais regarder la date sur les photos de ce jour-là… 4 Jours !!! Ça fait déjà 4 jours !!! Et les premiers symptômes peuvent apparaitre au bout d'une semaine seulement, et si c'est le cas, il n'y a plus rien à faire !*

Il est 2h du matin mais peu importe. Il y a urgence. J'envoie un message à mon médecin, en Suisse. Lequel est vraiment adorable et me répond à la première heure au petit matin. Il ne trouve aucune information sur les risques de rage aux Pays-Bas. Toutefois, il me conseille, en cas de doute, de me rendre à l'hôpital le plus proche pour recevoir une première injection de vaccin. Super, j'en reviens au même point.

J'appelle mon assurance rapatriement et assistance à l'étranger, qui me met en relation avec un médecin spécialisé à Genève. Ce dernier ne trouve rien non plus, et après une bonne heure de recherche, décide lui-aussi de me rediriger vers l'hôpital danois le plus proche, situé à Esbjerg (à 35 kilomètres de Ribe). Selon lui, il faut agir tout de suite et ne pas attendre encore 3 jours, temps que j'aurais mis à rentrer en voiture pour me faire soigner en Suisse.

Voyager seule avec son chien en mode *roadtrip*, en dormant dans sa voiture, c'est vraiment génial. Mais ça a ses limites. Et je les ai découvertes avec cette mésaventure.

Nous sommes au mois de juin. Il n'est que 9h00 du matin et le mercure affiche déjà 20 degrés. Le parking de l'hôpital est en plein soleil et je n'ai pas le droit d'emmener Cosmos avec moi à la consultation (j'ai quand même demandé... sur un malentendu, ça aurait pu passer). J'obtiens un rendez-vous pour 10h00 avec le médecin de garde.

En une heure, j'ai fait le tour de la ville à la recherche d'un parking souterrain, découvert qu'il n'y avait pas de vétérinaire (j'étais prête à payer une consultation juste pour qu'il me garde mon chien), et que les postes de Police n'ont rien à voir avec ceux de chez nous (il fallait prendre un numéro et attendre son tour, avec au moins 25 personnes devant moi). Bref, j'ai dû me rendre à l'évidence, aucune solution ne se dessinait.

Je finis par revenir sur le parking de l'hôpital, où je trouve enfin une place bien à l'ombre. J'ouvre toutes les fenêtres, place les isolations contre la chaleur comme je peux, mets une gamelle d'eau à disposition de Cosmos et dépose bien en évidence un panneau avec mon numéro de téléphone sur le pare-brise, en indiquant où je me trouve.

De retour en salle d'attente, comme le médecin a du retard, j'informe les infirmières que je vais attendre dehors pour surveiller mon chien, Ils n'ont qu'à venir me chercher là-bas.

Étonnement, une place se libère subitement et le médecin arrive. Encore une fois, je lui explique la situation et sur un ton très affirmé, je lui laisse le choix : soit la consultation dure moins de 10 minutes, soit elle se déroule sur le parking. S'il le faut, je suis prête à signer une décharge.

En écoutant le récit de ma mésaventure avec le chat, le médecin éclate de rire. Lorsqu'il retrouve son calme, il m'explique que la rage a été totalement éradiquée chez les animaux domestiques aux Pays-Bas depuis plus de 20 ans. Toute comme au Danemark et dans le nord de l'Europe. Aussi, il ne dispose pas de l'antidote que je suis venue chercher.

Comme je suis peu convaincue par son discours, il me rassure sur le fait que la seule manière de contracter la rage serait de me faire mordre directement par une chauve-souris ou un animal importé illégalement. Et même dans le cas hautement improbable où le chat serait parti chasser moins de 48h avant de m'attaquer et qu'il aurait mangé une chauve-souris contaminée, il n'y a pas de risque de contamination.

Toutefois, je me fais copieusement disputer pour avoir laissé les plaies s'infecter à ce point. Pour la peine, je vais devoir les désinfecter trois fois par jours et suivre de près leur évolution. En outre, j'ai droit à un vaccin de rappel contre le tétanos. Résignée, je retire la manche de mon pull. Mais au Danemark, c'est de la médecine militaire. Il m'injecte le produit directement dans le muscle du cou, sans désinfection préalable. Je me demande encore aujourd'hui si c'est une habitude chez eux ou si le médecin a voulu se venger.

Toujours est-il qu'en huit minutes chrono, j'étais prise en charge, rassurée, vaccinée et allégée de 100 € pour la consultation. Sur ce, je suis immédiatement retournée à la voiture en courant, où j'ai retrouvé Cosmos paisiblement endormi et bien au frais.

Si une banale agression de chat prête à sourire, j'ai réalisé ce jour-là que la liberté offerte par la voiture aménagée amène d'autres contraintes en cas d'urgence. Si j'étais allée à l'hôtel, j'aurais pu laisser Cosmos dans la chambre le temps de trouver un médecin. Si j'avais été accompagnée, la solution était toute trouvée. Mais là, à 1'300 kilomètres de chez moi, dans un pays dont je ne parle pas la langue, je ne peux que remercier l'Univers que tout se soit bien déroulé et que je n'aie pas eu besoin de me faire hospitaliser.

De retour en Suisse, je me suis fait vacciner contre la rage à titre préventif. Parce que j'ai la mauvaise habitude de caresser tous les chiens que je croise en voyage. Parce que la rage se transmets par la salive sur une plaie ouverte, même sans morsure. Parce que dans certains pays de l'Est, la maladie est encore très présente. Parce que je voyage avec un chien et qu'en cas de bagarre, je peux être amenée à mettre les mains au milieu de la mêlée pour séparer tout le monde. Parce que je n'ai pas envie de revivre l'angoisse du Danemark.

Après ma visite à l'hôpital d'Esbjerg, je suis partie à la plage avec Cosmos, pour lui permettre de se défouler les pattes, avant de retourner au camping. Nous nous rendons au Wadden Sea National Park, l'un des quatre parcs nationaux du Danemark. Normalement, on peut y voir les oiseaux migrateurs, des paysages typiques et, si on a de la chance, des phoques.

Pour ma part, je sais que ces animaux sont peureux et qu'ils peuvent être agressifs s'ils se sentent menacés. Comme j'ai déjà eu la chance d'en voir, je n'ai pas envie de les déranger. Par ailleurs, je ne suis pas certaine de la réaction de Cosmos, qui reste un chien de chasse. Aussi, nous avons simplement profité de courir dans le sable. J'avais envisagé de me baigner, mais la température de l'eau m'a vite découragée.

En fin de journée, je commence à ressentir les premiers effets du vaccin. Les trois jours suivants sont terribles pour moi. A l'endroit de l'injection, je fais une forte réaction, laquelle se transforme en une grosse boule dure de la taille d'une balle de ping-pong, juste entre le cou et l'épaule. Impossible de porter un sac à dos. Le simple fait de lever le bras pour m'habiller est douloureux.

Alors, je ne te raconte pas l'inconfort pour m'installer et dormir dans la voiture. J'ai mal partout, je suis fiévreuse, incapable de manger. Je me sens si mal que même le réconfort et les câlins de Cosmos ne suffisent plus. Il me faut près d'une heure de conversation au téléphone avec ma Maman pour retrouver le moral, car je suis à deux doigts d'opérer un demi-tour pour rentrer à la maison. Même si je lui raconte rarement mes aventures de voyage, lorsque plus rien ne va, c'est quand même elle que j'appelle.

Nous arrivons à la conclusion que je suis peut-être simplement dans une mauvaise passe et qu'il me faut un peu de temps pour m'en remettre. Je choisis de continuer jusqu'à *Copenhague* et d'aviser ensuite.

Après ces derniers jours éprouvants, j'ai besoin de confort. Je trouve un charmant studio attenant à une ferme, en location sur *AirBnB*. Il se situe à la campagne, dans le village de Kokkedal, à 30 minutes de Copenhague. Je le réserve pour deux nuits, le temps de reprendre des forces et de décider de la suite.

Le logement dispose d'une salle de bain spacieuse, d'un petit coin cuisine et d'une pièce à vivre avec une table, une télévision à écran plat et un grand lit douillet. En discutant avec la propriétaire, elle m'explique volontiers où aller promener Cosmos et me donne quelques tuyaux pour visiter la capitale le lendemain.

Nous commençons par explorer le quartier de Nyhavn, qui veut dire « vieux port ». Nyhavn, c'est le paysage le plus connu de Copenhague, celui que l'on voit sur toutes les cartes postales. Il s'agit d'un canal, dont les maisons, de part et d'autre, arborent des couleurs vives. Sur les quais, les terrasses des cafés et restaurants se partagent les centaines de touristes fraichement débarqués de l'aéroport.

Nous passons ensuite devant la jetée nommée Kvæsthus et le Skuespilhuset Ofelia Palds (le théâtre royal danois), avant de longer les quais pour rejoindre Little Mermaid. La Petit Sirène de Copenhague, c'est un peu comme la Tour Eiffel à Paris, ou le Jet d'Eau à Genève. C'est l'emblème de la ville. En danois, elle s'appelle Den lille havfrue, et représente l'héroïne du conte du même nom, écrit par Hans Christian Andersen, un enfant du pays.

Direction les jardins de Kastellet. Ancienne citadelle fortifiée, elle abrite aujourd'hui les bureaux du ministère de la défense. On peut la visiter à pied et elle est entourée d'un magnifique parc arboré en forme d'étoile, parfait pour une bouffée de nature et de calme. En retournant vers le centre-ville, nous assistons à la relève de la garde devant le Palais d'Amalienborg.

Nous jouons les touristes en prenant place sur une terrasse de Nyhavn. C'est joli, c'est typique et parfois, ça fait du bien de se prélasser un peu. Je commande un *frokosttallerken* (plateau déjeuner) pour goûter les spécialités danoises. On me sert des œufs, de la salade, du poisson frit et des toasts. Cosmos, couché en boule sur mes genoux, tremble de froid. J'enlève ma veste pour le couvrir lorsque la serveuse se dirige vers nous, une gamelle d'eau dans une main, et une couverture dans l'autre. Une bienveillance très appréciée.

Pour terminer la journée, nous sillonnons les rues commerçantes, à la recherche de souvenirs et cartes postales.

De retour au cottage, je prends une longue douche chaude et relaxante, pendant que Cosmos apprécie une sieste bien méritée. Chose rarissime pour moi en voyage, je profite de la box connectée pour regarder une série à la télévision via mon abonnement personnel. Nous passons la soirée ainsi et ne tardons pas à nous endormir, épuisés. Je n'ai pas encore décidé si nous continuons le voyage ou si nous rentrons demain.

Au petit matin, je me sens en pleine forme. Ces quelques jours de repos ont été salvateurs. *Allez Caro, t'es pas venue jusqu'ici pour rebrousser chemin maintenant. T'en as déjà vu d'autres, et des pires, durant les précédentes expéditions. T'as eu un souci, OK, mais tu l'as géré et maintenant c'est derrière toi. Regarde tout ce que tu as déjà affronté dans ta vie, tu ne vas pas te laisser impressionner par si peu ! Fonce, vis à fond ! Si tu fais demi-tour maintenant, tu vas le regretter.* Deux bonnes nuits de sommeil réparateur ont chassé mon humeur pessimiste et je me réjouis de reprendre la route en direction de la Suède.

Pour rejoindre le pays d'*Ikea*, deux solutions s'offrent à nous : prendre le ferry ou emprunter l'Øresundsbron, un pont-tunnel qui relie Copenhague à Malmö. Je dis pont-tunnel, car depuis le Danemark, il s'agit d'un tunnel qui passe sous la mer. Celui-ci ressort sur une île et continue depuis-là par un pont à haubans jusqu'en Suède. La seconde option ajoute une heure au trajet mais elle est tellement exceptionnelle que je ne veux pas la rater.

Le concept de relier un pont et un tunnel est déjà incroyable en soit, mais l'idée de rouler dans un tunnel qui passe sous la mer est vraiment impressionnante. Je suis si heureuse d'effectuer la traversée, avec mon chien, au volant de ma propre voiture. J'ai les yeux qui brillent comme une enfant. Ça, ce n'est pas banal comme expérience !

Une heure plus tard, je m'arrête dans un supermarché. Je découvre quelques spécialités surprenantes dans les rayons : bacon et fromage en tube, langouste et fromage en tube, purée d'abricot en brique d'un litre, et le fameux *surströmming*, dont j'avais entendu parler avant mon départ.

Le *surströmming* est une spécialité culinaire en Suède et c'est le plat traditionnel pour les fêtes de Noël, Pâques et *Midsommar* (la fête de l'été). Il est fabriqué à base de hareng fermenté, pêché dans la mer Baltique, puis salé et conditionné dans une boîte de conserve qu'on laisse vieillir et fermenter (plusieurs mois, voire plusieurs années), pour développer son « arôme ». A l'époque, il s'agissait surtout du moyen de conservation le moins cher. L'odeur est tellement forte, qu'il est apparemment défendu d'ouvrir une boîte dans les lieux publics et formellement interdit d'en transporter en bagage à main dans un avion. Certains qualifient même le *surströmming* de « pire odeur du monde ».

J'ai testé et clairement, ça pue ! Lorsque j'ai ouvert la boîte, je n'ai pas immédiatement senti l'odeur, alors j'ai approché mon visage et là, mon nez a été pris d'assaut par une odeur nauséabonde de chiottes ! Je n'ai pas d'autre mot. Ça sent les chiottes. Les chiottes publiques portatives en plastique que l'on trouve dans les festivals, que l'on aurait laissées en plein soleil par temps de canicule, durant des heures. Ou les chiottes sèches que l'on trouve dans les refuges de montagne.

Après quelques minutes d'hésitation, comme l'odeur ne s'atténue pas, je vide le jus. *Mauvaise idée !* L'odeur nauséabonde se propage de manière exponentielle, au point que je dois m'écarter. Un nuage de grosses mouches noires apparaît soudain. Elles ont découvert le banquet de l'année.

A ce moment-là, je doute sérieusement de ma capacité à avaler ce truc. J'ai cherché la définition de « fermentation » sur internet (puisqu'il s'agit de hareng fermenté), histoire de me rassurer, mais *Le Larousse* n'a fait qu'amplifier mon appréhension : « pourriture, décomposition enzymatique de la matière organique ». *Pourriture !* C'est donc du poisson pourri que je m'apprête à consommer. *Allez allez Caro...*

J'ai parlé de l'odeur du *surströmming*... Mais son goût est encore pire ! Ça pique, ça brûle la langue, le palais, les joues, l'œsophage jusqu'à l'estomac ! Il me faut mâcher longuement pour réussir à avaler chaque bouchée, tout en chassant les mouches qui s'agglutinent. Les grimaces de dégout sont nombreuses. Après ça, il m'a fallu deux douches et une dizaine de brossage de dents pour me débarrasser de l'odeur et j'ai eu des aigreurs d'estomac toute la nuit, malgré un repas copieux juste après. Ma conclusion personnelle : j'ai testé le *surströmming*, et je ne recommencerai pas.

Une chose qui m'a particulièrement marquée le long des routes suédoises, ce sont les innombrables *fast-food* et l'on trouve un peu partout et surtout au milieu de nulle part. Au pays du bien-être et de la vie seine, c'est assez surprenant.

La météo ne s'annonce pas très clémente pour les jours à venir. Aussi, j'opte pour un nouveau *AirBnB*, car camper sous la pluie, ça passe encore, mais dormir dans la voiture sous la pluie, j'ai donné et je n'ai pas envie de recommencer. A 30 minutes de Göteborg, je déniche un petit chalet au bord du lac Västra Ingsjön.

Lorsque j'ai parlé de ce voyage à mes parents avant le départ, ce qui me faisait rêver, c'était de m'imaginer dans une petite cabane en pleine forêt, au bord d'un lac et de pouvoir y faire du canoë. C'était vraiment ce que j'espérais y trouver. J'ai eu la chance d'en louer plusieurs durant ce voyage, mais celle qui m'a le plus marquée, c'est celle-ci, à Landvetter.

Le moins que je puisse dire, c'est que sur les derniers 15 kilomètres, je me demande où je vais me retrouver. Je traverse des villages de plus en plus petits, jusqu'à m'enfoncer dans une forêt sombre sur une route sinueuse, sans plus la moindre habitation. Soudain, un panneau sur le bord de la route m'indique de tourner sur un chemin privé en terre battue. *OK.* Je me gare sur le parking improvisé.

Un homme vient à notre rencontre et lance « *Hey salut ! Tu dois être Caro, tu as fait bonne route ?* ». Il m'a fallu plus d'une minute pour comprendre que ce monsieur me parle en français. Et sans accent ! J'ai appris plus tard qu'il a vécu plus de 20 ans à Genève et avait reconnu ma plaque d'immatriculation.

Le chalet est tel que je l'espérais. Une petite cuisine, une salle de bain et une grande pièce à vivre. En face du lit, une baie vitrée offre une vue imprenable sur le lac, situé au fond du jardin, à quelques dizaines de mètres.

En ouvrant le frigo pour y déposer mes courses, je découvre plusieurs canettes de bière, déposées là à mon attention, pour me souhaiter la bienvenue. Les propriétaires sont discrets et respectent mon besoin d'isolement. Pour autant, ils sont présents pour discuter cinq minutes, me donner des informations lorsque j'en ai besoin ou m'expliquer comment utiliser les infrastructures mises à disposition. J'apprécie qu'ils me laissent mon intimité avec mon chien, puisque c'est ce que je suis venue chercher ici.

Dans ma vie quotidienne en Suisse, c'est souvent quelque chose qui me manque et que les autres ne comprennent pas. J'ai fréquemment besoin de me retirer de l'agitation et des gens. De me retrouver dans ma bulle. J'aime mes amis, mais les interactions sociales m'épuisent. Elles ne me sont bénéfiques qu'à petites doses. Pour me ressourcer, j'ai besoin de me retrouver seule avec moi-même.

C'est une chose que j'ai apprise au cours de mes voyages. Je ne suis pas misanthrope, mais j'ai besoin de me retirer de la société pour y trouver ma place. Lorsqu'il y a trop d'individus dans une même conversation, ou que je me retrouve face à une personnalité extravertie, je me mets en retrait et m'évade mentalement, en attendant de pouvoir le faire physiquement. Je m'ennuie facilement en communauté, c'est un fait.

Ce n'est pas par manque de respect ou d'intérêt pour mes semblables. J'ai besoin d'être seule, de préférence au contact de la nature. Cela me permet de prendre du recul et de mettre de l'ordre dans les pensées et idées parfois trop nombreuses qui se bousculent dans ma tête. C'est un mécanisme que j'ai depuis l'enfance.

A l'époque, je lisais beaucoup et je participais rarement aux jeux de groupe dans la cour d'école. J'en ai souvent souffert, mais aujourd'hui, j'en connais la raison. J'ai appris à me comprendre pour bien le vivre et surtout, pour m'épanouir. Je suis comme ça, et je l'accepte.

Sylvain Tesson, qui est un auteur et un aventurier que j'apprécie énormément, a écrit : « *Et si la liberté consistait à posséder le temps ? Et si le bonheur revenait à disposer de solitude, d'espace et de silence – toutes choses dont manqueront les générations futures ? Tant qu'il y aura des cabanes au fond des bois, rien ne sera tout à fait perdu.* »

La cabane est située au bord du lac, et le lac est entouré de forêts. Cosmos adore courir dans les herbes hautes, renifler, creuser à n'importe quelle heure du jour ou de la nuit, qui n'en est pas une. Au mois de juin, sous ces latitudes, il ne fait jamais nuit. Nous ne sommes pas encore assez proches du cercle polaire pour observer le véritable soleil de minuit, mais le jour ne se couche pas vraiment non plus. A 23h00, le ciel s'assombrit légèrement, et à 3h00 du matin, il fait aussi jour qu'à 10h00 chez nous.

L'accès au lac se fait via une petite plage privée, sur laquelle a été construit un ponton en bois. Nous avons également la possibilité d'emprunter le canoë qui y est amarré pour voguer sur les flots et explorer ce petit coin de paradis d'une autre manière. Nous en profitons à plusieurs reprises, toujours à des heures différentes, pour nous imprégner des ambiances magiques offertes par la nature.

Seuls sur notre canot, au milieu du lac, nous naviguons des heures durant. Cosmos observe attentivement mes coups de pagaye et tente d'attraper les gouttelettes d'eau qui tombent à chaque fois que je change de côté. Nous sommes seuls, nous sommes libres et nous sommes heureux. J'ai le sentiment de vivre l'expérience que je suis venue chercher. La simplicité, la vraie. Les bonheurs simples. Le goût de l'authentique. Un retour à l'essentiel, qui se révèle être la seule nécessité. Sans contrainte. Juste mon chien et moi, entourés de Nature. L'expérience *Into The Wild*, vécue à notre façon.

« *And into the forest I go, to lose my mind and find my soul.* », John Muir, écrivain, fondateur du mouvement naturaliste et du parc de Yosemite, en Californie. (Et dans la forêt je vais, pour perdre mon esprit et trouver mon âme).

Un matin, au retour d'une balade, il doit être environ 5h00 lorsque Cosmos et moi nous asseyons au bout du ponton. Mes jambes pendent dans le vide. Lui pose sa tête sur mes cuisses.

A cet instant précis, je comprends que nous nous suffisons l'un à l'autre et que plus rien d'autre n'a d'importance. La boucle est bouclée. Ici, au bord de ce lac, j'ai trouvé la réponse que je suis partie chercher il y a sept ans maintenant, en parcourant le monde avec mon sac à dos. Je ne ressens plus le besoin de me prouver quoi que ce soit. Je sais qui je suis, ce que je veux, ce que je vaux et je n'ai besoin de personne pour me définir.

Je retrace mentalement tout le chemin parcouru, de la petite fille réservée que j'étais, assoiffée d'aventures, en passant par la jeune femme qui a eu le courage de quitter un mari maltraitant et de partir réaliser ses rêves, jusqu'à la femme affirmée qui est à présent assise ici.

J'ai tellement d'histoires de voyage, qu'il me faudra un livre entier pour toutes les raconter. Et certaines, je sais que je les garderai pour moi, définitivement. Je voulais voir le monde et je l'ai vu. Je l'ai parcouru, je l'ai gouté, je l'ai pleuré aussi parfois. J'ai côtoyé le luxe et j'ai vu la misère. J'ai mis mes aprioris et mes idées reçues à l'épreuve, je me suis forgée mes propres valeurs.

J'ai sans doute vécu plus d'expériences en quelques années que la plupart des gens dans toute une vie. Cela m'a permis de trouver ma place au milieu de toute cette immensité. Il m'a fallu beaucoup de force et de détermination pour traverser toutes ces épreuves, dépasser mes peurs et en tirer une leçon positive. Pour découvrir qui je suis vraiment au fond de moi.

Cosmos m'a apporté tellement d'amour et de soutien que je peux honnêtement dire aujourd'hui que c'est lui qui m'a permis d'arriver jusque-là, et de guérir une bonne fois pour toutes de mes blessures du passé et de devenir moi-même. Aujourd'hui, grâce à lui, je suis heureuse, indépendante, accomplie et épanouie. Un cadeau de l'Univers. Il porte bien son nom, mon Cosmos !

18

EPILOGUE

ET DIEU AVAIT UN PLAN

Printemps 2019. Je suis assise au bord de ce lac suédois, entourée de forêts. La nature semble calme, paisible, tout comme moi. Mon chien Cosmos est allongé dans l'herbe à mes côtés, profitant des rayons du soleil pour se réchauffer, après sa baignade dans les eaux fraiches de ces latitudes.

Je viens de terminer ma séance de méditation matinale et, comme à mon habitude lorsque je suis en voyage, j'attrape mon téléphone pour envoyer un message à mes parents, manière de les rassurer sur le fait que tout va bien pour nous. Par *nous*, je veux dire Cosmos et moi. Parce que cela fait bien longtemps que mon entourage a compris que nous sommes un véritable binôme, que l'un ne va pas sans l'autre.

Je prends une photo de ce décor de rêve, j'appuie sur *envoyer* et au moment où j'allais reposer mon appareil, je reçois une notification du célèbre réseau social dont le logo est un *F* sur fond bleu ; j'ai un souvenir à revoir.

J'ai presque un choc en découvrant la photo dont il est question. Il s'agit d'un vieux cliché de moi, datant d'il y a sept ans, pris lors de mon deuxième voyage en Australie en 2012, qui s'est ensuite poursuivi en Indonésie. Six semaines de voyage, six semaines d'introspection et d'intenses réflexions.

Sur cette photo, je suis accroupie à côté d'un rocher, dont la gravure indique le nom du sommet sur lequel je me trouve, ainsi que son altitude. Une randonnée de 21 kilomètres dans les *Flinders Ranges*, parc national d'Australie-Méridionale. Je me souviendrai toute ma vie de cette journée, de l'instant précis où cette photo a été prise.

Elle a été le point de départ d'une remise en question qui durera sept mois, avec à la clé, une véritable prise de conscience. Comme une petite graine qui éclot, comme une étincelle dans la nuit, qui ne cessera de grandir pour m'éclairer, comme le premier pas ... dans la bonne direction !

19

REMERCIEMENTS

Tout d'abord, je tiens à remercier ceux sans qui ce livre n'existerait pas. : Mes Parents ! Au-delà d'avoir élevé une fille géniale (et humble), vous avez su me guider et me donner les clés pour devenir la femme forte et indépendante que je suis aujourd'hui. Merci de ne jamais me juger et de me laisser être la personne que je suis, même (et surtout) lorsque vous n'êtes pas d'accord avec mes choix.

Ma Petite Maman. Merci de me démontrer, depuis ma plus tendre enfance, qu'une femme est parfaitement capable de se débrouiller seule dans toutes les situations de la vie. Merci de m'avoir permis d'être pleine de vie, de me salir lorsque je jouais dehors et d'avoir soigné mes bobos. Merci de me consoler et de me remettre sur pieds encore aujourd'hui quand j'en ai besoin. Merci de me laisser voyager et vivre mes expériences, même si je sais que tu t'inquiètes et que tu n'en dors pas la nuit.

Papa. Merci d'être là pour moi et d'être enthousiaste à chaque idée que j'évoque, spécialement lorsque ça parait complètement fou.

Merci de ne pas me cantonner à un rôle féminin et de m'offrir la possibilité de pratiquer les activités qui m'intéressaient. Merci d'avoir été mon modèle (même si, je l'avoue, tu as placé la barre tellement haute qu'aucun homme ne t'arrive à la cheville aujourd'hui). Merci également pour ta grande patience, en acceptant de corriger les 189 pages A4 du manuscrit original de ce livre (avec en moyenne neuf fautes par page).

Merci à mon frère, pour toutes les bêtises que nous avons faites ensemble (et que l'on n'avouera jamais puisque l'on ne s'est pas fait attrapés).

Merci à ma Mémé, qui me fait rire et me prouve qu'il n'y a pas d'âge pour vivre avec son temps. Parce qu'il faut savoir que ma Mémé, elle me répète très souvent que j'ai bien fait de divorcer si je n'étais pas heureuse, et que vu la vie géniale que je mène, j'ai raison de ne pas m'enquiquiner avec un mec.

Merci à mes amies et mes amis, celles et ceux qui me supportent jour après jour, semaine après semaine, année après année. Et croyez-moi, avec le caractère que j'ai, ce n'est pas une mince affaire.

Merci à Jeremy, le frère de Nelly, qui a réalisé les cartes de ce livre. Merci d'avoir accepté mes indécisions et mes changements d'avis récurrents durant ces mois de collaboration.

Un merci tout particulier à toi, qui tiens ce livre entre tes mains. Cet ouvrage est le fruit de (très) nombreuses heures de travail, de recherches et de remises en question. Merci de croire en nous, de nous soutenir.

Enfin, merci à toutes celles et tous ceux qui ont rendu ce projet possible, de prêt ou de loin. Que ce soit à travers le blog, les réseaux sociaux ou de vive-voix, vos mots d'encouragement ont été grandement appréciés et m'ont aidée à trouver le courage d'envoyer le fichier à l'imprimeur.

J'aimerais également ajouter un petit mot pour ma nièce. Même si on chahute souvent et qu'elle m'appelle Tata Crado (car je n'ai pas toujours la possibilité de me laver tous les jours en voyage), elle fait aussi de moi une meilleure personne. Lorsqu'elle raconte à ses copines qu'elle a une tata qui fait le tour du monde, qui écrit des livres et qui sait tout faire, je réalise toute l'influence que je peux avoir sur elle et que je me dois de lui montrer l'exemple. Ma Puce, ne laisse jamais personne te dire ce dont tu es capable ou non. Tu peux être absolument qui tu veux, et je serai toujours là pour Toi, quelle que soit la situation.

Pour finir et non des moindre, je remercie ma meilleure moitié, mon confident, mon âme-sœur, l'Amour de ma Vie... Mon Cosmos. Tu es ma force. Sans toi, ce livre n'aurait jamais vu le jour. Tu as donné un sens à ma vie. Merci d'être le petit être si parfaitement imparfait que tu es. Merci d'être Toi.

« *Je t'aime, parce que tout l'Univers a conspiré pour me faire arriver jusqu'à toi.* »

Paulo Coelho